U0284476

手术与手艺

我的外科生涯

王文林 著

暨南大学出版社
JINAN UNIVERSITY PRESS

中国·广州

图书在版编目（CIP）数据

手术与手艺：我的外科生涯／王文林著. —广州：暨南大学出版社，2023.7

ISBN 978 – 7 – 5668 – 3597 – 0

Ⅰ.①手… Ⅱ.①王… Ⅲ.①外科手术—经验 Ⅳ.①R61

中国国家版本馆 CIP 数据核字（2023）第 100951 号

手术与手艺：我的外科生涯
SHOUSHU YU SHOUYI：WO DE WAIKE SHENGYA
著　者：王文林

出 版 人：张晋升
统　　筹：杜小陆　黄　球
责任编辑：刘宇韬
责任校对：刘舜怡　黄亦秋
责任印制：周一丹　郑玉婷

出版发行：暨南大学出版社（511443）
电　　话：总编室（8620）37332601
　　　　　营销部（8620）37332680　37332681　37332682　37332683
传　　真：（8620）37332660（办公室）　37332684（营销部）
网　　址：http：//www.jnupress.com
排　　版：广州良弓广告有限公司
印　　刷：广州市快美印务有限公司
开　　本：787mm×960mm　1/16
印　　张：22.75
字　　数：380 千
版　　次：2023 年 7 月第 1 版
印　　次：2023 年 7 月第 1 次
定　　价：79.80 元

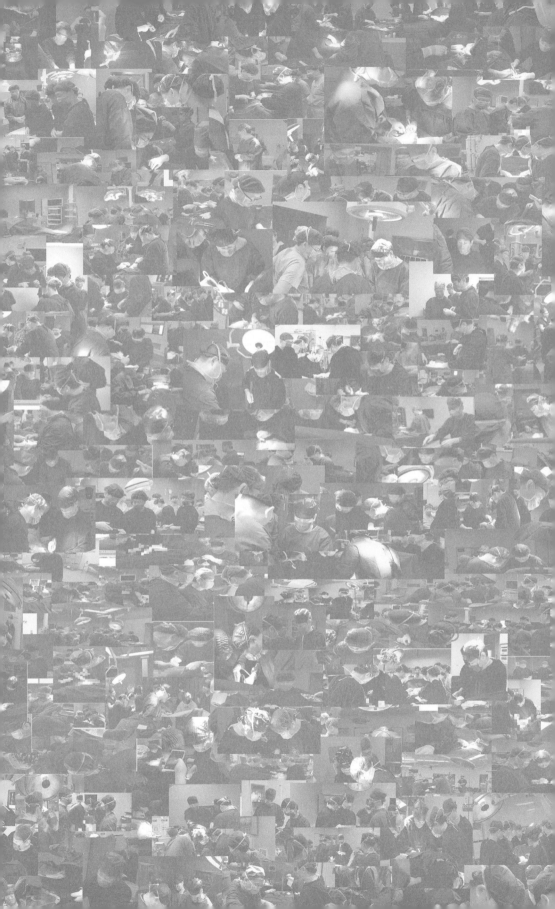

作者简介

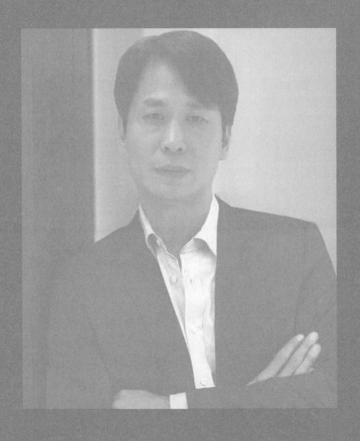

王文林，中国胸壁外科创始人，中国胸壁外科联盟主席，广东省第二人民医院胸壁外科研究院院长。1985 年考入第三军医大学，1990 年毕业获学士学位；2000 年毕业于第一军医大学获博士学位；2002—2004 年在中山大学第一附属医院完成博士后工作，后于原广州军区总医院心胸外科工作，2009 年转业到广东省第二人民医院任心胸外科主任。2008 年率先提出胸壁外科概念，经过 10 年不懈努力，于 2018 年 5 月 9 日创建了全球第一家独立的胸壁外科；2019 年，创建中国胸壁外科联盟并任主席，该联盟为全国第一家胸壁外科专业组织；2023 年 2 月 9 日，创建全球首家胸壁外科专科医院——广东省第二人民医院胸壁外科研究院。

在十余年的临床工作中，完成各类胸壁外科手术近万台，手术数量全球第一，所在科室是全国公认的胸壁外科手术中心。先后命名了沟状胸、鞍状胸、扁鸡胸、侧胸壁凹陷畸形、Wenlin 胸等多种胸廓畸形，设计了 Wang 手术、Wung 手术、Wenlin 手术、Willine 手术、Tesla 手术等多种手术方式，其中 Wang 手术被中国国家卫生健康委颁发的《手术操作分类代码国家临床版 3.0》收录并编码，成为官方认可的治疗漏斗胸的新术式。提出了干净手术、Bleedingless 手术、创可贴手术、数字材料等新概念，提出了治疗胸廓畸形的 Wenlin 法则，设计了各种畸形手术通用的 Wang 技术。构建了一整套胸壁外科理论体系，使胸壁外科最终从传统胸外科中脱离出来，成为一个独立的新临床专业。

在长期临床工作中，始终以病人为中心，以手术为中心，填补了国内大量技术空白，创造了多项世界纪录。完成了全球第一台双肺移植合并复杂胸廓畸形的同期手术、全球第一台窒息性胸廓发育不良合并先天性心脏病的同期手术、全球第一台直背综合征的胸壁重建手术、全球第一台继发性胸廓凹陷畸形与脓胸的同期手术、全球第一台 MatrixRIB 腔镜下的肋骨固定手术。完成了全球年龄最大的漏斗胸手术（74 岁）、年龄最大的鸡胸手术（59 岁）、年龄最大的窒息性胸廓发育不良手术（36 岁）、年龄最小的漏斗胸 Wang 手术（1 月龄）；完成了全球数量最多的窒息性胸廓发育不良手术（39 台）、Wenlin 胸手术（58 台）、鸡胸手术（559 台）、桶状胸手术（103 台）、肋弓畸形手术（133 台）、继发性胸廓畸形手术（59 台），以及数量最多的胸廓畸形手术失败后的再次手术（359 台），其中在窒息性胸廓发育不良、直背综合征、桶状胸、肋弓畸形、鞍状胸、扁鸡胸和继发性畸形等特殊畸形的手术中，拥有多项独创的自主产权技术，是全球范围内唯一能开展直背综合征、桶状胸、肋弓畸形、鞍状胸手术的医生。

在完成本院工作的同时，积极推广胸壁外科理念和技术，先后在全国 400 余家医院协助开展胸壁外科手术，在各级学术会议上传授手术经验，为中国胸壁外科事业的发展做出了突出的成绩，是公认的中国胸壁外科领军人物。

自　序

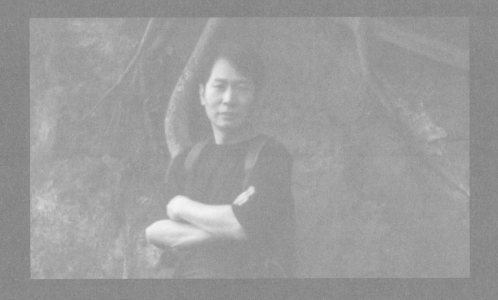

外科医生是做什么工作的？如果随便在街上问一个路人，得到的最直接的答案肯定是开刀。这样的问题本来是不需要问的，就如大家都知道剃头师傅的工作是剃头、修脚师傅的工作是修脚一样，这叫本职工作。这些工作是这些职业存在的基石。如果连刀都不开，外科医生还叫外科医生吗？但是，如今若到医院里走走看看，大家会发现很多外科医生确实不怎么开刀了。他们在写 SCI、拿基金、搞科研，唯独不怎么做手术。这便是当今医院里外科医生工作的真实写照。看到这些内容，大家会不会感到震惊呢？

没错，不了解这种情况的人确实会非常震惊，医院里的所有人却习以为常，因为不知道从何时起，外科医生只会开刀已经成了一件十分丢人的事情，于是即便开刀开得很好的医生都不好意思说自己只会开刀，大家更喜欢说自己会写 SCI，而且是很高分的那种；还会拿基金，特别是国家自然科学基金的那种。医生们为什么会如此痴迷于这些东西呢？原因很简单，因为这些东西可以给大家带来名利，可以给科室带来名利，更可以给医院带来名利。当个人和集体的名利都与手术之外的东西紧密联系而唯独与手术不太相干时，还有多少外科医生会傻乎乎地只埋头开刀呢？这样的"傻子"连护士长都不会待见，更不要说医院的领导了。这就是当今医院里的现实。医院和医生都被一种观念或者一种看不见的力量左右着，大家身处其中，不得不按游戏规则做事。

经历了多年的临床工作，我对如今的游戏规则十分清楚。作为其中的一员，我也不得不按照规则做事情。比如 SCI、基金，我也要去写、去申请，不然连职称都评不上。但是，我的处境非常特殊，别的医生和主任也许只是在日复一日地"上班"，但我不同，我一直在创业，我一直在为科室的几十号人找出路。这样的工作性质决定了我的观念会与很多人不同。SCI能给我的科室吸引来患者吗？基金能让患者心甘情愿找我开刀吗？那几乎是笑话。创业，我必须用实实在在的技术去赢得患者的信任，我必须老老实实开刀，我要靠自己的手艺为自己赢得名声。

在过去的十多年当中，我从一种小疾病手术做起，把所有的精力都投入一大类疾病的手术中。我没有想过别的，只看中了手术。我始终坚信，只要手艺精湛，患者一定会找我看病。经过不懈的努力，我取得了非常骄人的成绩。我不光因为手术出了名，使我的科室彻底摆脱落后的面貌，而且还创立了一个全新的临床专业，也就是很多朋友知道的胸壁外科。我用我的经历告诉周围的人，外科医生老老实实开刀不但不丢人，而且更容易取得成功。这也是这本书想要告诉大家的事情。

在很长的一段时间里，社会上一直在倡导工匠精神。什么是工匠精神？我认为有两个方面的含义：首先是要专心做自己的本职工作，其次是要把本职工作做得足够精细。外科医生的工作可以看作是三百六十行中的一行。从本质上讲，这不过是一种手艺而已。要想讲究工匠精神，首先要专心开刀做手术，这是最起码的要求。有了这样的要求后，才可能把手术做得足够精细。而非常遗憾的是，如今太多的医生连专心开刀这种起码的要求都做不到，怎可能成为工匠呢？

我非常幸运，没有在追逐名利的洪流中迷失自我，没有让浮躁的现实淹没自己，我知道我应该做的工作。这成了我不断进步的法宝。

临床中一直有人看不起那些只会开刀的医生，他们会十分鄙视地称其为"手术匠"或者"开刀匠"。我知道这些称谓中包含的意思。但是，当我自己终于成为一个痴迷于开刀的外科医生时，我都不好意思说自己不是"手术匠"了，于是便主动认领了这样的称谓。幸而我有一颗强大的心脏，并没有觉得这样的称谓丢人，否则可能会真的迷失自我从而远离手术台，而走向失败。

我构思这本书很久了，主要介绍了这么多年我在临床中围绕手术做的一些事情。本来想写成一部工作回忆录，但计划过于庞大，无法在短期内完成，于是便先写了这样一本随记。这些年，我经历了很多不同寻常的事情，因此产生了很多另类想法，我做的工作也很另类，这些都使得这本书更是格外另类。大家在翻阅这部另类的作品时，如果能生出一丝共鸣，甚至产生某些别具一格的想法的话，那将是我莫大的荣幸。

2023 年 3 月

目　录

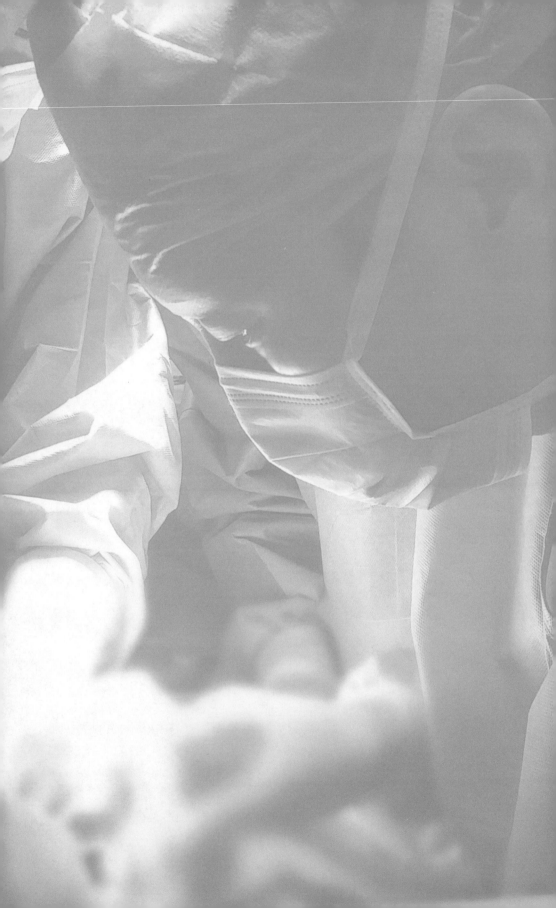

选择胸外科

在成为一个胸外科医生之前，首先要成为一个医生。当医生是件了不起的事情，如今很多父母都希望自己的孩子能成为医生。这背后的原因有很多，其中重要的一条就是怕生病，怕自己生病，怕家人生病。一个家庭一旦出了个医生，至少在日常保健方面会积累很多心得，不仅可以防病，还可以带来很多便利。

如今大家都在说看病难，说这样的话时总喜欢与以前的情况相比，似乎过去看病就不难似的。现在看病难，我是知道的，因为我是医生；而过去其实也很难，因为那时我也经常生病，我知道看病的不易。小时候我身体不好，我的童年记忆多半是关于看病的经历，吃药、打针、输液、住院，一样都不少。所以我的童年一点都不好玩，不像别人，除了梦想还有阳光。我只有梦想，最大的梦想就是不再打针吃药。

每次生病，都是奶奶或者母亲带我去看医生。我年纪虽小，却知道看病的艰辛。那时候也要排队，一进医院的大门就开始排，挂号、检查、缴费、取药，每一个窗口都要排。排队的人很多，很拥挤。除了排队还有其他的艰辛。等床位，等治疗，等见医生，每一个环节都要端着笑脸，唯恐惹了医生不高兴。生病本身是很痛苦的事，但看病更是不舒服的经历。我怕进医院，讨厌那里的一切。我母亲也很怕且讨厌进医院，但她老人家很早就有一个心愿，想让我当医生。

小时候我对医生这个职业真没有好感。如果说当时还有别的梦想，肯定不是当医生。到了高考前夕，我的梦想逐渐清晰，想当一名工程师。想当工程师的梦想来自一次高二暑假回学校，遇到几个已经毕业的校友回学校为他们所在的大学做宣传。他们胸前别着校徽，上面写着"华东工学院"，宣传资料上说那里是"工程师的摇篮"。看着他们的模样，我的心一下子就被俘获了。我其实连工程师是做什么的都不懂，只因为这个宣传，也许是因为别着校徽的师兄们实在太帅气了吧，让我羡慕得心里直痒痒，于是我的梦想一瞬间便插上了翅膀，想象着我能成为他们学校的一员，暑假也回来母校做一回宣传，感觉那一定十分幸福。

青春期的人都有梦想，我的梦想生动且简单。于是我几乎无法抗拒工学院的诱惑，"廉价"地被征服了。后来我常想，如果那天去学校做宣传的是其他任何一个学校，对渴望上大学的我来说都是绝对的诱惑，我可能因此从事其他职业。不过命该如此，那天没有别的学校。这个学校拥有了我这个"铁粉"。第二年高考报志愿，我的第一志愿便是"华东工学院"。

这一年，我母亲又提及让我当医生的事，我坚决不从。而高考结束后，我那不争气的身子再一次病倒，而且是一场大病，高烧几天不退，肉体痛苦，心里更不舒服。高考分数尚未公布，我每天焦躁不安。考试结束时我本来对成绩是很有信心的，但发烧把我烧糊涂了，我开始担心，极不自信，我怕考不上大学，担心连中专都考不上，怕家人失望。各种担心与顾虑折磨着我，到后来我不得不向梦想妥协。等到填报完正常的志愿后，为了多一些被录取的机会，我又极不情愿地报了提前招生的学校，是医科大学。这样做一方面是为了满足我母亲的心愿，另一方面也是想多一道录取保险，万一华东工学院去不了也好有个退路。我当时的想法很现实，假如当不了工程师，当个医生也挺好。我安慰着自己，心中充满迷茫，不知道我这个病恹恹的体质将来能适应哪个行业。高考成绩出来了，没有让我失望，高出重点大学线 50 分，这分数让我有了很多选择学校的机会，但志愿已经填报完毕，且还报了提前招收的学校。我知道提前招录的学校是不会让我进入第一志愿的华东工学院的。我情绪开始低落，很不开心。医科大学的通知书很快寄来。拿到通知书的那一刻，全家人都高兴，唯有我心情沉重。我的梦想彻底破灭。工程师从此成了我这一生都遥不可及的梦，还有我魂牵梦绕了整整一年的归宿——华东工学院，也离我远去。

我不想学医，但没有选择。我很不情愿地整理好行装，坐上火车，去了重庆，从此开始了我的学医生涯。

重庆的八月是最热烈的季节，加上饮食麻辣，让本来就不大情愿的我更加烦躁不安。雪上加霜的是，适应大学生活比适应重庆的天气更困难，我感觉迷茫，看不清目标，不知道方向。还好，最终我还是接受了现实，尽管不大情愿，但还是老老实实地去适应。

我一直很擅长学习，这是我最大的优势。当我把所有的精力都投入学习中之后，很快找到了乐趣。这样的乐趣支撑着我，让我度过了在重庆的许多光阴。到了后来，当不得不考虑毕业后的选择时，我决心考研究生，专业不考虑外科，我的志向是考内科的研究生，确切地说是消化专业。

很多男生会选择当外科医生。但我不那么想，我想当一个真正的知识分子，因为在我的认知中，内科医生才有真才实学，我不是说外科医生没文化，但起码在听临床课时，教授外科学的老师给我的印象似乎都没有内科医生"有文化"。

上大学期间，我对读书的态度比较端正。我不满足于书本上的知识，总喜欢把所有问题都弄清楚。尤其当我下决心考研究生之后，我开始有自己的想法。我需要思考，像一个思想家一样思考，有些时候我甚至连内科医生都不想当，我想到基础教研室做最基础的研究，做专门研究最深奥理论的那种工作。思及至此，似乎我整个灵魂都得到了升华。我想向那些最伟大的先驱们学习，做最伟大的研究，并获得了不起的成果。我认为那才是我真正的追求。但是，等到实习的时候，我从梦想中被拉回到现实，我的志向彻底改变了。我不再想做研究，也不想当内科医生，我想开刀，当外科医生。

在学校上理论课的时候，内科的教授们总是讲得头头是道，一副很有文化的模样，但真到了科室实习后，他们在我心中的形象彻底崩塌，我在他们身上看不到更多的"文化"，相反，倒是看到了"文化人"普遍拥有的某种恶习。

内科科室给我最不好的印象是科室的氛围，那种氛围令人窒息。内科的每一个医生似乎都是"文化人"，每个人都觉得自己理论扎实，思维敏捷，最会理论联系实际，是最好的医生。自信是每一个内科医生的标配。

这样的感觉其实对任何一个专业的医生都相当重要。但是，如果每一个医生都过度自信，别的医生就会成为他们心中的庸医，于是彼此间的关系便会十分紧张。我知道很多内科科室几乎都是这样的氛围。这样的感觉令人很不舒服。正是因为这种异样的感觉，使我对内科少了很多的兴趣。

另一个让我失望的事情就是写病历。当时每转一个科室都要写大病历。对这样的工作我从来不敢怠慢，总是按照要求认真完成。在呼吸科实习时，带我的老师是一位老进修生，年纪有五十多岁，来自云南思茅，做事情严肃认真，一丝不苟。我对他老人家的印象十分深刻，样子很苍老，头发花白，眼袋很大，皮肤黝黑，笑起来有些憨厚。老师对我要求格外严格，对病历尤其如此。我对他最深刻的记忆是，他老人家竟然让我足足写了五遍大病历，这成了我实习期间最痛苦的记忆。老师怕我不高兴，每写一遍都忘不了安慰我，说完全是为我好，绝对不是故意刁难我。还说让我体谅他的苦衷，万一写不好，主任会找他的麻烦。开始时我也这样认为，但后来发现完全是技术问题。当时每写一遍病历他都要给我修改，等我完全按照他的意思修改完毕后，他要再给我修改，让我再重新写一遍。如此反复写五次，每一次都要从头再来，真的把我害苦了。要知道大病历真的很长，每一份都要写差不多两万字。当时没有电脑，只能用手写，我的手指最终都写出泡来了，我也不敢发脾气，并且还要表现出十分开心的模样，我是担心万一把老师惹不开心会被罚写更多遍。最后我可能真的让老师太失望了，他老人家不住地摇头叹气才饶了我。我千恩万谢，但从此便天天企盼早日离开这个科室。

这个科室的经历使我想当内科医生的想法开始动摇。我开始担心，内科医生如果都是此类高人的话，我这种连病历都写不好的凡夫俗子岂不是要坏了内科医生的名声？我很是内疚。我当时还憧憬着考消化科的研究生。等到我去消化科实习时，感受依然好不到哪里去。于是我对内科医生的印象简直坏透了。但到了外科后，我发现一切都截然不同，老师们显得十分"没文化"，但都是治病的高手，而科室的气氛也紧张不起来，彼此间十分融洽。带教的老师竟然还会非常直白地告诉我说："文林啊，病历写得差不多就行了，没人会看的，把病人看好就行啦。"这样的老师实在是"不负责任"，但我从心底喜欢，而且喜欢得要命。这让我感觉到，其实没有哪个医生愿意写病历，内科医生也不一定喜欢，相比之下外科医生才是真的敢于说出自己的心声，他们活得真实而简单，不需要伪装与面具。这种真诚深深地打动了我，于是我这个曾立志当内科医生的青年学子终于缴械投降，发誓要当外科医生。

想当外科医生，选哪个专业好呢？这是个艰难的选择。先考虑的是普通外科，这个专业被认为是最正规的外科专业。既然正规，那么一切都会很严格。才从内科的严格中出来，再到同样严格的普通外科中去，让我感觉不舒服。但更让我感到绝望的是，我对普通外科手术没有丝毫信心。这与一个重要的因素有关，那便是手术的显露。普通外科最多的手术是腹部手术，实习生唯一的工作是拉钩。由于操作部位普遍较深，显露不好时主刀医生总会骂骂咧咧，这让我这个负责拉钩的学生深深感到普外手术的不易。连老师做手术都困难，如果我将来也当了这样的医生，手术做不好该怎么办啊？这样的问题经常会在我的脑海中回旋。这分明是一种极其糟糕的体验，我被这样的体验吓到了，我不喜欢，心想不能当普外医生。

接下来是骨科。骨科给人的感觉与普外截然不同。总的来说应该叫粗放甚至奔放。我本来是有足够理由喜欢这样的科室的，但十分不幸的是，我刚从对内科的痴迷中走出来，一下子接受如此粗放的感觉实在不现实，于是很快放弃了。再下来是泌尿科和脑外科，同样有各种的不舒服。最后终于到了胸外科，这里成了我的归宿，决定了我一生的命运。

当时，胸外科主任是蒋耀光教授，主治医师是王如文、范士志老师，直接带我的医生是向杰老师。科室人不多，但非常和谐。这一切应该归功于科室主任蒋教授。蒋教授技术一流，人也很出名，但没有任何架子，对实习生更是呵护有加。蒋教授是个大好人，我每次见到他，总觉得是自己的长辈，而胸外科整个科室人员的关系也极其融洽，大家像一家人，那感觉对任何一个学生都会有无比强大的吸引力。而吸引我的不止这些，最重要的是胸外科的手术。当年的胸外科手术都是开放性手术。不管是肺手术还是食道手术，切口都很大，显露得一清二楚。这种特点与普外科、泌尿外科、脑外科的手术完全不同。显露清楚了，我这个做学生的能清楚地看清老师的操作了，对将来自己做手术也有了不小的信心。找回信心了，将来的工作也便有了方向。等到离开胸外科之后，我告诉自己，我要当胸外科医生。

但是，人的命运很多时候都不由自己决定，比如考研究生这件事，在我本以为做了最充分的准备，可以靠自己的实力考进去的时候，政策突然改变，应届生不可以报考而只能推荐。这样一来，很多人的命运就被改变了，我的命运也如此。毕业那年，我没有那份荣幸被推荐为研究生，却十分幸运地被分到基层，那是最艰苦的地方，我不是去当医生，而是去接受锻炼的。基层是怎样的地方呢？没有去过的人可能不知道，我也不知道怎样描述，但有一点是清楚的，当我的绝大多数同学都留在大城市大医院工作的时候，我没有，我做的甚至连医疗工作都不是。这就是锻炼，就是基层。

很多人不喜欢基层，我也不喜欢，但多年之后回过头再看那段基层生涯，我由衷地感谢那段经历。基层不是练技术的地方，却是磨炼人的地方，于是当我在基层磨炼了一年多真正进入医院后，我明白了很多道理。我不再有任何虚无缥缈的梦想，我只想当一个医生，而且目标坚定，想当胸外科医生。

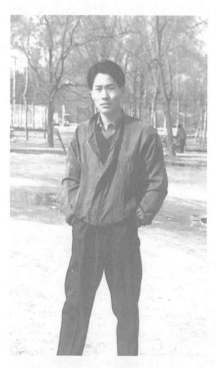

结束基层锻炼后，我准备正式到医院工作了

到医院报到后，在我还在等待分配科室时，恰巧遇到一位熟人，我跟他打探消息，了解怎样才能被分到胸外科。他告诉我说，院长不怎么管事，说话算数的是医务处的马主任，只要搞定了他，去胸外科就没问题。

获得了消息，我迅速付诸行动。我买了两瓶好酒，趁着夜色鬼鬼祟祟地来到马主任家。说明来意后，马主任义正词严地告诉我："小王，你想去胸外科是件好事情，胸外科正需要人，我完全支持，但酒必须拿走。"我说那怎么可以，我是诚心诚意想感谢的。马主任坚决不从，最后毫不客气地告诉我说："你若不拿回去，明天我会派人给你送回去，而且绝对不同意你到胸外科。"

马主任说话严肃且真诚，我知道

我遇到"清官"了，心中顿时升起愧疚和感激之情，对他千恩万谢。临走时马主任告诉我说："到胸外科后一定要好好干，当个好医生。"到了住处，想起马主任的话我甚是感动。第二天上午接到通知，到胸外科报到。我的梦想就这样成真了，如此轻描淡写，不费功夫，我知道遇到了贵人。马主任名叫马峰，后来当了院长，是一位让我尤其敬重的前辈。

胸外科的主任叫刘玉祥，是一位非常优秀的胸外科专家，尤其擅长做食道手术。刘主任技术一流，人也特别好，对科室每一位医生护士都很好，不管是工作上还是生活上，都像长辈一样关照大家。能在这样的科室工作，能有这样的好领导，真是我的福分。而尤其让我感到满足的是，我终于实现了自己的梦想，成了一名真正的胸外科医生。这样的感觉难以形容，有时我会想应该用怎样的词汇去描述，难道这就是传说中的幸福吗？也许是吧。我真的太喜欢这个专业了，尤其在我毕业后的第二年，当我在基层付出了太多后，我比一般的医学毕业生更珍惜这样的机会，我知道这个机会的价值，因此从一开始就告诉自己，一定要加倍努力，当一个好的胸外科医生。

我的师父叫孙雷

终于盼到上班的日子了，我一早到了科室，先见了刘玉祥主任。刘主任非常热情，向我简单介绍了科室的情况，然后叫来了一位年轻医生。这位医生非常干练，英俊潇洒，他叫孙雷，刘主任让我跟着他，他成了我的师父。

孙老师是东北人，满族，祖上是正黄旗，第二军医大学毕业，身上除了朝气就是正气，用现在的话说就是正能量，而且浑身都是正能量。我在医院工作多年，见过医生无数，几乎没有看到过第二个像他那样的医生。我对他的崇拜不仅因为他是我的师父，更多的是发自内心的敬佩，他不是一般优秀的外科医生，简直就是神一样的存在。刘主任把我交给他来指导，让我遇见了生命中又一个贵人，而且终身受益。

刚到科室的时候，恰逢孙老师和一个团队从沈阳军区总医院学习回来不久，他们学的是心脏外科手术，当时正准备开展此手术。如今心脏外科手术已经是较为普遍的手术，但在当时那个年代里，这种手术几乎是难度不可想象的巅峰手术，一般医院都没有能力开展这种手术。那时的孙老师才35岁，进修一年回来便自己主刀做这种手术。这绝对是奇迹。

为了准备第一台心脏手术，医院筹建了ICU。这是个了不起的工作，因为那个年代几乎只有教学医院才有那样的架构。接着是人员的培训，包括呼吸机的使用、心电监护、血气分析等技能，所有工作都由孙老师带领大家完成。这些技术在当时都是最先进的，有些我在学校实习时都没有接触过，孙老师却做得非常专业且娴熟，我佩服得五体投地。

所有准备工作完成后，开始正式收治患者。第一个患者是一位29岁的女性，心房间隔缺损。术前讨论的细节我记得非常清楚，孙老师把手术步骤倒背如流。我知道他非常重视，做了最充分的准备，也知道他的压力。他需要协调麻醉组、体外循环组、手术组、监护组的所有人，二十几号人都由他指挥，他是团队的核心。手术成功了，是整个团队的成绩；手术一旦失败，他将吃不了兜着走。幸而，他非常自信，从容而镇定，也让所有人都感到踏实。我也深受感染，相信手术一定会成功。

经过充分准备，手术如期进行。手术历时1个小时，非常顺利，也很成功。当时的医院并不大，而这种规模的医院竟然靠自己的力量完成心脏手术，即便放到今天也依然是件了不起的事情。我是经管医生，术前术后全程参与，我成了这个历史性事件的参与者。这让我倍感荣幸。

但是，说心里话，刚从基层来到医院不久，我的参与几乎是凑热闹，因为心脏外科的东西实在是太专业了，尽管我马上恶补了一些专业知识，却依然不怎么懂。这严重影响了我的自信。不过，随着心脏手术慢慢开展，临床的工作参与多了，我开始懂得相关内容，逐渐有了兴趣。这对我专业的选择产生了重大影响，使我最终渴望成为一名心脏外科医生。

来这个医院之前，我一直想当胸外科医生，从来没有产生过当心脏外科医生的想法，这主要是因为当时心脏外科普遍开展较少的缘故。另外，也与当地疾病发病情况有关。这个医院所在的地区是食道癌高发区，因而食道癌手术水平居全国高位。我想学习这方面的技术，当一个好的胸外科医生，没有想过去做心脏手术。孙雷老师开始做心脏手术之后，心脏手术受到重视，我是他的徒弟，自然要积极参与，这使得我的观念逐渐发生变化，后来更想成为一名心脏外科医生，而不仅仅做食道手术。

心脏手术的成功开展，让孙老师很快成了医院最出名的外科医生。对于一个年仅35岁的外科医生来说，这样的成绩真的很早。我在临床工作过很多年，去过很多医院，我了解心脏外科医生成长的历程。即便在大的医疗中心里，35岁主刀完成心脏手术的情况都极其罕见。而孙老师的情况完全不同，他是在当年那种技术条件极差的基层医院率领一个团队自行开展了这样的手术，因此无论从领导能力、胆识、魄力、勇气等方面，还是从单纯的技术方面来说，他都是我遇到的最强大的外科医生。但这一切并不偶然，我常在想，如果他不够优秀，医院也不可能派他去进修心脏手术，更不可能把如此重要的工作交给他来做。毫无疑问，他自身的素质与努力决定了他的机会与成就。医院领导自然非常欣赏这样的医生，于是他很快成了整个团队的领袖。

随着对孙老师了解的增加，我开始明白，他确实是一个非常了不起的外科医生。当时的他还只是主治医生，却早已能够独立完成手术。他所有的手术都由自己主刀完成，甚至还包括当时最大的食道癌手术。而尤其让我惊讶的是，他做手术速度快效果好，在全凭手工吻合的情况下，最多两小时就可以完成一台食道癌手术。这彻底颠覆了我对这个手术的理解，因为以前看别的医生做这个手术时，每每要做五六个小时。没有对比就没有佩服，我把他当成了榜样来学习。

除了食道手术外，他还会做所有的胸科手术。他的操作绝对一流，基本功绝对扎实，操刀每每如行云流水，我从骨子里佩服我的师父。

我从大学毕业后，直接到了基层锻炼。由于从来没有以一个正式医生的身份接触过临床工作，因此就如一张白纸，很容易受到外界因素的影响。非常幸运的是，我遇到了孙老师这么优秀的外科医生，他对我的影响深入骨髓，不仅塑造了我最基本的理念和认识，而且教会了我很多宝贵的知识和技能。这是我一生的财富。如今回想起那段经历，我可以把孙老师对我的影响总结为如下诸方面：

首先是他的敬业精神。孙老师对工作从来都是一丝不苟的，上班时会对每一个工作细节都严格要求，下班后还要在晚上到科室查看患者，风雨无阻。大的手术完成后，他会守在病床边监护，直到病患的病情平稳才离去。心脏手术后，他更是几乎不会离开监护室。当时的我并没有认识到监护的重要性，时常会溜出去透透气。但他不会，坚决不走。到后来弄得我也不好意思走。起初我并不理解他这样做的意义，后来经历的险情多了，看着患者每每能化险为夷，我开始理解这样做的意义。这也让我逐渐养成了观察患者的习惯。

其次是他的吃苦精神。孙老师是一个很能吃苦的人。我刚上班不久，科室接诊了一个多发性肋骨骨折患者。患者胸壁浮动，有明显反常呼吸，呼吸功能严重受损。当时还没有后来流行的各种肋骨固定板，不能切开做内固定。为了消除胸壁浮动，不得不用巾钳将胸壁悬吊起来。在这个患者身上做了相应的操作后，他呼吸功能依然有问题，于是开始用呼吸机辅助其呼吸。当时科室新买的呼吸机还没有到位，只有一个老式呼吸机，那机器的型号好像叫"Bird 7000"，是一个纯手动的机器。说是用呼吸机辅助呼吸，实际上却需要医生捏皮球进行通气。那是我第一次使用呼吸机，实在是太费劲太辛苦了。孙老师带着我坐在患者的床边，替换着捏皮球，一捏就是好几天。那次抢救给我留下了极其深刻的印象。后来我经常想，如果医生没有足够的吃苦精神，是做不来那么辛苦的事情的。孙老师不怕苦，也把这种精神传递给我，使我拥有了一个合格的外科医生应该具备的素质。

再者就是他做事情的风格。在人们的印象中，外科医生都是那种做事果断、雷厉风行的人。这种说法非常普遍，但在实际的临床工作中，这种外科医生其实并不多见。相反的是，很多医生做事会拖拖拉拉，这样的形象往往会颠覆人们的认知。但是，孙老师绝对不是这样的医生，他具备所有外科医生应该具有的完美素质，他处理一切事情都干净利索，从来不拖泥带水。这种风格不仅表现在平时的言谈举止中，更表现在手术中。他是我见过的手术操作最麻利的外科医生之一。他的手术每每让人感觉赏心悦目，那是一种美的享受。我每天跟着他查房、换药、接送患者、做手术，他做事的风格深深影响了我，我也变得干净利索，不然我会跟不上他的节奏。

最后就是他的胸怀与气度。孙老师当时的年纪并不大，才三十多岁的年纪，但他的胸怀与气度显然远远超出了他的年纪。他一直是年轻医生中的佼佼者，在这样的年纪做出骄人的成就后，可能会遭到很多人的嫉妒。孙老师是一个极其正直的人，但面对一些恶意的伤害他反而会选择宽容。他多次教诲我说："人要想做大事情，一定要不拘小节，不能过分在乎别人的话语。如果把太多人当成自己的敌人，就不会有心情做自己的事情了。"在很多时候，孙老师都是一个极其大度的人，这样的气度不仅赢得了科室人员的尊重，也让我深受感染。

孙老师对我的另外一个影响来自他对技术的追求。孙老师喜欢看书，喜欢研究，喜欢分享他对技术的感悟。我对心脏外科接触晚，很多技术问题都不懂，而他的分享激起了我浓厚的兴趣，我开始看书，开始思考，从此也逐渐养成了思考的习惯。他对操作基本功非常重视。刚进科室的时候，孙老师给我三件东西，一个是持针器，一个是镊子，一个是半截无创缝线。他告诉我，没事就要练习缝合，一定要练得极其熟练。他手把手教我缝，还教我打结，打各种各样的结。这都是最基本的功夫。对于刚入科的年轻医生来说，这些是影响人一辈子的功夫。孙老师是第二军医大学毕业的高才生，受过严格的训练，操作技术一流，这对我产生了巨大影响。

孙老师还培养了我在手术中的自信心。自信心是外科医生最重要的品质，而自信心的培养在当医生的早年尤为重要。年轻医生没有哪个不怕出事，此时如果带教的老师不好好引导或者鼓励，则可能使学生一辈子都缩手缩脚。孙老师是那种放手不放眼的老师。很多手术都鼓励我自己做，有时甚至故意"为难"我，眼睁睁看我在台上急得冒汗，他就是不上台。说实话，经历过几次这样的冒汗后，我的胆子终于大了起来，遇到问题不惊慌了，也就不怕手术了。当外科医生总是要成熟的，成熟的标志就是自己独立完成手术。如果连起码的自信都没有，一辈子都不可能当好医生。很幸运，孙老师给我上了最重要的一课，让我从一开始接触手术就自信起来。

孙老师对我的影响还包括对待患者的态度。孙老师是个性格刚毅的人，但在患者面前会表现出无限的柔情。他对患者非常好，态度和蔼，关心爱护，而且总是尽可能帮助患者从各方面解除痛苦。有时遇到一些不大讲理的患者，他也能非常真诚地与患者进行交流，最后使他们高高兴兴出院。他经常对我说："每个人都会害病，我们自己都害过病，害病的滋味很难受，这时候最需要医生帮助。如果我们能帮助他一把，患者会时刻牢记我们的好，这是件很有功德的事情。"他讲的道理很简单，却发人深省。这样的态度无形中也影响了我，我仔细体会害病的那种苦，于是也更加关心我的患者。

另外，孙老师对我的影响还有对理论格外重视的态度。我对外科医生尤其是基层医院的医生有天然的偏见。觉得他们多半都只会开刀，不大会关注理论的东西。而跟了孙老师后，我的概念彻底改变。他是一个极其重视理论的老师。举几个简单的例子，比如食道癌术后的补液，如果按照教科书上讲的东西去补，很难弄清具体的方法。但是，孙老师的方法既简单又实用，还能阐释出深刻的道理。再比如肠梗阻的补液问题，以前书上说的内容非常难懂，而孙老师的方法不但简单实用，而且易懂。心脏手术开始后，我对孙老师的理论水平更是佩服。血气分析、呼吸机管理、心脏结构、手术基本原理、体外循环的管理等，都需要非常专业的理论知识。孙老师作为整个团队的核心，如果理论不行则几乎寸步难行。虽然孙老师的理论与书本上的内容有不小的差别，但反过头来再看书上的内容时，总感觉孙老师的更显得高明。

孙老师对我最后一个影响是关于手术技术的看法。孙老师经常告诉我说，外科医生没有理论不行，学理论的目的是掌握更好的技术，开好刀，治好病。他极其反对那种纸上谈兵的做法，他说那是书呆子，不适合当外科医生。在一般的医院中，这样的想法是非常接地气的，也许教学医院里不会有太多这样的观念。但是，对多年前的我来说，在我关于手术最基本的观念形成之初，老师这样的教诲对我影响极其深刻，甚至影响了我一生对手术的态度。孙老师靠自己的手艺在医院立足，他也希望我这个学生能靠实实在在的手艺当个好医生。等到我后来真正因为手艺出名后，再回想起当初恩师的教诲，真是感慨万千。

孙老师对我的影响深刻而全面，以至于过了很久之后，有人开始说我是他的影子。跟好人，做好人，有这么个好师父，不学好实在是不好意思啊，我甘愿当他的影子。

我刚跟着孙老师的时候，他是个主治医师。当时科室还有很多老医生，但他的技术是一流的。刘主任能让他领衔做心脏手术，也是看中了他的人品和技术，于是他很快成了接班人，先是副主任，然后接刘主任的班成了科室主任。当了科室主任后，科室工作更是飞速发展，成了远近闻名的明星科室。几年之后，孙老师不再当主任，而成了新一任的院长。

孙老师虽然只是我的师父，但对我这个徒弟与亲人相仿。他关心我的一切，教诲我，保护我，呵护我，有时甚至是"溺爱"。遇到这样的师父，我真的永远都不想离开他一步。

但是，有件事情让我无法释怀。我的师父在医院是最优秀的外科医生，他在外人面前也总是夸我是最优秀的学生。如果我不拿出点实在东西证明我的优秀，我自己都会感觉对不起师父。当时年轻医生证明自己实力的做法我很清楚，那就是考研究生。要想证明我确实很优秀，我必须成为研究生，那是证明我优秀的最好途径。

当时医院里所有年轻医生都在备考研究生，起初我并没有打算考。我非常明白，一旦真的考上了，我会离开这个医院。那样虽然会证明我的优秀，为我的师父争光，露脸，却也许会离开我的师父。这念头让我很不开心。后来孙老师知道了我的烦恼，非常坚决地告诉我说："文林，和他们一起去考吧，但必须考上，因为你是我的徒弟！"

孙老师的话让我感到压力，更感到责任，我知道我没有退路，必须面对挑战。于是我参加考试，结果考出了非常高的分数，足足高出分数线几十分，我轻松地被录取，成了第一军医大学南方医院心胸外科的研究生。我为孙老师争了光，他很自豪，很高兴，一起吃饭的时候他喝了很多酒，离席后我不经意间发现，他竟躲在角落里哭。

我走了，离开了那个医院，离开了我的师父。我在那个医院只短暂停留了一年多的时间，走的时候孙老师是科室的副主任，还没有当主任，没有当院长，但他永远是我的师父，他影响了我的一生。

硕士研究生

　　20 世纪 90 年代初，全国最热门的地方是广州，是珠三角，很多人南下打工，我也在这个时候南下读研究生。我的导师是刘宗贵教授，招两名学生，研究方向有两个，一个是瓣膜手术，一个是心脏移植。当时国内的心脏移植才起步，可以说"高端大气上档次"，是一个极其尖端的领域。我是个有梦想的医生，尤其是在准备成为研究生的那段日子里，心中充满激情，渴望将来做出巨大成绩。因为有梦想，所以我选择了心脏移植。在选择研究方向时我与孙雷老师商量过，他担心过于尖端与热门会有太大的竞争。但我不甘心，不想错过研究最高级别技术的机会。另外我也有足够的底气，感觉即便竞争很激烈也能战胜别人。后来我如愿以偿，成了刘教授的学生，研究方向是心脏移植，这让我十分开心，而且感觉有面子。刘教授还招了另外一个研究生，名叫高文根，我的这位同学的研究方向本来是心脏瓣膜，后来经过商量，干脆也转到了心脏移植。

　　刘宗贵教授来自西京医院，是著名心脏外科专家刘维永教授的大弟子，刘宗贵教授的手术做得非常漂亮，是一个很好的人。他对我和高文根非常关心。为了给我们更多的操作机会，我俩被分配给不同的带教老师。带我的是吴春奇老师，上级医生是张立溪教授。高文根直接跟着刘宗贵教授。当时科室的教学秘书是蔡开灿老师，直接领导我和高文根，是我们俩共同的老师。

南方医院是一所著名的医院，卧虎藏龙，每个人都很了不起。刘宗贵教授心脏手术技术一流，张立溪教授心脏手术同样非常漂亮，而他手术最大的特点就是精细。张教授的手术与孙雷老师的手术很相似，那是绝对出色的手艺，操作起来如行云流水，赏心悦目。

刘宗贵教授是一个对技术极其认真的人，而且思维超前，乐意接受新事物。我们刚进临床时，刘教授做了一台全腔静脉肺动脉连接手术。这样的手术在当时几乎是最巅峰的手术。手术前讨论时，大家意见不一，有教授甚至对术式提出质疑。刘教授据理力争，顶住压力，最终完成手术，获得了巨大成功。这成了他最骄傲的手术。刘教授身上有很多值得我学习的地方。不论是学术方面的，还是管理方面的，都非常宝贵。后来我当科室主任时，这些东西成了我宝贵的财富。

当时科室的医生很多，除了几个教授外，年轻老师也很多，而我和高文根是科室仅有的两个研究生，由于科室气氛很融洽，我俩得到了格外的关照。每个老师都会给我们提供动手机会，这让我们迅速进步，很快拥有了基本的操作能力。

做心脏手术是一件非常艰苦的工作，手术过后要看护患者。这样的工作基本上由我和高文根完成。每次手术后，我俩一般都会住在监护室。我们休息的床就在患者的旁边，有事能随时处理。这样的做法与孙雷老师的作风完全一样，这应该是心脏外科这个专业特有的工作作风。外人看起来会觉得很辛苦，但这就是心脏外科医生必须有的工作姿态。没有这种吃苦的精神，绝对不可能成为一个好的心脏外科医生。

像其他所有的手术组一样，我们这个组的工作由张立溪教授总管，我负责完成一线工作，吴春齐老师是我的上级医生，张教授是我们的灵魂。张教授技术非常全面，不只是心脏手术做得好，普胸手术做得同样出色。而张教授为人平和谦逊，对下级医生既呵护又包容，跟着这样的老师学手术，是一件非常开心的事情。张教授的手术永远让人放心，从来没有出现过手术差错，每一个患者都得到了非常满意的治疗。这一切最主要的应该归功于张教授的技术，当然还有吴春齐老师的功劳。跟着这样两位优秀的老师学技术，我感到非常幸运。总结张教授的手术，我有如下的体会：

第一，患者的手术指征一定要把握好。这是一个非常重要的问题。如果患者急需手术，就必须尽早手术。但是，如果指征不允许，就不能急于手术，必须把相关的工作准备好后才可以手术。这样才能将风险降到最低，增加手术的成功率。手术指征的把握是一个非常考验人的工作。很多外科医生会高估自己的能力，总是将手术指征放得很宽，对于不该做的手术也勉强去做。这种行为不仅会害了患者，很多时候也会害了医生自己。要知道，指征把握一旦出了问题，出事的概率就很大。在医患关系紧张的时代里，医生这样做等于是自找苦吃。在读研究生期间，我亲眼见到类似的事情，患者家属很痛苦，医生自己也很狼狈。所以我对手术指征的问题有很深刻的记忆。张教授是一个技术全面而又非常冷静的专家，做事情很有分寸，这不仅让患者放心，也让我和吴老师放心。

第二，术前的准备工作一定要充分。患者接受手术时，最终目的虽然是手术治病，但准备工作不可忽视。如果准备得不够仔细，手术就会出问题。心胸外科的手术都是大手术。不管是心脏手术还是普胸手术，都涉及方方面面的大问题。这要求在手术前必须全面考虑各种风险，充分预知各种可能出现的情况，并由此做好相关的准备工作。只有把这样的工作做充分，才能保证手术安全顺利地完成。吴春齐老师最大的优点就是认真，他心非常细，这是最让我佩服的地方。手术前的准备一般都由我完成，但吴老师一定会再次检查，防止任何疏漏。正是因为有吴老师这份责任心，才使张教授非常信任我们的工作。这也成了手术成功的重要保障。

第三，手术必须认真细致。手术是一个技术活，技巧性很强。每个医生的手术操作可能有不同的技巧，但细节决定着手术的成败。如果过于粗糙，就会导致意想不到的后果。张教授的手术有很多鲜明的优点，而给我印象最深的就是细致。细致一方面体现在解剖层次上，另一方面体现在操作的细节上。一些经常被人忽略的问题，张教授却会特别强调，而且会说出让人信服的道理。张教授对手术的细致态度，给我留下了极其深刻的影响，让我受益终身。

第四，危险的处理技巧。心脏手术和胸外科手术都是大手术，手术之所以大，是因为有风险，其实每台手术都有风险。要想将手术做得完美，就必须有很好的驾驭风险的能力。张教授恰好是这方面真正的高手。每次遇到紧急情况，他都能沉着冷静，化险为夷。张教授自己手术做得漂亮，也希望吴老师和我有更多的操作机会。为了更好地锻炼我们，很多手术都由吴老师带着我先做，张教授在台下保驾护航。在此类手术过程中，难免会有危险出现。最危险的情况是大血管破裂，此时往往患者已到了危急关头。但遇到这样的情况时张教授并不急，他会告诉我们先做出应急的处理，将局面控制住，然后再上台做进一步处理。每次遇到这种惊心动魄的场面，张教授只要一出手，危险即刻解除，这体现出一个心胸外科专家最可贵的素质。张教授是胸外科中真正的高手，常常让我佩服得五体投地。

在当医生的早年，其实每一个年轻医生都怕出事。危机的处理不仅是技巧的问题，更是自信心的问题。如果医生总是害怕出事，就绝对不可能成为好医生。研究生时期对我的成长是一个尤其关键的时期，而在这个时期我见识了很多次危机处理的场面，这对我后面的工作起到了非常重要的作用。所以很多年之后，每想到这段经历，我都由衷地感谢张教授和吴老师。

第五，团队精神。任何一台手术都不可能由一个医生单独完成，而需要一个团队。团队的每一个成员都有自己的工作，每一份工作都重要，因此必须有良好的团队精神。张教授对吴老师和我都很好，吴老师更是将我当作小弟弟看。大家工作时是一个战斗团队，下了班又像一家人。这种感觉非常棒，由此也显示出团队强大的战斗力。读研究生是非常辛苦的经历，但是，正因为能跟着两个很好的老师一起工作和学习，才使那段时间格外温馨，让人深刻怀念。

跟着张教授和吴老师做手术，安全、可靠、高效、过瘾。张教授后来到南方医科大学第三附属医院当胸外科主任，吴春齐老师调到大连中心医院工作。我毕业之后再没有见过两位老师，但回忆起那段经历，我对两位老师的感激之情不减。

当时科室还有两位最资深的教授，一位是李金声教授，另一位是高承亚教授。李教授是科室的老主任，也是很著名的胸外科专家，技术一流，在科室有极高的威望。我和高文根虽不是他的学生，但李主任对我们异常关照，像对待自己的学生一样关心呵护。研究生毕业答辩时，李主任亲自安排答辩事宜，让我非常感动。高承亚教授是一位非常低调的教授，但在医术上有极深的造诣。给我印象最深的是他对技术的追求。他曾经专门给我看过他经手的一组非常特殊的患者，那是各种柱状异物贯通胸部的抢救患者。他当时展示的病例数有二十几个，这个数量在全球范围内也是非常惊人的。那些病例中的任何一个拿出来都足以让学术界和社会轰动，但高教授从来不声张。高教授的工作给了我很大的启示。后来我做漏斗胸手术时，经常会想起高教授做的工作，用一个词来总结就叫专注。当医生专注于一件事情时，就会有意想不到的收获。

当时的胸外科有很多医生，可谓人才济济，他们身上有很多值得我学习的地方。张兰军老师当时还是主治医生，虽然年轻，但技术一流，尤其在食道癌手术方面，可以说是南方医院做得最出色的一位。我本是孙雷老师的学生，孙老师食道癌手术做得出神入化，我对这个手术也有很深的理解，因此我对评价手术的好坏比较有发言权。张老师的手术与孙老师的手术风格不同，但同样非常出色。我对他的手术非常感兴趣，经常看他的手术，从中也学到了完全不同的技术。张老师后来到了中山大学肿瘤医院，成了全国著名的专家。由于都在广州，我经常听他的教诲，受益匪浅。

还有一位老师也让我格外敬重，他是屈力新老师。读硕士的时候屈老师没有直接带过我，但我一直很喜欢他的性格。他与世无争，不计较得失，为人谦逊和善，对所有人都很友好。他是一个很热心的人。我有困难的时候请他帮忙，他都非常热心地给予帮助。后来他出了国，接着又调到了其他医院，他一直很努力，我知道他后来做出了很了不起的成绩。

在众多老师中，最有才华的应该是杨俊明博士。他是后来才过来的，也来自第四军医大学，不过他的专业不是心脏外科，而是普胸外科。当时个人电脑刚出现，很多人都不会使用电脑编辑文件。我正在读研究生，正是需要学习电脑知识的时候。在做文件处理时，很多功能我不会，都会向杨博士请教。一般的人做这个工作主要用鼠标完成，但杨博士从来不用鼠标，从头到尾用的全是热键。在那样一个年代里，每次看到杨博士操作键盘，我的眼睛都直了。我真的是太崇拜他了，他简直就是我心中的"神"。他让我真正感觉到了博士与硕士的差距，让我知道了博士应有的模样。

对杨博士的崇拜让我有了学习的动力，我很快暗下决心，一定要学会杨博士的能耐。在后来写论文的那段时间里，我把自己关在宿舍里，开始学习杨博士的那种能耐。我从最基本的热键开始学，没有参考任何书籍，也没有向任何人请教，我只是在键盘上反复尝试，反复摸索。功夫不负有心人，经过连续两天高强度的自学后，我终于学会了杨俊明博士的那些功夫。这让我也很快拥有了令人刮目相看的能耐。

在南方医院所有的老师中，蔡开灿教授是对我影响最大也最深的老师。蔡教授毕业于西京医院，是刘维永教授的关门弟子，与我的导师刘宗贵教授是师兄弟。我读研究生期间，由于他是教学秘书，直接负责我们的教学，因此成为我和高文根接触最多的老师。在读研究生的数年中，我和他接触机会最多，他是我最亲近的老师。

西京医院的心脏外科非常出名，蔡教授从那里过来，显然得到了真传，虽然非常年轻，但技术一流。他的手术操作相当规范，临床经验非常丰富。我很多关于心脏外科的知识都来自他的直接传授。蔡教授是个工作狂，在工作方面极其投入，每遇到重大手术都会废寝忘食，经常和我与高文根连续多日吃住在病房。他这种敬业精神对我产生了很大的影响。除了工作外，蔡教授对我的课题也倾注了很多的心血，从选题到课题设计到实验再到最后答辩，他都全程参与，是我真正的指导老师。而在生活方面他更是给予我无微不至的关怀。他大我3岁，每次叫他蔡老师，他都要我改口："叫哥，我们是兄弟！"在学业上，他是我真正的老师；而在生活中，他是我的大哥。他一直像兄长一样关心我、呵护我。读书期间如此，毕业后也一样。

蔡教授身上有太多让我着迷的东西，除了学识之外，更有一种让人无法抗拒的人格魅力。他是温州人，性格中有南方人的儒雅与细腻，但身上也有北方人的豪爽，这可能是受了西安那边水土的影响。他为人谦和坦诚，性格非常招人喜欢。他有很多朋友，学校的、医院的、科室的，大家都喜欢围着他转。他在任何地方出现，都会立即成为核心。

我经常在想，为什么大家都如此喜欢蔡教授？后来我终于明白，原因其实很简单，他特别热心，特别善解人意。他做任何事情都会站在别人的角度去思考，他会关照人，帮助人，所以没有人不喜欢他。

南方医院胸外科是个大科室，科室医生护士加起来有几十号人。科室的事情很多，自然许多都需要科室秘书处理。蔡教授虽然是教学秘书，但由于自己很热心，因此大家都把他当成了科室真正的秘书。领导有事找他，同事有事也找他，他从来都来者不拒。正是因为蔡教授的热心，科室的很多工作都开展得有声有色，科室也因此有了更好的凝聚力。

在我的心目中，蔡教授是我真正的偶像，他对我产生了极大的影响，不管是工作还是学习，当然还有做人。

最后一个需要介绍的是我的同学，高文根教授。他是江西人，大学与我同一届，但就读于不同学校，他大学毕业后被分到东北，然后又考回了广州。他是一个非常优秀的学生，也是一位让我尤其敬重的外科医生。

读研究生期间，我俩一起学习、一起实验、一起上班、一起做课题，几乎形影不离，是非常好的兄弟。他毕业后又读了博士，做了博士后，成了著名的心脏外科专家。

读研究生之前，我对研究生的学习寄予了极高的期望，一直梦想着可以取得惊天动地的研究成果。但研究生读下来，发现现实与梦想根本不是一回事。读研究生与其说是要做研究，不如说学习个研究方法罢了，几乎不可能研究出了不起的成果。就拿我的研究课题来说，本来研究方向是心脏移植，但三年期间一例心脏移植手术都没有做过，只是做了一些最基础的实验而已，如此便毕业了。这样的经历把我从梦想中拉回现实中来，虽然曾有过失落，但我很快接受了现实，也对研究生学习有了切合实际的认识。

研究生教育的目的是培养人，培养有用的人。对于基础专业的研究生来说，是培养他们将来能成为优秀的研究人员。但对外科医生来说，培养的目的肯定不是搞研究，而是做手术，这才是研究生教育真正的目的。有了这样的认识后，我的学习目标更加明确。我不再梦想着当一个研究尖端技术的科学家，而想认认真真学手艺，当一个合格的外科医生。这成了我研究生期间最主要的目标。

研究生只有短短三年时间，我想学的东西很多，但现实中会有各种困难，所以并不会事事如愿。不过，我还是收获了很多东西。这些收获包括如下内容：

第一，对心脏外科的临床工作有了深刻的认识。读研究生之前，我虽然接触过心脏手术，但由于开展较少，因此认识非常肤浅，可以说只知道一些最简单的东西。这对想要成为一个心脏外科医生的我来说显然是不够的。读研究生期间我参与的主要临床工作就是心脏外科的工作。这些工作包括了所有围手术期的工作，尤其是手术。这些经历使我对心脏外科的工作性质、内容有了深刻的认识，为将来自己的工作打下了扎实的基础。

第二，对科研方法有了了解。研究生期间时间有限，条件也有限，要想做出轰轰烈烈成绩的可能几乎没有。但通过系统培训尤其是直接参与科研工作，使我对科研的方法有了深入的了解，并对研究生期间科研工作的性质有了新的认识。到了后来，当我自己当了硕士研究生导师并开始自己带研究生时，这段经历对我培养自己的学生有很大帮助，也使我的学生从中受益。

第三，理论水平有了明显的提高。我虽然是临床研究生，主要目的是学手术，但毕竟还属于学生阶段，因此会有很多的时间去看书学习，不仅学书本上的知识，还要学文献中的内容。这样的经历极大程度丰富了我的知识面，也开阔了我的眼界，为将来的临床工作打下了一个很好的基础。

第四，手术操作技巧有了很大的提高。临床工作期间，由于有大量手术机会，再加上有很多老师的指导，因此手术操作水平有了明显提高。刚开始读研究生的时候，我做一些基本的操作还会显得生疏，而等到研究生毕业时，我已经成了一个操作相当熟练的"老司机"，那是外科医生应该拥有的最起码的手艺。

第五，对将来的工作有了信心。心胸外科是一个高风险、高难度的专业，尤其是心脏手术，年轻医生很难胜任。但是，经过研究生期间的培训，我对将来开展临床工作有了足够的信心，这也为我成为一个合格的心脏外科医生打下了坚实的基础。

第六，对外科医生的工作性质有了进一步的认识。在读研究生之前，我一直梦想着有朝一日成为一个研究型的人才，不仅要懂开刀，更重要的是要有理论，或者更像个学者。这种念头应该是来自我对那些硕士、博士的过分崇拜。但是，当我真正读了硕士之后，所有不切实际的美好想象都消失了。这样的经历让我终于明白，对于外科医生来说，读书的目的不是让自己更像个科学家，研究更多基础的东西，而是让自己成为一个合格的外科医生。正因为有了这样的认识，我后来的学习和工作才有了方向，才没有像很多其他的人那样误入歧途，走向了背离临床的方向。

总的来说，硕士研究生的三年是我一生中极其重要的三年，这期间让我学会了很多东西，有了太多的收获。三年一晃而过，很快面临毕业，我不得不考虑接下来的去向。经过反复考虑，我最终决定继续读书。经过考试后，我成了一名博士研究生。

博士研究生

我硕士的就读专业是心脏外科，按照常理考博士时应该依然是心脏外科，但当时的南方医院外科学专业没有博士点，要想继续读博士，外科医生都选择了一条迂回途径，那便是与解剖学联合培养的博士。

第一军医大学的解剖学专业相当出名，出名的原因主要有两个：一个是钟世镇教授出名，另一个是他的研究方向出名。钟教授是中国工程院院士，他的故事很多人都知道，他的研究方向是临床解剖学，他是中国临床解剖学的奠基人。钟教授最大的贡献就是开创了外科学与解剖学相结合的新领域，他的学生几乎都是外科医生。正是这些外科医生将钟教授的理论与外科的临床实践紧密结合在一起，使临床解剖学这个专业具有了非同一般的生命力。

为了实现我的博士研究生计划，我报考了钟世镇教授的博士生，同时请南方医院心胸外科的王武军教授做我的临床导师，我的博士研究生生涯就这样开始了。

开始读博士研究生，首先要选择研究方向。钟教授给研究生们指明了方向。他告诉大家说："你们都是外科医生，来自不同专业，将来毕业后也依然要当外科医生，既然将来以后你们的身份不会变，那么做的研究方向就一定要对你们将来的工作有帮助，也就是能帮助你们将来开展工作，这才是应该考虑的问题，千万不要搞那些华而不实的东

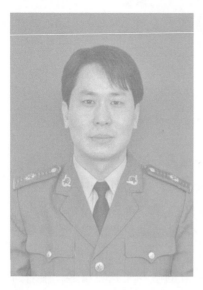

我在著名的第一军医大学读博士研究生

西，完全是浪费时间。基础的课题让基础专业的研究生去做，你们从事的工作是开刀，所以要珍惜这次读书的机会，做些有利于开刀的事情，不要白白浪费这段宝贵的光阴。"

钟教授不仅在解剖学界出名，在外科界，尤其是创伤外科、显微外科、骨科、手外科专业中也非常有名。他之所以如此受人敬重，最重要的原因之一就是他对待学问的态度。

当年很多研究生同学选择课题时喜欢选择基础的课题，比如干细胞、基因等方面的课题，以为只有那样才有水平，有深度，才符合博士研究生的档次。钟教授极其反对这样的事情。他反复告诫大家，做学问一定要做对的学问，并不是越基础越热门就越有水平，对于外科医生来说，与手术相关的学问才是大学问。钟教授这种务实的作风对我产生了极大的影响，让我终生受益。

王武军教授同样是一个极其务实的专家。在选择课题时，他的观点与钟教授完全一致，他也非常希望我能结合心脏外科的手术做相关工作。两位教授意见相同，使我的研究有了真正的方向。

经过一段时间的充分思考，我最终将研究方向定在心脏的微创手术方面，具体的研究课题是微创手术切口的基础研究。20 世纪 90 年代是微创手术爆发性发展的时代，心脏的微创手术概念刚被提出来，但缺乏基础研究方面的内容。我研究的内容是通过在标本上对各种微创手术进行模拟，对各类切口的适应征以及特性进行全面评估。这个工作非常基础，但相当实用，因为可以为临床工作提供直接的依据。当然，还有一个重要的作用，就是能帮助我将来顺利完成手术。

为了完成研究工作，我查阅了大量的文献，不仅对已有的切口做了研究，还设计了多种新的切口。这些切口的概念都是第一次被提出，具有绝对原创性。这也使我的工作有了真正的意义。

我所有的研究都在标本上完成，由于标本极其难得，因此所有的学生都非常珍惜研究的机会。经过硕士研究生的培训，虽然我已经对心脏外科的相关问题有了一定的了解，但由于操作机会有限，很多问题并不是十分清楚。而这些标本提供了一个非常有价值的机会。结合临床工作的经验，当我对手术中存在的问题进行有目的的研究时，很快有了不一样的收获。

除了针对工作中存在的问题进行研究外，我还做了另外的工作，即课题之外的一些研究。这方面的主要工作有两个：其一是冠状动脉搭桥手术的供体血管问题，其二是瓣膜置换手术的入路问题。这两个问题虽然不是我的课题，但对临床工作有重大意义。

为了弄清楚第一个问题，我对人体的各种动脉血管进行了全面的观察与分析，最终发现一种非常有价值的血管，即旋股外侧动脉降支。我向钟教授请教了这种血管用于冠状动脉搭桥手术的可能性，又向整形外科专家咨询了手术切除的技术问题，最终确定该动脉完全可以用于冠状动脉搭桥手术。

除了这个血管外，在对肠系膜动脉进行观察的过程中，我有了更大的发现。由于肠系膜动脉非常丰富，虽然单条血管不一定能满足搭桥的需要，但只要稍做显微外科方面的处理，就可以获得理想的血管桥。我把这个观点向王武军教授汇报后，他非常认同我的观点，认为这是一个重要的发现。

除了血管供体外，我还对冠状动脉手术方式做了探索。考虑到动脉没有瓣膜，血液可以双向流动，我对胸廓内动脉逆向搭桥的可行性做了分析，结果发现这种方式完全可行。这种术式也是我最先提出的。

在瓣膜置换手术中，我一直对手术的径路很感兴趣。就拿二尖瓣手术来说，不同医生采用的手术入路不同。张立溪教授采用的多是经房间隔的入路，而刘宗贵教授采用的入路则是左房入路。硕士期间我没有主刀瓣膜手术的机会，因此对操作中的显露不熟悉。为了弄清楚两种入路具体的特性，我在标本上对两种入路都做了尝试。这不仅让我对入路的性质有了更全面的了解，而且还发现了一个非常有价值的手术入路。这种入路是针对双瓣置换的入路。具体方法是先横断升主动脉，然后经左房顶部做切口，这个切口可以用来完成二尖瓣手术，而经升主动脉切口可以做主动脉瓣置换。这个手术入路设计非常巧妙，也有很多实际的优点。这也是这种入路的可行性第一次被提出。后来等我毕业后，曾伟生主任对这个切口非常感兴趣，于是做了手术的实践，获得了非常好的效果。

在课题方面，我同样做了很多原创性的工作。我设计了多种手术切口，并对其中最有特点的切口做了命名，即"门式切口"。这样的切口与以往任何一种切口都不同，但具有独特的优势。

在心脏外科领域中，有关切口的内容比较小众。但是，对于我这个研究的领域来说，我做的所有工作都是开创性的，我非常清楚这些工作的价值。当然，我的两个导师也知道。我没有做非常高深的研究，只是瞄准了临床中的实际问题做了工作。我找到了问题的答案，收获颇丰。后来我所有相关的研究成果都总结发表了，有的发表在国内，有的发表在国外，受到了不少同行的关注。

博士研究生的三年对我来说尤显重要。首先是让我养成一种务实的学风。我知道很多人读博士完全是为了混文凭，既然是混，当然不会考虑课题的实际用途。我读博士的目的却不同，从一开始我的两位导师就告诉我，我要通过学习让自己成为更好的外科医生。正是因为有了这样的目标，才使我的课题有了明确的目的性。与那些搞基础尤其搞基因的课题不同，我的研究显得朴实无华，甚至没有技术含量，但恰恰是这种实实在在的内容最终彰显出可贵的价值。我必须感谢我的两位导师，正因为他们自己都是踏踏实实做学问的科学工作者，才教会了我做学问的态度。

解剖学是一个非常古老的学科，在20世纪的很长时间里，所有学者都认为这个学科已经发展到极限，不可能有更新的发展。正因为对发展前途充满忧虑，很多解剖学专业的研究人员开始转换研究方向，其中不少甚至转向分子生物学。这种做法非常无奈，也充分反映了解剖学面临的危机。但是，当太多的学者都对这个专业失去信心的时候，一个伟大的学者挺身而出，找到了这个古老专业发展的新路子，这位学者就是钟世镇教授，他发现的路子就是临床解剖学。他将解剖学与临床外科学紧密结合，使古老的解剖学专业焕发了青春。钟教授之所以伟大，是因为他没有像其他学者那样放弃自己的专业而去研究分子生物学，他做的工作没有高大上的外表，却直接推动了多个临床外科专业的跨越式发展，为临床外科事业的进步做出了突出的贡献。

王武军教授来自同济医科大学，是留美归国的外科医生。有很多这样的出身和经历的人会将注意力投注到一些较为基础的方向。但王教授是一个相当务实的人，他的观点与钟教授完全一样，希望我能踏踏实实做一些对我的工作有用的东西，而不是那些虚无缥缈的事情。为了把课题做得更完美，王教授亲自到实验室，与我一起翻标本，测量数据，拍摄图片。另外，他还会在标本上对手术方式进行研究。

两位教授给我树立了好的榜样，我自然会照样学样，养成与他们一样的学风。这也与这本书的基调相同。我说自己是手术匠，手术匠是怎样的概念，其实说的首先就是这种对学问的态度。

博士研究生期间，我的第二个收获是对心脏外科临床工作有了进一步的领悟。除了第一年短暂的基础课之外，我三年之中主要的精力都放在了临床中。王武军教授直接带着我，上级医生是蔡开灿教授和屈立新教授。当时心脏手术量逐渐增多，接诊的患者种类也多了许多，除了常见病之外，一些少见的或者严重的病种也渐渐多起来。科里总的手术数量也在不断增加。工作开展多了，我的经验也慢慢积累起来，因此对临床工作也有了更深刻的认识。

第三个收获是完成了很多原创性的研究。如前所述，我的课题完全结合临床手术而设立，由于以往没有其他人做过类似的工作，因此本身具有很强的原创性。而在完成课题的过程中，我又结合临床完成了很多其他方面的研究，这不仅让我对心脏手术有了更为深刻的认识，还获得了可喜的研究成果。这些成果对我后来的工作有非常重要的帮助。

第四个收获是对科研方法的掌握。做科研是一项很复杂的工作，并不是随便经过训练就可以完成的。从硕士到博士我经历了很多训练，而且自己做了研究，因此很好地掌握了科研的方法。这对我后来从事一系列科研研究奠定了基础。

第五个收获，也许是尤其重要的收获，我养成了一种特殊的思维习惯，也就是批判性思维。在我还是本科生的时候，我会把所有讲课的教授都当作权威，把他们的话当作真理。在读硕士的时候，老师们在我心中的形象有所改变，但权威依然不少。而到了博士研究生阶段，权威们的光环逐渐褪去。等到博士毕业的时候，我几乎不会再轻易相信权威了。所谓的权威其实是对某一领域知识的掌握量多于常人而已。这是权威的实质。那么，如果一个人掌握的知识量超过了权威，自然就不会再盲目崇拜权威了。博士的课题一般只集中于某一个范围很小的局部，在这个领域博士一般都是绝对的权威人士，很多时候甚至比自己的导师了解得更多。如此局限的知识面并不一定会让博士们懂得比其他权威更多，但通过这样的过程，博士们会知道权威成为权威的原因。这会使权威在博士们心目中的形象打了个折扣，至少不会像普通人那样盲目地崇拜。这种观念直接导致了批判性思维的形成。对于任何观点或者理论，一个合格的博士绝对不会轻易相信。如果与自己的专业相关的话，博士们就更加不会轻信了。这样的思维习惯并不是让博士们怀疑一切，相反，会让大家始终保持一个清醒的头脑。

在读本科的时候，我会觉得临床上很多药物都是神药，都有很好的作用。而有一天，当我们上临床课的时候，一个外科学博士给我们上课，当时我记得非常清楚，他说临床上有一定数量的药物都是骗人的，没有任何效果。那一刻我和同学们都惊呆了，并很快开始在心里嘲笑这博士，觉得读了博士的这个家伙过于狂妄，是把我们这帮小本科生当傻子糊弄了。等到我读硕士的时候，我依然不觉得这位博士老兄说的话有道理。但是，等到我读完博士，我终于成了那位博士老师的知音，我竟然与他有了完全相同的理解。在随后的工作与学习中，当我偶尔把我的观点告诉别人时，我分明能够感觉到别人的惊诧与怀疑，但我并没有觉得惊奇，因为当我自己没有掌握足够多知识的时候，我也有同样的看法，我理解他们，理解知识的价值。

批判性思维是我读了博士后才有的思维，这样的思维不仅对我的工作产生了巨大帮助，而且使我在生活中受益良多。

第六个收获，同样是非常重要的收获，那便是激发了我发明创造的欲望。读博士期间，我不仅能接触科室的众多高人，还能和我的博士研究生同学朝夕相处。当时招生人数极少，我们那一届全校才招了二十几个人，比起后来几百人的招生数量几乎可以忽略不计。招生人数如此稀少，至少可以说明这些人的水平尚可。我能感觉到这些同学的水平，这对我自己也是个难得的促进。大家虽然专业不同，考虑问题的观点和方法却会相互影响。早先我对发明原创的东西并不感兴趣，与同学们接触多了，知道他们不断拿到各种专利之后，我的手也开始痒痒，也想做些尝试。后来真的做了，竟然一发不可收拾，先后拿到了数十项专利。这一切其实都源自那个时期的影响。

博士研究生的三年与硕士研究生的三年完全不同，这个时期的我不断走向成熟，不仅成了一个合格的外科医生，更拥有了独立思考的能力。为了完成博士学业，我付出了巨大代价，但我觉得一切都物有所值。王武军教授曾经告诉我说："读博士会失去很多东西，付出巨大代价，但一定会收获更多的东西，你不会为今天的付出而后悔。"毕业之后我经常会想起王教授的这番话，我曾不止一次发出感慨，我要感谢那段难得的经历。

进修心脏外科手术

博士毕业后，我有了自己的单位，成为一个真正的心脏外科医生。之前的我虽然见识过不少心脏手术，但看与自己动手做完全是两回事，因此急需操作方面的提高。为了达到这个目的，我向医院申请，去广东省人民医院心研所（简称"心研所"）进修。办理了相关手续后，我很快到心研所报到，成了那里的进修生。

心研所是全国知名的心脏外科手术中心。我去进修的那一年，心研所的心脏年手术量已经突破5 000台，是绝对一流的专业中心。我选择到这里进修，也是看中了这里的手术量，希望能尽快熟悉各种手术操作，成为一个成熟的心脏外科医生。

当时心研所的外科有三个区，一区、二区是成人心脏手术区，三区是先天性心脏病手术区。进修生一般需要在不同区进行轮转，我轮的第一个区是一区，主要收治瓣膜病和冠心病患者。当我开始进修生涯时，在这里的所见所闻颠覆了我一直以来的认知。可以说，这里的一切几乎都与之前我在其他医院经历过的不同，也许正是因为这样的不同，才造就了他们一流的学术地位。

第一个不同是交班。每一个临床科室早上上班都要交班。这是医疗护理常规要求的规定动作。一般医院的做法是，全科的医生护士围在一起，要么坐着要么站着，先是夜班护士交班，少数情况是念流水账，多数情况是"念经"，然后是夜班医生交班，这时候一般不会是"念经"但很有可能是流水账。等夜班的医生护士交完班，如果有特殊情况，上级医生会说两句，最后是主任讲话。主任讲话可长可短，但一般都较长。遇到医院有会议精神要传达的时候，主任会把相关文件念完，最后还会谈一下感想，做一下要求，并对当天后者近期的工作做布置。总之，交班是一件非常有仪式感的事情，几乎每一个医院都会弄得有模有样，这经常会被看作正规医院的正规医疗秩序。在我到心研所进修之前，在好几家医院工作过，每个科室的交班都大同小异，因此也在心中形成了固定的模式。对当时的我而言，这样的模式天经地义，正如医疗护理常规中要求的其他事项一样，不应该被质疑。但是，我到心研所进修遇到的第一次交班就彻底颠覆了我对交班的印象。这里的交班非常"不正规"。表现在三个方面：

一是参加交班的人员。交班时他们只有医生参加而没有护士。这样的做法让我大吃一惊。我当时的想法是，护士如果不交班，大家怎样了解夜班病区患者的病情呢？这样的想法让我疑惑了很久，但随着进修的持续，我逐渐明白了其中的缘由。我发现，既然每天晚上都有医生在值班，值班医生就有责任了解全病区患者的情况。既然值班医生了解情况并参与交班了，护士再重复也就没有必要了。他们根本不让护士参与交班的做法让我开了眼界。我不知道这样的做法会不会有弊端，但很明显，这会大大提高工作效率。每天早上第一批手术患者会被早早接到手术室，夜班护士需要做大量准备工作。其他护士上班后，马上要投入紧张的工作中，好准备迎接第二波手术患者。早上的护理工作如此繁忙，如果能让她们抽出时间做这样的工作，显然比参加交班更有意义。从这个角度来看护士不参加交班这件事，显然是一种明智的做法。

二是形式简单。他们交班不在办公室，也不在护士台，而是随便找个地方聚在一起碰个面简单聊几句便结束。这样的形式与交班的严肃性格格不入。开始时我总觉得过于随意，但后来常想，交班应该是怎样的形式？难道必须全体人员笔直地站在护士台周围交班才正式吗？那几乎是最迂腐的形式主义的体现。形式主义最大的弊端就是不考虑实际的需要。医疗工作的核心是治病，是最需要看实际效果的。如果连交班都要严格地做表面文章，很难想象其会踏踏实实完成治病的工作。正因为有这样的考虑，所以我很快被他们交班的形式所折服。

三是交班的内容简单。他们交班的内容只有医疗的内容，不涉及任何其他事情，而具体的内容也极其简单，主要是夜班患者的情况。由他们的交班内容看，这里的医生每天需要关心的东西似乎只有开刀看病，除此之外的一切事情均与他们无关。由于交班人员少，形式简单，内容也简单，因此每天交班时间都很短，几分钟足够了。这样的交班与我以往经历过的任何一种交班都不同。我不能说这种交班十全十美，但至少对于医疗工作者来说，这样的交班也许才真正回归了交班的本质。心研所为什么能做到全国知名？没有与众不同的内涵肯定不会有好的成绩。交班虽然事小，却成了这个医院工作作风的完美体现。

第二个不同是病例讨论。病例讨论是每个医院都会特殊要求的医疗活动。在讨论的参加人员、形式、内容等方面都有严格规定。心研所每个星期都有一次病例讨论，而这样的活动也与其他医院不同。一般来说，病例讨论需要全科的医生都参加，讨论每一个疑难和手术病例。先是一线的住院医生汇报病史，然后是上级医生发言，再就是更上级医生发言，最后由主任总结。这样的流水作业会发生在对每一个患者的讨论中，由于每个患者的流程基本上都相同，最终都会做成流水账。越是高级医生发言越像流水账。但心研所的做法完全不同。他们会把所有医生聚集到导管室或者影像科，然后大家一起看检查，把每一个患者的检查影像直接调出来观看，有特殊情况就发言商量，没有特殊情况就直接略过，不做任何讨论。这样的讨论与其他医院讨论最大的不同是，这里坐着的是一群真正的专家，他们技术成熟，自信而沉稳，他们懂得如何应对各种疑难问题。而其他医院参与讨论的人经常是一帮极不专业的新手，大家缺乏信心，担心出事，于是一起商量对策。这应该是心研所与其他医院最明显的不同。病例讨论对下级医生来说格外重要。通过讨论大家可以学会很多东西。但是，如果形式和内容都很死板，学到的也许更多的是坏东西。心研所的讨论极其专业，表面上似乎不利于学生获取知识，但实际上是获取知识的最佳形式。如果学生参加的不是最专业的讨论，怎可能学到最专业的知识？

第三个不同是手术。临床外科最主要的工作内容就是手术。心研所的手术非常多，每天都会有几十台。每个组的医生基本上一天都要做 4~5 台手术。正因为手术量大，一般都要求医生很早进入手术室。这里的手术都有严格的规矩。每一个手术组有固定人员。先由年轻医生开胸，建立体外循环，然后上级医生做心内操作，操作结束再由年轻医生关胸。当时的进修生比较少，并没有分配到固定的手术组，因此需要在不同的组之间穿梭，哪一台手术缺人就会马上去补缺。所以进修生会有很多的手术机会，非常忙，也很累，但会非常充实，可以学到很多东西。对于常规的手术来说，也许看不出这里的医生水平有多高，但在疑难病和危重病手术中，可以看出其绝对高超的水平，尤其在小儿先心的治疗方面，他们的技术绝对一流。很多进修生去进修的目的其实只有一个，那便是学习小儿心脏病的手术。由此也可以看出其技术的优势地位。当然，这里的技术优势体现在很多方面，比如整体的治疗水平、手术水平，都不是一般的医院能够比拟的。

第四个不同是病历书写。省级医院一般都对病历有很高的要求。但心研所的手术量实在太大了，而且周转速度也特别快，这使得病历书写的工作成了一件大事。这样的工作一般都由下级医生完成。进修生是下级医生，因此必须写大量病历。由于手术量大，白天上班的主要时间都在手术室度过，等手术做完已经到了下班时间，此时需要换药、拆线、写病历、开检查，所有的工作量加起来会显得非常大。在如此紧张的工作中，要想把每一份病历写成优秀的水平几乎没有可能。幸好这里的上级医生从来不会要求大家把病历写成优秀的水平。这无疑会减少下级医生的压力。这里一致的观点是，只要手术做好了，病历写得不那么好又有何妨呢？这样的做法也许是备受争议的，尤其对于每个医院检查病历的专家来说这几乎不可饶恕。但是，对于手术质量胜过一切的外科医生来说，谁能说这种做法不是英明与智慧的体现呢？很多医院写病历都是在记流水账，年轻医生一遍一遍辛苦地写，老医生看都不看，浪费了笔墨纸张不说，更浪费了太多的精力。心研所的人真的太忙了，手术都忙不完，哪有时间记流水账？

第五个不同是开会。我工作过的很多医院都会经常开会，各种各样的会，医疗的会、工作的会、管理的会，各种名头，医生必须参与，这些经历让我觉得，医生不仅是治病的主体，同样是各种其他活动的主体，因此每一种会议都不能少了医生的影子。但到了心研所完全不同，这里除了手术就是手术，医生不参与任何会议。进修了几个月之后，医院开了一次会议，我已忘记了是关于什么内容的，当时竟然很多医生护士都在议论，大家似乎都想参加。这种心态让我惊愕不已。在其他医院，大家对于各种会的态度几乎都是排斥的，能不去就不去，能躲就躲，而这里的人似乎怀有很大的热情参与这种会。这从侧面说明大家可能是被工作占去了太多的时间和精力了，以至于即便是开个会，大家也愿意去。

第六个不同是人与人之间的关系。任何科室都是知识分子聚集地，几乎都会有明显的等级。下级医生在上级医生面前必须唯唯诺诺、规规矩矩。这样的关系通常都会很紧张，有时甚至会让人感到窒息。但是，心研所的人际关系尤其简单。每一个带组的医生不会对科室主任有畏惧，年轻医生都很懂规矩，与上级医生的关系也很融洽。最简单的例子是下级医生对科室领导的称呼，大家很少称××主任，都是直呼其名。这种没大没小的做法表面上看似乎很没规矩，实际上却反映出一种极其简单的人际关系。正因为简单，大家有更多的精力去做工作，更有利于技术水平的不断提高。

第七个不同是工作作风。工作作风不是简单的几句话可以总结出来的。很显然，心研所整体的工作作风与其他医院都截然不同。这里最大的特点就是务实。一切工作都紧紧围绕手术展开，没有多余的事情。正因为务实，才使工作有了明确的目标；第二个特点是极简。这里所有工作都追求简单化，形式简单，内容简单，拒绝华而不实。正因为极简，才更接近工作的实质；第三个特点是高效。这里所有的工作都首先要求有高效率，不拖泥带水，要在最快的时间内看到效果。正因为高效，才使他们获得了比一般医院更好的效果。

心研所的手术水平全国一流，这是我学习的重点内容，而在学习技术的同时，最大的收获就是见识了这个医院与众不同的理念与作风。这是我此次进修另一个大的收获。

在进修期间，我接触了很多老师和专家，他们身上同样有很多值得我学习的东西。我最敬佩的老师是先心病区的陈欣欣主任。陈主任是一个非常儒雅的外科医生，年轻有为，手术技术非常出名，是中国最著名的心脏手术专家之一。陈主任让我最佩服的是他的为人。他对任何人都真诚、热心、光明磊落，是真正的君子，正因为如此，他在心研所有着非同一般的好口碑。而他的技术更让人佩服。早期接触心脏手术时，我会把单纯的心脏手术看作是水平的标志。到了后来，当见识了陈主任的手术后，我终于对心脏手术有了更深层的理解。其实真正能体现医生水平的技术并不是根治术，而在于对姑息手术的把握。陈主任正是这方面的绝对高手。我记得很清楚，当时有一个大动脉转位的患儿，为了最终完成根治术，他先后做了七次姑息手术，最终手术获得成功。这样的手术体现了这个领域最巅峰的技术。通过向陈主任学习，使我对心脏手术有了完全不同的认识。这也成为我此次进修期间技术方面最大的收获。陈主任让我敬佩的第三个方面是操作技巧，娴熟已经不够用来形容他的手术，他的手术像孙雷老师和张立溪教授的那样，如行云流水，看着真的是绝对的享受。

在陈主任的病区进修时，还有一个老师也让我发自内心地敬佩，那便是陈寄梅主任。我与陈寄梅主任认识比较早，在读研究生时就有接触，他是心研所老主任张镜芳教授的秘书。我的硕士和博士研究生毕业答辩的委员会主席都是张镜芳教授。当时联系张教授需要通过陈主任。

陈寄梅主任也在先心病区工作，陈欣欣主任是科室主任，陈寄梅主任是科室医生。让我最佩服的是他工作的态度。当时他已经是高级职称，但一直做着一线医生的工作，当时病区只有三个医生值班，一个他，一个是张小慎老师，另一个就是我，我的身份是进修生，本应该多值些班，但他们俩坚决不干，一定要平均分配，大家一起值班。这让我特别感动。而从陈寄梅主任身上还可以看到另外一个难能可贵的品质，他有一股强烈的集体精神。他虽然不是主任，但会非常积极地参与科室的每一项工作，一心想着集体。这是很多人都做不到的事情。另外，他还很会关心人。他会从每一个细节为别人着想，帮助他人。陈寄梅主任后来成了广东省医学会心脏外科分会的主任委员，是全国著名的心脏外科专家。他的成就与他的技术和人格魅力分不开。这是最值得我学习也是最让我感动的品德。

张小慎主任同样让我佩服，当时他还是主治医生，很年轻，但非常喜欢钻研，而且喜欢接受新生事物。在很早的时候他就开始关注心脏的微创手术，经过不懈努力，最终成了这个领域最著名的专家之一。

还有一位主任也尤其令我佩服，他就是我国著名的大血管手术专家——范瑞新教授。大血管手术是一种非常具有挑战性的手术，一般的医生都不敢轻易涉足该领域。范教授是最先从事此项工作的专家。我进修期间曾多次给他当助手，手术时间长，工作量大，但收获也很大，因为这样的手术往往需要非常扎实的理论基础和操作技能。这样的经历不仅让我大开眼界，也对心脏和大血管手术有了更进一步的认识。而他和张小慎主任给我的另外一个启发就是专注。他们的工作让我认识到，有些医生可以靠一个大领域的手术出名，但更多的医生可以靠某个局限领域的手术出名，而且可以非常有名。

在心研所的经历是一次极其宝贵的经历，这次经历为我后来的工作打下了扎实的基础。总的来说，我的收获可以总结为如下方面：

第一是增加了见识。心脏外科的医治范围包括风心病、冠心病、先心病以及大血管病等多种疾病。由于心脏手术门槛高，一般医院开展手术的条件有限，一些复杂的或者少见的疾病很难见到。心研所是我国著名的心脏外科手术中心，收治了各种心脏疾病患者，在这里学习最大的收获就是开了眼界，长了见识。

第二是对心脏外科的基本原理有了更深的理解。关于心脏手术的理论可以在很多专业书籍上看到，但单纯理论的东西是抽象的，理解起来并不容易。在进修期间，由于有大量实践的机会，当我将这些实践的经验与理论结合起来后，我对基本的理论有了更深刻的理解。理论理解得深刻了，无疑会进一步帮助临床工作的开展。

第三是学会了很多重要的手术技巧。像很多其他外科手术一样，心脏手术同样需要操作技巧。心研所的专家长期在手术台上工作，每个医生都有自己的绝招。这些绝招是极其宝贵的操作技能，能将这样的技能学到手，对自己工作的开展肯定会有很大的帮助。

第四是学会了疑难疾病的处理方法。经过前期在学校的学习后，我对一般的手术操作比较有信心，但对疑难手术总会力不从心，这也是此次进修的重点。好在心研所此类手术非常常见，参与次数多了，处理的方法和要点也便逐渐掌握了。这同样是这次进修重要的收获。

第五是学会了一些危重情况的处理方法。心脏手术一个显著的特点是高风险。风险是手术中可能出现的意外。一旦出现意外，情况会非常危急，需要尽快做出妥善处理，否则将直接威胁患者的生命。在进修之前，我遇到的情况较少，处理时缺乏信心，这是一个尤其需要克服的心理障碍。这个障碍不消除，心脏手术就不可能提高。进修期间这样的事情遇到不少，但各位老师几乎都可以凭借高超的技艺化解风险。这是我学习的重点内容，也成了我最大的收获之一。

第六是收获了一些尤其重要的理念。心研所之所以能走到这个领域的前沿，与这里很多方面的优势有关。除了技术方面的优势外，最让人难忘的就是这里的理念。比如对工作的理念，对手术的理念，对患者的理念，几乎都是超前的，都值得我认真学习。这样的理念对我后来的工作产生了极大的影响。比如交班、查房、病例讨论，我借鉴了很多的东西，手术的操作理念也几乎完全照搬。而当我后来不得不面临专业方面的重大选择时，张小慎和范瑞新两位主任的理念也给我带来很大的启发，对我的工作产生了巨大影响。

在心研所进修是我一生中最难忘的经历之一，也是收获最大的一段经历。本来计划进修一年，但进修到一半时，中山大学博士后流动站催我进站，于是只好提前结束。中山大学第一附属医院，在广东省人民医院的斜对面，一条马路之隔，那里是我学习生涯的下一站。

博士后

读完博士研究生，有了工作单位并完成进修之后，继续做博士后似乎没有太多理由。为什么一定要去做这个工作呢？我后来经常会琢磨当时这样选择的原因，但确切地说，我自己也弄不清楚为什么。我常在想，也许是读书上瘾了吧，这可能是一个主要的缘由。读书与工作相比完全是两回事，读书可以回避很多现实问题，可以安心做学问，可以有很多的乐趣，因此如果一直有书读，我情愿一路读下去。但是，我非常清楚，我做博士后绝对不是为了名。其实读了博士之后所谓的名已经不再重要。没有拿到博士学位时，总觉得博士头衔非常重要，而真拿到了反而没有了感觉。我从来不会拿博士头衔去炫耀，博士后在我看来也并不值得炫耀。

到中山大学做博士后之前，我在广东省人民医院心研所的进修还没有结束。我本该在那里多学习一段时间的，但博士后流动站催我尽快进站，于是我不得不匆匆到马路对面的中山大学第一附属医院报到，从此开始了我博士后工作的生涯。

中山大学第一附属医院（简称"中山一院"）是广州最出名的医院，很多专业都全国有名，不过似乎并不包括心脏外科。但这里有一位很著名的心脏外科前辈，也就是孙培吾教授。我到这里首先是想向孙教授学习，另一个目的是想感受一下中山大学的氛围，毕竟这是广州最好的学校，在全国也很有地位。

当时中山一院的心脏和普胸没有分家，科室不叫心脏外科，而是心胸外科，在一个老楼的二楼，空间狭小，病床也不多。从对面高端大气的心研所突然来到这里，反差极大，感觉一切都完全不同。科室的情况确实有很多不尽如人意之处，但作为一个著名大学的临床科室，一定有其强大的地方，我需要从中汲取养分。

中山一院是教学医院，科室有很多年轻医生，也有各种各样的学生。这样的性质和人员构成要求他们必须以与普通医院完全不同的形式展开工作，由此也形成了与对面的心研所鲜明的对比。这里的一切都讲究规矩，必须按照各种规章制度有条不紊地进行。比如交班、查房、病例讨论、业务学习、手术安排等事宜都有固定的规矩。这样的规矩不是一朝一夕形成的，而是这所百年名校长期以来固有的传统。不能否认这种传统的必要性。要知道，医学活动是一个关乎人性命的实践活动，如果过于随意，不讲究规矩，就很容易导致各种问题发生。而这些问题可能会造成极其严重的后果，因此严格按照规矩做事很有必要。这应该是所有教学医院都有的特征。我从本科、研究生一路走过来，每一个教学医院都有这样的规矩。按理说，我对这些规矩并不应该感到陌生。但是，对于刚刚从一切从简的心研所转过来的我来说，重新进入这种规矩繁多的环境突然让我感觉很不适应。但要想让自己顺利完成博士后工作，我没有别的选择，必须尽快重新去适应，只有适应教学医院的工作习惯，才能跟上这里的步调。

如果说心研所是一个重视实践的单位，中山一院则完全相反，这里更重视理论。这方面最大功臣是孙培吾教授。当时孙教授已经七十多岁，每天准时上班、查房、做手术，他做的手术很多都是高难度的大手术。我对很多手术的了解都来自孙教授。

孙教授每个星期都要大查房，查房的时候会讲课。他对心脏手术的理解已经达到了大师级的境界，最典型的例子就是对复杂先心病手术的理解。复杂先心病种类很多，手术方式也很多，孤立地看这些手术很难认识到手术的实质和精髓。孙教授会将所有的手术串联起来，放在一个大的视野中进行总结和分析。他会把不同手术之间的联系讲得清清楚楚，这会更有利于听者理解手术的本质。在听孙教授的讲解之前，我已经接触过很多心脏外科手术，也接触过很多心脏外科的专家，但孙教授是第一个能将手术的精髓讲解清楚的人。这让我受益匪浅。这是我在做博士后期间最大的收获之一。

孙教授极其重视理论，也有很丰富的临床经验。他尤其重视临床的基本功。举个例子，他尤其重视补液和补血。他总是说，人不能缺水更不能缺血，离开这两样东西手术做得再好都会出事。孙教授不愧为一代宗师，他培养了一大批心脏外科专家，桃李满天下，他对手术的理解和经验影响了很多人。

孙教授尤其让人敬佩的一点是，他接诊的患者几乎都是病情最复杂也是最严重的患者。这种患者手术风险高，难度大，一些医生为了避免手术失败会主动回避这样的患者。但孙教授不会，他总是知难而进，从来不会畏惧挑战。正是因为这种不断挑战高难度手术的精神，使他得到了很多人的认可，这也奠定了他的学术地位，让他赢得了尊严和荣誉。

孙教授还有一个特别让人佩服的地方，那便是敬业精神。当时他年事已高，这样年纪的人很多都已经在家安享晚年了，但他一直坚持坐班，坚持上手术台，坚持教育学生。等我离开医院很多年之后，还听说孙教授在继续工作，这样的精神尤其让人感动。我常在想，中山大学之所以在国内有很高的声誉，应该与孙教授这样的前辈默默奉献有关。他们严谨的治学精神教育了一代又一代人。作为在这个学校学习过的一分子，我也在无形中被这样的精神感染。

当时的王治平教授与孙教授在一个医疗组，王教授是一个非常低调、谦和的专家。他自己的手术技术非常精湛，而且有渊博的知识，但他对孙教授尤其尊敬。这种敬重也为全科人员树立了榜样。王教授给我最深的印象是他对科室的每一个同事都很好，不管是医生、护士还是学生，都一视同仁。而且他非常热心，任何人有困难需要他帮助，他都会全力以赴，为大家解决困难。正因为这一切，使王教授在科室有极高的威望，大家也都非常敬重他。他身上有一种强大的人格魅力，这是我尤其想学习的东西。

当时的科室主任是张希教授，也是我的老师。张教授留美多年，回国后直接接了孙教授的班，当科室主任。张教授是一个很有气场的人，自信、儒雅，不愧是中山医心胸外科的主任。他的手术技术一流，操作也非常娴熟，我一直给他当助手，也学到了很多宝贵的东西。作为张教授的学生，我与他的关系自然很亲近。他对我也格外关心，在工作上、生活上都给予了我很多关照，这让我甚为感激，终生难忘。

有一段时间我跟着罗红鹤教授，他同样是一位让人敬佩的专家。他曾是中山大学的高才生，毕业后直接留在科室，此间曾留美多年，是一位典型的教学医院的外科专家。他的理论基础扎实，手术操作一流，从很多方面看，他与孙雷和陈欣欣两位老师有某种神似，不管是思维，做事风格，还是手术技术，都有相同的特点。这也许是那些优秀的外科医生身上共有的特征吧。他们都是我学习的榜样。

罗教授有一点让我非常敬佩，他是个爱憎分明的人。他对科室建设有自己独到的见解，遇到看不惯的事情会毫不客气地进行批评。正因为如此，他也会得罪一些人，但他非常坦然，没有私心，因此不会在意别人的看法。罗教授还是一个很风趣的人，很幽默，工作之余与他相处会很有意思。这样的人既适合当老师，也适合当朋友。离开中山一院多年后，每每提起罗教授，我还是会觉得非常亲切。

中山一院还有一位让我尤其敬佩的专家，他就是吴钟凯教授。他的年龄与我差不多，但年轻有为，我在中山一院晋升副主任医师时，他与我一起答辩，他晋升的是教授。很显然，他比我要厉害得多。正因为如此，他一直是我学习的榜样。

钟教授在北欧留学多年，一直从事心脏缺血再灌注方面的研究，这些研究让他在这个领域里非常出名。回国后，他继续做了很多这方面的研究，在国外发表了不少重量级的论文，在国内也拿到了大额度的科研基金。他一直是学校科研方面的标兵人物。中山大学尤其重视科研，钟教授这样的优势无人能敌，因此早早就成了教授。我是博士出身，当时还在做博士后，我这样的身份是最应该做好科研工作的，但惭愧的是，我的目标并不是做科研，而是只想当个好的外科医生，只想把手术做好。正因为有这样的想法，使我对真正懂得做科研的人尤其敬佩。钟教授就是最让我敬佩的人之一。

钟教授让我敬佩的另外一个原因是他的手术。一般来说，很多科研做得好的人，都会有手术这个短板，但钟教授不同，他手术做得非常棒，至少在当时那样资历的医生中是最出色的一位。后来心、胸专业分开，他当了心脏外科的主任，科室在他的带领下突飞猛进，这都与他的技术和个人魅力有密切关系。像钟教授那样既有很好的科研能力，手术做得又很棒的外科医生，几乎是最完美的。他是我的偶像，我一直在努力向他学习。

在科室的众位老师中，还有一位与我资历相同的教授，他是顾勇教授。顾教授也是我非常佩服的教授，我佩服他的原因是他对工作和事业的态度。与别人不同，他会显得非常谦卑与坦然。他从来不会与其他教授争荣誉，争进步。他是一位非常实在的人，不在乎名利，只要把工作做好，他就心满意足。在竞争异常激烈的中山大学中，能有顾教授那样的胸怀与涵养，绝对不是一般人能达到的。表面上看，顾教授没有轰轰烈烈的成就，但从另一个角度看，他才是真正的高人。作为一个局外人，我能够感受到顾教授的强大。

还有一位医生也是我非常敬佩的，他很年轻，比我小，叫熊迈。当时他在做住院总。我佩服熊迈医生的原因有两点：一点是他的敬业精神，另一点是他的集体精神。熊迈医生做事非常刻苦，经常加班加点不说，每次重大的医疗活动他都会冲在前面。对于任何一个住院总来说，这也许是分内的事情，但熊迈医生能比一般的住院总做得更出色，这是最难能可贵的东西，让我印象深刻。我佩服熊医生还有一个原因，他对科室工作非常重视。住院总可以看作是主任的秘书或者助手，有权利参与科室的一切事务。这本来是住院总的常规职责，但熊医生的做法是发自内心的，处处体现出一种主人翁精神。如果一个医生不是对自己的科室发自内心地热爱，是做不来那样的事情的。多年之后，当我自己当了科室主任时，我能感觉到科室多么需要这样的人，而这样的人也是任何一个科室发展都需要的榜样人物。

在中山一院学习期间，我一方面学技术，另一方面会接触各种各样的人。除了科室的各位专家外，我还要接触其他科室的人。这样的经历让我对这个医院深层的文化有了更深的了解。这种文化无疑也对我个人产生了很大的影响。我说不清这种影响到底是什么，但某种影响的痕迹是显而易见的，也许一生都无法抹去。

对外科医生这种职业来说，要想把手术做好，单纯读书似乎没有太大的意义，尤其博士后这样的经历似乎更没有必要。但是，不管是博士还是博士后，我并没有虚度光阴，我学到了很多宝贵的东西，而这些东西不仅对我的手术产生了直接的影响，更重要的是开阔了我的眼界，让我有了更大的格局。这也许才是读博士、做博士后最重要的收获。

博士后的时间为两年，这是我所有学生生涯中最短暂的一段时光。两年时光匆匆飞逝，时间虽短，却给我留下了深深的印象。我的学生生涯终于要结束了。接下来，我将不得不走进医院，走进现实，做我该做的工作，让自己成为一个真正的心脏外科医生。我的身份会发生改变，不再是学生。我不得不面对很多现实的考验，迎接很多的挑战。这让我想起来便心生畏惧。

很多人不愿意读书，一提起读书都头疼。但对于我来说，读书真的是一种极其美好的事情，所以没有书读的感觉是痛苦的。想到这样的现实时，我会不经意间生出很多的惆怅来。我想读书啊，如果可能，我很想读一辈子的书。可两年的博士后时光转眼过去，我不得不进入另外一个更大的学校，那个学校叫社会。

心脏外科医生

  博士后出站后，我真正进入了社会，到了我后来的单位。我的科室为心胸外科，心脏外科与普胸外科在一个科室，但专业完全分开，我只做心脏手术，因此只是一个心脏外科医生。

  心脏手术的开展是一个庞大的系统工程，不仅涉及心脏外科自身的工作，还需要其他相关专业积极配合，因此手术的成败是对医院内部多学科技术水平的综合检验。第一重要的学科当然是心脏外科本身，它的技术水平直接决定了手术的成败。第二个学科是影像学检查部门，包括心脏超声、介入等部分。单纯检查并没有太大的难度，关键是诊断水平。一般来说，绝大多数心脏病的诊断都是靠超声检查完成的，少数特殊情况可以通过介入造影完成。如果这些检查的部门不能提供很好的诊断，就可能给手术带来极大的风险。因此影像学检查是尤其重要的部门。第三个学科是麻醉科，麻醉科的水平同样是至关重要的因素。心脏手术期间，患者始终处于全身麻醉状态。此时由于心脏跳动完全被机器替代，这使得麻醉的地位尤为重要。如果不能为手术提供一个安全可靠稳定的操作环境，手术就非常危险。不管手术操作多么成功，最终都无法获得好的结果。第四个学科是体外循环。心脏手术需要在特殊的条件下完成，最基本的条件就是体外循环，这项技术起到了临时替代心脏工作的作用。体外循环是心脏手术的核心，离开了它心脏手术几乎寸步难行，因此心脏手术对体外循环技术有极高的要求。没有安全可靠的体外循环保障，再好的心脏外科医生都无法完成手术。早年的体外循环工作并不独立，而隶属于麻醉科或者直接由心脏外科人员负责，后来一些大型心脏中心有了独立的体外循环科，这使相关的技术更加成熟与独立。第五个学科是重症监护。心脏手术后，患者的心脏处于非常脆弱的危险期，需要进行密切监护才能度过这个特殊的时期。如果监护水平不行，就很容易使手术前功尽弃。一般来说，专业的心脏外科都有自己独立的监护单元，但有的医院会有独立的重症医学科，专门负责术后的监护。监护水平的高低，也直接关系到手术的成败，因此所有开展心脏手术的单位都会非常重视术后的监护工作。

由上述的分析可以看出，心脏手术的水平反映的并不是心脏外科单个科室的水平，而是医院多个学科的技术水平。而这些学科的水平基本代表了医院的最高水平，因此可以说是医院综合实力的体现。那么，要想将心脏外科临床工作搞上去，就必须有多个学科的全力配合。这是心脏外科专业与其他专业最明显的不同。正是因为心脏外科有这样的特殊性，在科室建设的过程中，有两个因素对科室的建设起到了决定性作用：一是心脏外科科室主任的作用，二是医院领导的作用。光靠心脏外科的科室领导努力有可能把这项工作搞好，但非常困难，至关重要的因素是医院领导的重视。领导重视了，各个学科就可能积极配合工作，医院的很多资源可以充分发挥作用。这对心脏外科工作的开展具有非常重要的作用。正因为如此，很多人认为心脏外科是一个院长工程。只有院长出面亲自抓各项工作，医院的心脏外科才能真正做大做强。当然，医院领导有自己的工作，他不可能对心脏外科的工作做过多的指导。他起到的作用是给政策、给资源，最终起决定性作用的还是科室主任。

科室主任的作用包括两个方面：一是自身技术的作用，二是组织协调能力。心脏手术本身风险高，难度大，要想安全地完成手术操作，外科医生的技术因素尤为重要。科室主任是技术方面的绝对权威，因此科室主任必须有过硬的技术，这是心脏手术顺利开展的必要因素。除了技术因素外，科室主任必须具备强大的协调能力，必须将影像检查科、麻醉科、体外循环、监护室等人员都有机地组织起来，让大家围绕一个目的进行工作，只有这样才能保证心脏手术成功开展。

科室主任的组织协调能力还包括另外一方面的能力，那便是联络医院领导和各个部门资源的能力。与领导保持密切联系的目的是争取各种政策方面的支持，也是充分利用领导的权威来加强自己的威信，以便于工作的开展。由于心脏外科的发展可能会涉及很多非临床部门的工作，因此科室主任还必须努力与各相关部门保持良好的工作关系。只有当科室主任真正既有技术又有很好的活动能力时，心脏外科才可能做得成功。

在临床的各种专业中，心脏外科是开展难度最大的专业。之所以有困难，与上述众多复杂的因素有关。其中任何一个因素存在不足，都将影响心脏外科整体的发展。大的心脏外科中心不存在这样的问题，各个专业会自觉地开展相应工作，各种因素也会有机地组合在一起发挥作用，因此心脏外科医生工作起来会轻松得多，只需要把自己的手术做好就足够。那里的科室主任也很轻松，至少不需要做太多协调的工作。但是，在一般的医院里，如果心脏外科没有做到一定规模，科室主任的压力就会非常大。他不仅要保证手术的成功，而且还必须操心很多其他的事情。

我当时所在的医院规模很大，在广州很出名，但心脏外科总的手术例数并不多，这严重限制了我们科室在当地心脏外科中的地位。不过有一点是值得欣慰的，因为我的技术很成熟，所以手术质量很高。我们的主任是曾伟生教授，是著名的心脏外科专家。他的手术做得非常漂亮，而且人也很好，脾气随和而且对人真诚，是一位很好的科主任。在整个医院里，曾主任和其他兄弟科室的关系也很好，具有很强的协调能力。正因为如此，我们医院的心脏手术其实做得相当成熟。如果不是因为当时广州各医院间竞争过于激烈，我们的手术不会输给任何其他医院。但是，因为心脏外科的发展一直受到一些特殊因素的影响，最终严重制约了科室的发展，我们医院一直没有把心脏外科专业做大。

科室的副主任是蒋仁超教授，他是一位非常著名的胸外科专家。由于我们的科室是心胸外科，蒋主任主要负责胸外科工作。他与曾主任的专业完全分开，一个做心脏，一个做普胸，中间不存在任何交叉。蒋主任本来也做心脏手术，他和曾主任一道都在阜外医院进修过心脏手术，后来为了更好地发展相关专业，二人做了分工，蒋主任改行做了普胸手术。蒋主任的手术做得也非常漂亮，而且人也很好，对所有人都很真诚，是一位很善良的人。曾主任和蒋主任性格互补，技术一流，是绝好的搭档。在他们两人的领导下，科室工作开展得一直很好，在广州地区一直有口皆碑。

广州的心脏外科水平一直很高，很多医院都开展了心脏手术。但是，由于广东省人民医院心脏外科太过强大，其他所有医院相关工作的开展都受到了影响，影响的主要标志就是手术量的限制。

从 20 世纪 90 年代初期开始，衡量一个医院心脏外科水平的标志不再是高难度手术的技术水平，而是一个极为简单的指标，也就是手术的数量。不管医院技术水平如何，只要手术数量多，就会被认为是厉害的医院，具有更高的水平。这种做法本来是十分不科学的，但可怕的是多数人认可这个指标。早先是医生认可，接着是患者认可。当所有的医生和患者都觉得做得多就厉害时，那些辛辛苦苦做高风险高难度手术的外科医生就逐渐成了大家嘲笑的对象。我知道一位非常著名的心脏外科专家，早期就专门挑高难度的手术做，结果错失了"走量"的机遇，最终使整个科室都沦落到二线心脏外科的境遇，这就是过分看重手术量带来的恶果。但是，正是因为后来所有医院都认识到了手术数量的重要，于是很快开始了心脏外科疯狂的竞争，大家唯一的目的就是多做手术。

要想完成更多的心脏手术，技术无疑是第一重要的因素。离开好的技术，患者肯定不会轻易前去接受手术。但是，患者看病有时并不理智。这就如到饭馆吃饭，人们吃饭的时候总会往人多的饭馆挤。看病同样如此。一个医院的人越多，患者就会以为他们的技术水平越高，于是会形成恶性循环，人多的医院患者越来越多，人少的医院很难有患者看病。医院对手术量的重视，应该就是来自患者这种特殊的认识。也许正是意识到了患者的特殊认识，一些医院会有意回避手术的难度，而只是单纯追求手术数量。为了获得更多的患者，一些医院甚至会采取极端的手段去争取患者。这样的事情在 20 世纪 90 年代末开始出现，他们的手段是价格战，往往以极其低廉的价格获取病源。而到了后来，争夺愈演愈烈，以至于很多医院开始免费为患者做心脏手术。

心脏手术本是最高端的外科手术之一，这样的手术是需要成本的。如果为了争夺病源而毫无底线地降低价格，必然会影响治疗的质量。这样的做法肯定无法保证每一个患者都得到最满意的治疗。但也有其积极的作用，最大的作用之一就是推动心脏外科的整体发展。当很多医院不得不加入免费手术的行列之后，整体的手术量无疑会明显增加，整体的技术水平尤其是基层医院的技术水平会提高，这是价格战最大的贡献。但是，即使是竞争越来越激烈的时候，依然有不少患者会坚持选择最好的医院。其他医院争来争去只能临时改变医院之间的格局，并不能从根本上动摇顶级医院的地位。在这样的竞争环境中，心脏外科整体水平虽然得到提升，但对于心脏外科医生个人来说并不是好事情。这意味着无谓的竞争更激烈，工作难度也更大。这种现实对科室主任提出了更高的要求，也是一种前途与命运的考验。当科室主任没有办法获取更多资源时，几乎就会面临被淘汰的风险。我们的科室就是这样的牺牲品，最终走向了被淘汰的宿命。

从硕士到博士再到博士后，我把自己一生最宝贵的时光献给了心脏外科，我想当一个合格的心脏外科医生，但这样的愿望有时几乎是奢望。在激烈的竞争中，我们的科室很难吸引来更多的患者，我不是科室主任，只是个普通医生，尽管我和大家一样都想帮助曾主任把科室搞好，但最终效果并不好。问题的根源在哪里呢？怪科室主任不努力？并不是，我们的曾伟生主任其实非常努力，他比任何人都更想把科室搞好，但很多事情并不是他自己能决定的。开始我也不知道问题到底出在哪里，到后来等我们的科室被彻底淘汰时，我才逐渐明白问题的根源，但这绝对不能怪我们的曾主任。

我们科室的几位医生都曾在阜外医院进修心脏手术，因此所有的技术都与阜外医院的技术完全相同。阜外医院的心脏手术享誉世界，在国内更是首屈一指，因此我毫不怀疑大家的技术实力。从我当住院医师开始，我的老师们都来自不同医院，都有不同医院的技术特色。孙雷老师的技术是沈阳军区总医院的技术，刘宗贵教授的技术是西京医院的技术，王武军教授的技术是同济医科大学的技术，而广东省人民医院和中山一院都有自己不同的技术，尽管技术的实质大同小异，但操作的技巧和对一些特殊技术的理解有很大不同。非常幸运的是，我接触了很多流派的技术，这让我有了对比和鉴别的机会。我不能说哪种技术就是最好的技术，但毫无疑问，每一种技术都有其珍贵之处。见得多了，于是我便有了更宽广的视野，对心脏手术也有了更深刻的理解。但是，在我们医院的工作环境中，要想让我把手术做得非常出彩几乎没有可能，原因依然是手术量。当时我们一年的手术量连一百台都不到，每一个医生都不可能有太多的操作机会，没有机会动手就很难有实质的提高。

博士后出站后，我的年龄已经不小，已经读完了所有的书，因此很想认真工作，当一个合格的心脏外科医生。但如上所述，这样的心愿并不容易实现。这不是我个人的原因，而是来自科室，来自医院，来自整个心脏外科的大环境。我非常清楚，我们的科室要想发展并不容易，这让人非常失望。而最坏的消息很快传来，医院要从外面引进一个心脏外科的团队，我们科的心脏外科专业将被彻底取缔。这消息让每一个人都坐卧不安，我是个心脏外科医生，如果另外再成立心脏外科，我不知道我的将来会被怎样安排。这令我忧心忡忡。

总的来说，那段时间科室人员的思绪都很不稳定，但工作不能停下去，该做的事情一样都不能少。幸运的是，那段时间我接触了四位真正的高人，让我学到了很多可贵的东西。第一位是许建平教授，来自阜外医院，是非常著名的心脏手术专家。曾伟生主任曾邀请他过来做冠状动脉搭桥手术。当时的搭桥手术开展得并不普及，这个技术是我们医院的短板，几乎没有开展过相应手术。许教授来自阜外，代表了这个领域的最高水平，他的手术操作果然漂亮。他的方法有很多不一般的地方，操作娴熟的程度让我无法用言语形容，那是我见过的最漂亮的手术之一。第二位是高长青教授，他也是受我们主任邀请前来做手术的。当时他带来了他的整个团队，一共有好几个人，他做的手术是不停跳搭桥。这是我第一次看到这样的手术，手术做得同样相当漂亮，让我眼界大开。第三位是澳籍华人，我忘记了名字，他做的是瓣膜手术，他是澳洲最出名的心脏外科医生，手术做得同样相当漂亮。第四位来自德国柏林心脏中心，很多人都知道，翁渝国教授。翁教授是中国医生的骄傲，是全球最伟大的心脏外科医生之一。他来我们医院做过三次手术。两次是左心室室壁瘤切除外加冠状动脉搭桥术，一次是胸主动脉瘤切除手术。这四位医生都是大师级人物，手术做得都不是一般的漂亮。能与这样的医生同台做手术，是我一生最难忘的经历。

刚大学毕业的那段时间，孙雷老师曾请汪曾炜教授到我们医院做法四手术。当时我对心脏手术几乎没有概念，汪教授是绝对的心脏外科手术大师，可惜我当时什么都看不懂。而看到上述四位大师的手术时，我已经是博士后，见识过很多医生的手术，这时对手术的理解已经与当年完全不同，因此更能感受到大师们手术的妙处。

在这四位大师当中，有两位尤其让我震动。第一位是来自澳洲的那位华人医生，另一位是翁渝国教授。澳洲的教授会一点汉语，但非常有限，需要用英语交流。他在我们医院停留两天，我基本上全程陪同。第一天手术，第二天做了学术报告，也是我做的翻译。他做的报告题目是上半胸骨劈开切口实施心脏手术的经验。这个工作我非常熟悉，因为我的博士课题做的就是心脏手术的切口。他设计的切口是最先用于临床的微创手术切口之一，我对他设计的切口早有耳闻，但由于他的汉语名字和英文名字不同，直到见了面才知道是同一个医生，这让我肃然起敬。由于他做的工作与我曾经的研究方向相同，于是我专门查了他的文献，结果让我大吃一惊，我竟然只查到他两篇文章。我带着很大的疑惑问他有没有发表其他的文章，他说没有。当时是 2005 年，许多医生已经开始疯狂撰写各种高级别的文章了，不要说如此出名的专家，随便逮一个硕士生出来都会发表几十篇文章。如果能做到博士或者博士后，文章会有更多。相比之下这位医生的文章数量太让人吃惊了。他是澳大利亚最大的心脏中心的主任。能拥有如此重要的职位，他是靠什么能力的呢？仅仅两篇文章，而且不是什么重量级的杂志，如何牢固确立他的学术地位的呢？按照常规，要当主任首先要有职称，而要有职称必须先发文章，再有基金，然后还要参加考试。等一切硬性条件都达成之后还要走一下关系，如此才有可能获评职称。按照这位医生的文章数量和水平，要想当个副主任医师都是做梦，更不要说当学术带头人了。当时我们科有六七个老主治医师，大家年龄都比我大，有的甚至快到退休的年龄了还一直是主治医师。大家都有文章，都有课题，都参加了考试而且有不错的成绩，但最终都无法解决副高职称的问题。但联想起他的手术后我很快有了答案。他之所以能当上主任不是因为文章而是因为他的技术，那是一流的手艺。他不需要用文章证明自己的实力，他只要一出手实力便会彰显出来，实力可以征服每一个人。这才是最让我震动的东西。我对这位医生佩服得五体投地，一直认为那才是我应该学习的榜样，那是外科医生应该有的样子。

第二位震撼我的是翁渝国教授。他的文章也不多，全部加起来也只是那么区区几篇而已，但他在全世界闻名。为什么他能把全世界的医生都征服了呢？依然是靠技术。从他的操作中不仅可以看到极其扎实的基本功，而且能够看到绝对高超的手术技术。

在做胸主动脉瘤手术时，翁教授采用的是胸腹联合切口，切口从腰背部斜向前上方直达前胸壁，切口很长，术野很大，但整个术中几乎没有看到一滴可见的出血。这是我第一次看到如此绝妙的手术，我被他的技术彻底征服。术前我担心有大出血，因此准备了2 000毫升血，而后来竟然一滴都没有用。翁教授对技术的理解是深入骨髓的，绝非一般医生能企及。这大概也是他能被全球同行认可的根本原因。

我佩服翁教授的第二个原因是他的自信。他做的三台手术都是风险极高的手术。胸主动脉瘤范围很长，长度接近30厘米。我本来以为他会在体外循环下完成手术，但让我感到意外的是，他直接阻断主动脉做瘤体的切除与血管置换，手术过程中不仅没有看到任何出血，操作也极其流畅，很轻松就完成了手术。把一个高难度、高风险的手术做成如此简单的"小手术"，这是我做梦都不敢想象的。我被翁教授的手术彻底征服了。他做的室壁瘤手术同样令人震撼。两个患者的室壁瘤都很大，除了室壁瘤切除还需要做搭桥手术。这样的手术不仅烦琐而且有很大风险，风险之一是术中的出血，之二是术后左室功能不全。这样的手术，全球都没有几个医生敢做，国内更是没有见过相关的报道。翁教授显然是艺高人胆大。他的手术做得非常轻松。他采用的是一种设计极其巧妙的折叠技术，先将瘤体切开，然后分别拉向对侧，上下叠加后进行缝合。通过这样的处理，不仅有效消除了出血的可能，而且避免了对心室壁的过多切除，由此也使术后心脏功能得到很好的恢复。

这四位大师是我一生中遇到的最伟大的心脏外科医生中的代表，他们的技术让我感到震撼，当然也让我深受启发，他们是我需要花费毕生精力去学习的榜样。

两次转折

在临床科室中，每一个专业都存在很激烈的竞争。这样的竞争也许在早期并不是很明显，但随着医疗改革的深入，竞争无法避免。心脏外科是一个尤为特殊的专业，在众多临床专业中，它也许是最先引入竞争机制的专业。正因为这种机制的存在，使不同医院的心脏外科加速洗牌。顶级医院占据技术和病源的优势，地位不可动摇，而低级别的医院却不得不用特殊手段进行竞争。当一些手段被用到极致时，个别医院便可能脱颖而出，把心脏手术做得尤为出名。当心脏外科出名了，但医院不是太出名时，一些现实的矛盾就会产生。这样的矛盾会让其中的医生，尤其是主任们感觉极度不适，跳槽或者集体出走就难以避免了。有人从小医院中出走，多半会进入更高级别的医院。人往高处走反映的是人的本性，心脏外科医生也是人，因此骨子里不缺乏这种本性。一部分人一旦因为手术出了名，会不顾一切地离开小医院，到大医院中安身立命。当年全国各地心脏外科总体的情况与广州的情况大同小异。当心脏外科一家独大时，其他医院即便很大、很出名，心脏外科也多半不出名。这为那些在低级别医院打拼的出名的心脏外科医生们提供了很多好的去处。于是心脏外科的大洗牌便难以避免了。

我所在的医院是个很大的医院，也很出名，但心脏外科手术量始终上不去。在那个竞争激烈的年代里，科室也想加入竞争的行列，没有人甘心失败。而要想参与竞争最重要的问题是需要政策支持。政策考验的是两个方面的因素：一个是科室领导的魅力，一个是院领导的魄力。我们的科室主任是一位非常优秀的外科医生，也是个好主任，技术一流，为人谦卑随和，与医院的同事相处融洽，是一位几近完美的科室领导。但当我们主任把科室发展的构思反映给医院上层后，医院领导并不支持。这不能说我们主任人格魅力不够，而只能说明另一点，那便是领导魄力不足。领导认识不到心脏外科发展的必要时，肯定不会用政策去支持科室的发展。

没有好的政策，要想参与竞争几乎不可能。我们不参与竞争并不等于其他医院的竞争会停止。这会形成恶性循环，占据优势的医院越来越强，而像我们这种医院会越来越艰难。看着科室艰难的处境，科室所有人都心急如焚，而与我们的心情形成鲜明对比的是另外一些人，他们会因此而欣喜若狂，因为他们看到了取而代之的机会。很快，有消息传来，一个来自某地的心脏手术团队将进驻我们医院，成立独立的心脏外科。听到这个消息后，科室的每一个人都感到绝望，不过医院领导却是完全相反的心情，他们充满期待。截然相反的心情揭示出一个无法掩盖的事实，在领导的眼里，外来的和尚才是念经的和尚，而我们这些本院的心脏外科医生，也许只配念经，而不配做心脏手术。

领导的看法是科室和医生前途的决定因素。当其心中形成根深蒂固的印象时，他们是不会给科室任何机会和政策的，于是我们的科室真的被取而代之了。很快那个心脏手术团队到来，心脏外科成立，我们的心胸外科剥离出心脏外科后，改名为胸外科，从此告别心脏手术，只做胸外科手术。

新科室成立了，原有心胸外科人员的去向成了个大问题。我作为专业的心脏外科医生，毫无疑问要到新的心脏外科工作。能继续自己的专业，本应该心满意足才对，但我的心情有些沉重。在这样的科室中，所有其他医生都来自别的医院，他们是一个整体，成了这个科室的主人，我本来是这个医院的老员工，反而成了外人。开始时我很想融入他们的圈子，我做了很多的努力却发现几乎没有可能。我感到被有意孤立，心中很不是滋味。

我到过很多医院，看到过很多医生做手术，我知道如何评价医生的技术水平。很客观地说，他们的技术并不见得比我们原来科室的技术好。他们很成功，但与技术无关，而来自别的方面。这些包括：第一是宣传，第二是最大限度地利用资源，第三是善于走特殊路线。这些做法其实我们也曾想尝试，也向医院提出过要求，但领导不同意。相反，领导却把所有的资源和政策都给了他们。我用亲身经历感受到了医院领导扶持科室发展的魄力，却经常在想，为什么不扶持我们？如果当初也用同样的魄力支持我们，我们说不定会做得更好。所以我不可能因为他们的到来而心服口服。

外科医生是技术人员，在这样的圈子里，技术是唯一具有说服力的东西。如果自己的优越感全部因技术之外的因素而起，就无法让人信服了。开始在心脏外科工作后，我感受到的几乎全是技术之外的因素，那感觉让我不舒服。我试图想调整心态，让自己适应下来，好好工作，但很难。

理智地回想我当时的心态，我承认确实存在很大的问题，问题的根源主要来自我自己。我经常想，如果我能豁达一点、乐观一点、宽容一点、主动一点、真诚一点、现实一点、耐心一点，也许会很容易融入那个团队，会被他们接纳。可惜我那时还年轻，很多人情世故我都不懂，于是我很快找到科室主任，告诉他说，我不干了，我要回原来的科室，当胸外科医生。

我的做法让科室主任感到惊讶，医院领导也感到惊讶，很多人都感到惊讶。但我自己决心已定，我不想为难自己，所以一走了之，又回到了原来的科室，告别了心脏外科。

我是一个心脏外科医生，我热爱这个专业。为了成为一个合格的心脏外科医生，我付出了很多，我把整个青春都交给了这个专业，而现实却让我放弃了这个我珍爱的专业。我的心情沉重，不过到胸外科上班的那一刻我很快释然。我知道很多心脏外科医生改行当了胸外科医生，他们做得很好很成功。别人能改行，为什么我不能？

回到胸外科之后，我一直很努力，想当一个好的胸外科医生。我想忘记心脏外科，忘记过去的一切。但是，忘记并不容易。对面的心脏外科干得热火朝天，那曾经是我的专业，是我的饭碗，如今却被别人抢走了，让我每每想起来都感到心痛。终于到了忍无可忍的时候，我做出了一个决定，离开那个医院，到新医院任职。新医院就是我现在的单位，广东省第二人民医院。那一年是 2009 年，当时我 42 岁了。

第一次专业的改变是一次十分戏剧化的经历，因为这次改变竟然让我最终换了单位，折腾不可谓不剧烈。正因为剧烈，所以到了新单位之后我才倍加努力，想做出真正的成绩，不辜负领导的期望，也不辜负自己的付出。

2009 年 1 月 1 日，我正式成为广东省第二人民医院心胸外科的科室主任。科室依旧包括心脏外科和胸外科两个专业，但很显然，医院领导希望我将心脏外科当成重点进行发展。

在我到这个科室之前，科室的业务不敢恭维。但可以理解，如果科室业务做得非常好，也不可能让我来当主任。当时科室有 10 名医生，20 多名护士，40 张病床，虽然有心胸外科的架构，却几乎无法正常开展专业手术。平时的手术多半是甲状腺、乳腺之类的手术，有时还兼做阑尾、痔疮手术，偶尔会有肺大泡或者肋骨骨折手术，肺和食道手术极少开展，心脏手术更是几乎不做。科室最大的问题是收容，住院患者经常只有个位数，极少有超过 20 个住院患者的情况。

在我的印象中，凡是能独立建科的心胸外科都是很强的科室，但这个医院心胸外科的情况却完全出乎我的意料。经过了解后，我知道了更多的情况，这个科室竟然是全院最落后的临床科室，这样的现实着实吓了我一跳。到这样的科室当主任，我知道会有多大的压力。但是，我又分明看到了难得的机遇。这个科室底子差是不利的因素，而从另一方面讲，差到最严重的程度时反倒像一张白纸，白纸更有利于我"作画"。我很理智地接受了现实，然后很快开始了我的工作。

到新的单位工作后，我终于又做回了老本行，再次成为心脏外科医生，那种感觉无法形容。而此时我有了属于自己的平台，有了一试身手的机会，我非常珍惜，我不想辜负我多年来的付出。当然，也不想辜负医院领导的期望，于是我开启了疯狂工作的历程。

心脏外科的工作是一个大的系统工程，不仅要有心脏外科强大的技术支撑，还需要协调各种相关的资源。初来乍到，所有的科室于我而言都是陌生的，在这样的环境中开展心脏手术难度可想而知。而我的科室也没有现成的手术团队，等于是我孤身一人来到了这个医院这个科室，需要凭借我一人的力量把这个专业做起来，我所遇到的困难难以想象。

我并没有被困难吓倒，相反，我迎难而上，勇敢地接受了挑战。我做的第一件事是打造技术团队。团队成员包括麻醉医生、体外循环医生、超声检查医生、监护医生等多个专业的医生。这个过程非常艰辛，但经过我不懈的努力终于有了成效，最终使整个团队逐渐成熟起来，成为一个特别能战斗的优秀集体。

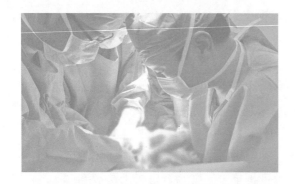

我和团队成员正在做心脏手术

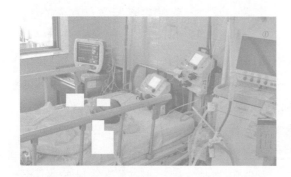

我发明的流动 ICU。当时科室条件极其艰苦，没有 ICU，心脏手术后不得不在普通病房做监护。遇到手术多的情况，要同时在多个病房做监护。这是第一次创业时最艰难的时刻

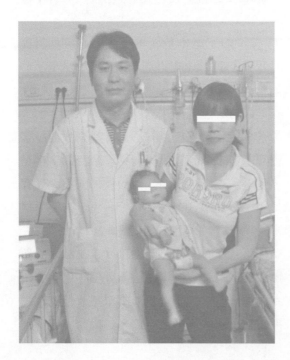

体重只有 3 千克的先心病患儿手术成功

团队建好了，接下来就是打磨技术。到这个时候，我从事心脏外科已经很多年，技术也逐渐成熟。我们科室所有的心脏手术都由我自己独立主刀完成。由于对每一台手术都格外重视，因此获得了很好的结果，也逐渐有了不错的口碑。

经过不懈的努力后，科室的业务状况发生了翻天覆地的变化。先是收容量逐渐增加，不到半年时间我们的病床就开始紧张，紧接着需要加床。我们最高的住院人数纪录是83个患者。心脏手术量也逐渐上升。2009年全年心脏手术量为51台，2010年是87台，2011年是219台，2012年更是到了创纪录的306台。所有这些手术都由我自己主刀完成，其中包括不少高难度的手术。

心脏手术年手术量能做到300多台，内行都知道其真正的含义。这说明我的团队已经拥有非常成熟的技术，具备了良性发展的基础。如果说之前的数年算是创业阶段，接下来就该大踏步发展了。我为接下来的发展打下了坚实的基础。

我的工作成绩有目共睹，也得到了医院领导的认可。这一年，医院给了我很高的荣誉，我代表医院参评并最终获评广东省劳动模范。这是医院建院以来第一个获此殊荣的医生。这荣誉对我来说至高无上，我由衷地感谢医院领导对我工作的褒奖。

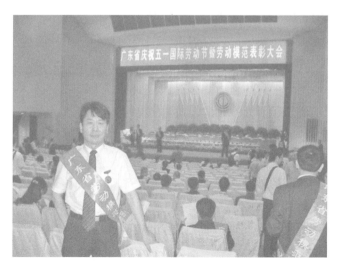

2012年，我被评为广东省劳动模范

经过三年的拼搏，我取得了不小的成绩，也有了很高的荣誉。此刻回想起之前的风风雨雨与付出，我觉得一切都来得太不容易了。正因为不易，所以我非常珍惜。我经常告诫科室的同事们，大家千万不能骄傲自满，一定要继续努力，取得更好的成绩。

但是，命运十分喜欢开玩笑，不是开一般的玩笑，而是大玩笑。当我正在为将来科室更好的发展呕心沥血地谋划时，我突然被告知，医院决定引进一个心脏外科团队，成立独立的心脏外科。我当时都傻了，不敢相信这消息的真实性。怎么可能呢？如果是因为我没有把科室工作做好，医院引进新的团队可以理解。但是，我刚刚把这个平台搭好，才把这个科室从落后中带出来，就有人来惦记我的成果了。我不认可这种做法的合理性。但很快确切的消息到来了，千真万确，那个团队的人很快就要过来上班了。

这件事情发生在 2012 年底，发生在我来到广东省第二人民医院的第三个年头，发生在我把心脏手术年手术量从个位数做到 306 台的那个巅峰时刻，这让我很难接受。

如今很多年过去了，我不想再回忆当时的心情。那是一处已经愈合的伤疤，我不忍心再触碰。时间是疗伤的良药，一些事情当时想不通，但经过一定的时间后便会想明白。

我们的医院并不是很出名，在广州所有的三甲医院中，不算是一线著名的医院，但医院发展非常快。我的科室发展的情况其实就是我们医院整体发展的缩影。在快速发展的过程中，医院领导的视角与我这个科室主任的视角肯定不同。他们并没有否定我的成绩，不然也不会推荐我当劳动模范，相反他们更看中我的能力。当时医院要往前大踏步发展，专业的划分也必须跟上形势。一般大医院的心脏外科和普通外科都已经分开，我们的科室如果再保持心胸外科的架构，显然不符合医院发展的要求。所以从长远发展来看，心胸分家是必然的趋势。

在我刚到医院的时候，科室连基本的心胸外科工作都无法开展，那样的状况显然不适合专业分开。到了 2012 年底，正是因为我把心脏外科的基础已经打牢，这才为专业细分提供了可能。所以我非常理解领导的苦心。设身处地地想，如果我是领导，也会有这样的考虑。而领导之所以引进新的团队而让我做胸外科工作，并不是否定我在心脏外科工作中的能力，我已经在过去的工作中证明了我的能力。之所以让我改做普胸工作，我会努力往好的方面想，也许是认为我有更强大的创业能力吧。心脏外科和胸外科并驾齐驱，岂不是更好的结局？领导的布局都是很大的棋，所以我总是理解领导们的良苦用心。

　　专业的转变是人生的大事，尤其对于我这个心脏外科医生来说，等于是彻底改变了我的命运。命运的改变有时候貌似是很坏的事情，会让人感觉不舒服，但我始终认为，如果人没有办法把握自己命运，最好能顺着命运走。说得现实一些，就是认命。但认命可以有两种完全不同的生活态度：第一种态度是苟且地活着，让自己成为笑话；第二种态度完全相反，是勇敢地、积极地接受命运的安排，去做更加有意义的事情。我不想被人笑话，于是选择了后者。我要用事实证明，不管做什么，我都会做出成绩。

从零开始

心脏外科做不了了，我再一次成了胸外科医生。我必须接受现实。才到这个医院时，科室工作一片空白，等于是从零开始的，那是我第一次创业。经过三年努力后，科室工作已走向正规，并取得了喜人的成绩，而突然改变专业后，一切成绩都不复存在，我必须再一次从零开始。这是我的第二次创业。第二次创业的难度显然比第一次更大。主要的挑战来自两方面：其一，我自己不是一个专业的普胸医生，这对科室工作的开展极其不利。以往虽然间断做过普胸手术，由于不是我的专业，没有给予充分的重视，科室工作重点也从来不在普胸方面，如今要全部工作都转向这个崭新的专业，无疑会有很多困难；其二，周围高手林立，比做心脏外科的竞争更激烈。广州的胸外科一向都非常强大。最著名的是何建行教授领衔的广州医科大学第一附属医院，其次是中山大学第一附属医院、肿瘤医院、南方医院、广东省人民医院等医院，这些医院都是国内著名的医院，胸外科相当出名。相比之下，我所在的医院不仅名气不大，科室也从来没有在胸外科方面做出过了不起的成绩，各方面都与其他医院有很大差距。要想在对手如此强大的环境中有立足之地，如果没有绝对的实力几乎不可能。我非常清楚面对的困难和挑战，我没有退路，必须背水一战，杀出一条血路。

再一次创业等于是再一次找出路。出路在哪里呢？这不是件简单的问题。说实话，国内外有那么多胸外科，很多医院都想找一个好的出路，但并不是每一个医院都能做出自己的特色。寻找出路不是简单的事情。而我的科室与别人的科室不同。别人的科室可能做了很长时间的胸外科专业，即便没有新出路，也不至于什么工作都做不了，而我的科室虽然也可以做一些常规的手术，但毕竟才从巅峰的心脏外科"跌落"下来，我不甘心也不可能满足于眼前的常规工作。我给自己很大的压力，我必须寻找出一条新路子，让科室再一次走向辉煌。

我开始琢磨，挖空心思，想得头疼。还好，命运没有让我在苦苦寻觅中浪费太多时间。短短半年后，我看到了希望，那是真正的出路，是突破点，是我科室的希望。这不仅关系到我本人、我的科室，往大里说，甚至在后来还影响了整个胸外科的进程。这个突破点很多人都知道，就是后来我潜心攻关的漏斗胸。

胸外科有成百上千种病，为什么要选择漏斗胸？我有自己的考虑。与胸外科各种传统疾病相比，漏斗胸是一个非常小众的疾病。全世界的胸外科医生关注的内容几乎都是肺、食道、纵隔等胸腔内的疾病，要么就是一般的胸外伤或者其他常见疾病，很少有医生关注漏斗胸。凭借我科室当时的情况，如果与大医院竞争上述疾病，我们肯定不是对手。但是，漏斗胸恰好是被其他医院较少关注的病种。别人关注少，就会少很多竞争对手，这将增加我们成功的概率。

然而，尽管竞争相对较少，却依然有强大的对手。我们的对手来自两方面：其一是某些胸外科医生，其二是某些小儿外科医生。当时漏斗胸的 Nuss 手术在国内刚开始推广，有一些医院已经做得非常出名。如果我加入漏斗胸治疗的行列，他们将成为我们最强大的竞争对手。我知道这些对手的实力，我知道要超越他们几乎是奢望。面对这样的对手，如果不是当时实在无路可走，我是无论如何都不会踏进这个圈子半步的，但那时的我真的是没其他出路了，因此只能硬着头皮挤进去，明知道有困难也必须做这个工作。

对手格外强大，作为新手加入竞争行列，有没有可能胜出呢？我仔细分析了当时的形势，发现我的优势非常明显。这让我充满了必胜的信心。首先与一般的胸外科相比，我的优势如下：

其一，我有强大的心脏外科技术优势。在很多医院的架构中，心脏外科与普通胸外科是分开设置的。医院越大，分开得越彻底。科室分开了，专业越来越专注，对发展疾病的专业化治疗是个好事情。但是，这样的架构同样也有弊端，对于同时涉及心脏和普胸问题的手术来说，这样的架构就会阻碍疾病的治疗。比如侵犯了腔静脉系统的胸腔内肿瘤，这样的肿瘤对于胸外科医生会相当棘手，但如果让有心脏外科基础的医生来处理问题就很简单；另一个例子就是这里要谈的重点，也就是漏斗胸手术。当时临床上已经开始流行 Nuss 手术。众所周知，这种手术最大的风险是损伤心脏。心脏一旦被捅破，患者会直接丧命。这样的悲剧每年都有发生，这使得所有对此手术有所了解的医生都清楚，只要做这种手术就必须面对损伤心脏的风险。如果不能很好避免这样的风险，医生几乎没有胆量完成该手术。对于普通胸外科医生来说，由于没有心脏手术方面的经验，这种手术具有极大的挑战性，很多医生根本不敢做这种手术。但是，对于有心脏外科基础的医生来说，这样的风险就大大降低。由于可以轻松驾驭风险，能够非常轻松地完成手术。有心脏外科基础的医生开展 Nuss 手术的优势尚不止于此，其他优势包括两方面：一方面是漏斗胸合并心脏病的一期手术，另一方面是心脏手术后的漏斗胸手术。漏斗胸是一种先天性疾病，经常会合并一些其他部位的先天性疾病，其中先天性心脏病就是经常见到的合并畸形。两种疾病同时出现在一个患者身上，最合理的治疗方法是同时实施两种疾病的治疗，即一次手术完成两种操作。如果不一次完成手术，不管先做哪一种疾病的手术都会给另外一种疾病的治疗带来麻烦。但是，对于胸外科医生来说，由于大家不会做心脏外科手术，要想同期完成手术就必须与心脏外科协同操作。按理说，在一般的医院中两个科室应该彼此更乐意协作才是，事实却恰好相反，几乎没有胸外科医生会与心脏外科医生开心地合作。大家之所以彼此间恍若路人，有其深刻的历史渊源，这里不做细讲。胸外科医生自己不做心脏手术，而本院的心脏外科医生又很难与胸外科医生合作，结果胸外科医生面对这种患者时就不得不做出艰难的决定，要么干脆不做手术，要么只做漏斗胸，而不做心脏手术。这两种选择都不是好选择。然而，对于我这个专业的心脏外科医生来说，这样的手术恰好是最能体现自我价值的时候。我不需要求任何人，仅凭自己的力量就能轻易完成两种手术操作。这便是我这个心脏外科医生的优势。除了这种情况外，心脏外科医生还有另外一个优势，那便是对心脏手术后漏斗胸患者手术的驾驭。这样的患者最大的问题是胸骨后的粘连。由于胸骨与心脏之间粘连紧密，操作的风险极大。如果没有心脏外科的技能，这样的手术几乎没有人敢尝试。胸外科医生极少实施类似的操作，手术的风险和难度不言而喻，但是对于心脏外科医生来说，这样的操作顶多相当于一个二次开胸的手术，手术虽然困难，但风险可以把控，这又使心脏外科医生的优势得以体现。除了这些疾病中的优势外，心脏外科医生的优势还体现在漏斗胸的二次或者多次手术中。在临床中经常会有一些被做坏了的手术，这样的患者由于既往手术的影响，心脏与胸壁之间同样存在粘连的情况。这种情况与心脏术后漏斗胸的情况相仿，同样具有很大的风险。很显然，对于心脏外科医生来说，这样的风险依然不存在。

由此可见，在实施 Nuss 手术的过程中，心脏外科医生的优势非常明显。这些优势本身是胸外科医生望尘莫及的。如果只是竞争那些高风险患者，心脏外科医生绝对会轻松胜出。而需要强调的事实是，不管是合并心脏病的漏斗胸，还是心脏手术后的漏斗胸，又或者之前做坏了的漏斗胸，都不是一般意义的漏斗胸，它们全都是最危险、最复杂、最困难、最具有挑战性的漏斗胸类型。如果一位医生能轻松完成这样的手术，他的水平绝对是比一般的普通胸外科医生胜出一筹的。这是医生技术水平的真正体现。医生的水平体现出来了，当与一般的胸外科医生进行竞争时，明显的优势也会体现出来。

不过不得不提另外一个问题，那便是来自心脏外科医生的竞争。既然心脏外科医生做漏斗胸有优势，会不会有其他心脏外科医生也参与竞争这个手术呢？这种情况有，但几乎没有现实的可能性。首先，对于完全独立的心脏外科医生来说，正像以前的我一样，没有人会撇下心爱的心脏手术不做而去做漏斗胸手术，所以来自专业的心脏外科医生的竞争根本不需要考虑；其次是一般的心胸外科的医生，这是比较多见的医生类型。这样的医生既可以做心脏手术，也可以做普胸手术。表面上看，这类医生是我最大的竞争对手。但临床上的真实景象是，凡是心胸不分的临床科室多半是心脏外科和胸外科手术做得都不是特别好的科室。心脏手术做得不精，就难驾驭 Nuss 手术的风险；胸外科手术不精，则连基本的 Nuss 手术都无法开展。可见，这种心胸外科医生同样也不是我们的竞争对手。

其二，我有背水一战的决心。第一次创业开始时，我当时的处境就可谓是背水一战。我把所有的精力都投入到了科室的工作中，最终艰难地取得成功。面对这样的成绩时，我还没有来得及安心地让自己欣慰一番，便要与自己的成果分离。这样的结果对我来说无疑是一个巨大的打击。我的科室当时处境尤其艰难，心脏手术不能做了，我必须改行做普胸手术。这是我的弱项，几乎是空白。我没有大医院胸外科的工作基础，甚至连一般小医院的胸外科都不如。这等于我身后没有退路，如果我不带领科室人员继续努力，我的科室一定会被淘汰。这是一个极其可怕的结果。我奋斗了那么多年，付出了那么多的艰辛，承认失败不是我的性格，所以我很快调整了心态，开始了新的征程。我这样的经历也许在整个这个圈子里都绝无仅有。其他医院的胸外科医生不会遭遇我经历过的一切，也不会遇到我当时那种尴尬的境遇，我比任何人都"不幸"，但我比任何人都更珍惜我的荣誉，所以我比他们更具竞争力。

其三，我有丰富的创业经验。从2009年接手这个科室后，我经历的一切与一般的科室主任相比都不同。我不仅要在学术上让自己像一个专家，在管理上让自己像一个科室主任，更要让自己成为一个开拓者，为科室闯出一片天地。我经历的3年是创业的3年，这样的经历让我有了丰富的创业经验。我虽然回到了原点，又一次成了一张白纸，但与2009年相比，我的创业经验成了我最宝贵的财富，这使我具有了更为强大的竞争力。

其四，我有强大的学习能力。从本科一路读到博士后，我最强大的优势之一就是我的学习能力。我不觉得自己比别人更聪明，但我比很多人都会学习。我知道如何从零开始掌握一门技术，并在最短时间里让自己成为专家。正因为相信自己的学习能力，当我再一次面对全新的挑战时，我不会惧怕任何其他人的竞争，我有信心让自己最终胜出。

其五，我有非同一般的吃苦精神。吃苦精神很多人都有，但是我相信我比别人更能吃苦。在过去多年的学习和工作经历中，我始终都在吃苦，吃很多的苦。我的那些竞争对手们，工作于顶级医院里，没有任何竞争压力，没有事业的烦恼，个个养尊处优，这让我有了更容易胜出的资本。

正因为有这样的优势，使我具有了强大的自信心，我几乎可以肯定，只要我真正开始做这样的手术，所有来自胸外科的对手都将不是我的对手。至于另外一群对手，也就是儿童医院或者小儿外科的专家们，我同样有底气胜出。

漏斗胸是一种先天性疾病，一般出生后不久就会发病，因此漏斗胸患儿接触的第一类医生无疑就是小儿外科医生，这为他们提供了得天独厚的接触患者的优势。但是，如果进行仔细分析，我的优势同样明显。

第一，年龄的限制。我的科室是综合医院，收治的患者不受年龄限制，可以包括所有年龄段的患者。而小儿外科收治的患者只能是儿童而不能是青年和成人。单从收治范围来看，我们收治患者的年龄跨度要比小儿外科大很多，因此我的科室具有明显的优势。

第二，手术的难度。漏斗胸患者虽然是先天性发病，却可以存在于任何年龄段，而成人漏斗胸与小儿漏斗胸手术的难易程度是不同的。成人患者骨质坚硬，畸形复杂，手术更具挑战性。另外，成人患者中会有很多前期手术失败的患者，这无疑也增加了成人患者整体手术的难度。当最困难的漏斗胸手术都集中于胸外科而不是小儿外科时，二者水平的差异就会显现出来。这无疑也会使胸外科更具竞争力。

第三，开展手术的医生数量。医生的数量等于是竞争对手数量，这是一个必须考虑的因素。国内小儿外科医生本来就少，而能够完成漏斗胸手术的医生数量更少，这无疑会明显降低我们的竞争压力。

总而言之，不管和一般的胸外科相比，还是和儿童医院或者小儿外科相比，我们都有绝对的优势。当充分认清了这样的优势后，我接下来工作的方向便明确了。我很快付诸行动，我的漏斗胸手术历程正式开启。

与以往我做的心脏手术相比，漏斗胸手术无疑会简单很多。但不管怎样，这样的手术都是既有难度也有风险的手术。要想从零开始做这种手术，并且将其当成第二次创业的主打项目，我必须尽快学会本领。只有当所有的技术都完全成熟后，才能真正与其他医院竞争。

早在中山一院做博士后的时候，我见过孙培吾教授做的胸骨翻转手术。当时虽然只是在旁边观看，但手术要领我记得非常清楚。2010年后我曾经做过几台胸骨翻转手术，这是我仅有的一点点经验。到2013年，当我真正全身心去做漏斗胸手术时，胸骨翻转手术已经落后，要想让自己在漏斗胸治疗方面有所作为，我知道我要做很多的事情。

首先，我必须充分了解漏斗胸这种疾病。漏斗胸是一种非常古老的疾病，对这种疾病的认识其实并不困难，很多教科书和文献中都对这个疾病做了非常详细的描述。我需要做的工作很简单，那便是查阅文献，我必须尽可能全面地了解这个疾病。这个工作对于我来说没有任何难度，我很快完成了。

我要做的第二个工作也不难，我必须充分了解漏斗胸治疗的历史。这是一个非常重要的工作。我要围绕这样一个特殊的疾病展开全面的工作前，首先必须了解前人是如何治疗这种疾病的。完成这个工作同样不困难，我需要做的事情依然是查文献，这与第一个工作可以同步进行，因此也很轻松地完成了。

第三个工作是尽快了解并掌握当时最流行的 Nuss 手术。漏斗胸手术有很多种，最先进的是 Nuss 手术。这个手术当时已经开展了很多年，全球各地有很多医院都开展了这个手术。我要想进入这个行业并有所作为，肯定要了解并掌握这个手术。了解手术很简单，当时的文献中不仅有很多关于此手术的详细资料，而且有大量其他作者手术经验的总结。这是非常有价值的参考。当然，我要做的工作依然主要是查文献。除了查阅文献外，我还通过其他途径对这个手术做了更深入的了解，比如其他作者的手术视频等。这些工作让我很快掌握了这个手术的全部技术要领和操作方法。到此为止，我可以十分自信地说，我已经成了这个疾病理论方面的专家，我对接下来需要做的工作非常清楚，那便是实际开展手术。

实际开展手术是一件极其重要的工作，但会有很大的难度。首先我必须有合适的患者，其次是要把理论知识转化为实际操作。这都不是容易办到的事情。不过我早就意识到了其中的困难，因此一直在做相关的努力，这相当于做了很好的铺垫。在整个过程中，我始终都在积极地与患者进行交流，我取得了很多患者的信任，于是迎来第一个患者并不是太困难。我的第一台手术是典型的漏斗胸 Nuss 手术。由于准备格外充分，手术中的各项操作也很认真很谨慎，因此手术非常顺利地完成。这让我对将来的工作充满信心。

手术终于完成了，临床工作正式开始了，我接下来需要做的事情非常明确，那便是获得更多的病源。这是一个非常复杂的工作，具有很大挑战性。我前面反复说了，我所在的医院名气不行，科室名气不行，我自己也没有太大的名气。尤其对于漏斗胸这种疾病来说，我之前几乎没有做过相关的工作。此时要想把患者吸引过来，我必须采取很特别的手段，这个手段其实大家都知道，那便是宣传。当时我没有用传统的宣传方法做这个事情，我用的是当时新出现的自媒体。由于采用的方法得当，效果非常显著，最终取得了很多患者的信任，于是患者源源不断地来到我的科室，我看到了成功的希望。

有了稳定的患者群体后，我并没有满足于当时取得的成绩。我非常清楚，我做的事情不是一件简单的事，我知道周围有很多强大的竞争对手。那些对手们不可能轻易让我超越。如果我不努力，不将他们超越，他们会将我远远地甩到他们身后。那样的事情在心脏外科那个圈子里已经上演过无数次，我亲身经历过这种事情，目睹过残酷的竞争，我知道很多医生在竞争中苦苦地挣扎。我想把漏斗胸手术这件事情做成一件大事，因此我会正确面对竞争，我想超越别人，不想被别人淘汰，我必须使自己真正强大起来，不辜负自己曾经的付出。

第二次创业开始得非常无奈，甚是悲壮。我的故事很多人都知道，很多人为我而感动。我曾经对很多人说过，我没有想感动任何人，我只想努力工作，不辜负自己曾经的付出。让我觉到幸运的是，命运没有把我抛弃。当我非常认真地从漏斗胸这个很小的疾病开始做我的工作后，一切都慢慢发生了改变，变得让我都不敢相信自己的眼睛。

认识疾病

　　新的创业历程开始了，我找到的突破口是漏斗胸。经过前期理论上的准备后，我开始接触患者，然后实施手术并获得成功。最先的患者都较简单，畸形也较为单一，都是典型的漏斗胸。随着患者的增加，畸形程度越来越严重，甚至还出现了不同的畸形。这些畸形的手术难度明显增加，对手术的方法也提出了新要求。

　　早期我对漏斗胸的认识较为粗浅，以为只要是前胸壁有凹陷都可以称为漏斗胸。但很快就发现这样的认识并不合适。当时流行的手术只有 Nuss 手术，这种术式从问世起便被认定为治疗漏斗胸的标准术式。对于标准的漏斗胸患者来说，这种手术效果很令人满意。但我很快发现，对一些特殊的凹陷畸形，这种手术的效果并不理想。这让我意识到，前胸壁的凹陷畸形并不能全都说成是漏斗胸，如果不加区别会直接影响手术效果。发现了这个问题后，我知晓了问题的严重性，因为当时我经常会接诊一些被其他医生做坏的患者。这些患者的畸形并不是典型的漏斗胸，而是一些前胸壁特殊的凹陷，他们无一例外地接受了 Nuss 手术，然后又无一例外地全部失败了。这让我意识到一定是畸形的诊断出了问题。要想有好的治疗效果，必须对畸形的概念进行准确划分，并对特殊凹陷畸形重新命名进而做出诊断。只有当畸形的诊断明确后，才能有合适的手术方法，才能有好的治疗结果。

要想对畸形做命名，必须有命名的依据。我查阅了国内外所有胸廓畸形的相关文献，想找到一些特殊畸形命名方面的线索，结果却没有任何发现。这等于说全世界的医生都没有关注到这个问题。既然别人没有关注，就必须有人来关注，于是我做了这个工作，一口气命名了三种特殊的畸形，这便是后来大家熟知的沟状胸、鞍状胸以及侧胸壁凹陷畸形。

在刚开始转专业之初，我的本意是想做一些漏斗胸的工作就够了，未曾想，无心插柳柳成荫。除了漏斗胸之外，各种其他特殊畸形患者也纷至沓来，这使得我的视野开阔了。视野一旦打开，看到的东西就完全不同。接下来找上门的畸形患者不仅仅是凹陷畸形，更多的是凸起畸形以及更复杂的畸形。凸起类畸形主要是鸡胸，这是我遇到最多的病例。很快，其他凸起类畸形患者也来了，当然还有更复杂的畸形。凹陷畸形命名的经验给了我很大的信心，当又遇到很多其他不知名的新畸形之时，我继续做着命名的工作，这次命名的是扁鸡胸和 Wenlin 胸两种新畸形。

随着畸形方面工作的不断开展，我的名气越来越大，患者也越来越多，这让我有了更多接触各种特殊畸形患者的机会。在接诊这些患者的时候我常在思考，以往几乎没有听说过这么多的畸形，为什么突然间涌现出如此多的患者呢？难道只是因为我做了这方面的工作才使患者汇聚到我这里来的吗？早期我的确这样想过，但很快发现这只是其中的一个原因而已。另一个重要的原因是，这类疾病本来就非常高发，只是以往没有被大家关注罢了。

随着工作的进一步开展，我对胸廓畸形的认识逐步变得深刻。但是，我很快发现一个严重的问题，那便是畸形的分类问题。以往胸廓畸形只是简单的命名，后来有人对简单的畸形作了分类，但是分类并不科学，甚至相当混乱。当我自己对畸形不断提出新命名时，畸形的种类明显增加，整体的条理也变得更不清晰。这是个很严重的问题，而且是因为我的命名带来的麻烦，我必须为此负责，找到好的解决方案。

为了理清各种畸形之间的关系，我需要从一个更高的层面去认识畸形。这就是说，有必要对所有畸形进行分类，这便是我后来完成的胸廓畸形整体分类法。

胸廓畸形形态各异，五花八门，表面上看几乎没有任何规律。但是，如果选定一个共同的参照做比对，规律马上就会呈现出来。这个参照就是正常的前胸壁平面。以此平面为标准，所有的畸形都可以分成两种类型：Ⅰ型是凹陷类畸形，Ⅱ型是凸起类畸形。根据凹陷和凸起具体位置不同，又可以分成多种亚型。通过这样的分型，不仅可以将所有的畸形统一到一个单一的体系内，而且对每一种具体畸形都可以做更加精确的命名。

　　与以往杂乱无章的分类或者命名相比，这种分类方法具有明显的优越性，其中最大的优点是有助于更精确地认识畸形的实质。比如扁平胸，以往教科书中均将其当作一种完全孤立的畸形。而在上述的分类方法中，这种畸形被视为Ⅰ型畸形，即被当作了前胸壁整体凹陷的畸形，相比之下，标准的漏斗胸则是前胸壁局限性的凹陷。如此分型之后，不仅扁平胸的性质呈现得更清晰，而且与漏斗胸的关系也变得格外明确。同样的，桶状胸被视为Ⅱ型畸形，可以看作是前胸壁的整体凸起，这种特征与鸡胸的关系也变得明确。鸡胸是前胸壁的局部凸起，而桶状胸则是前胸壁的整体凸起。

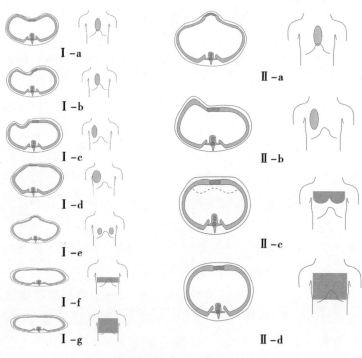

胸廓畸形整体分类法

除了扁平胸和桶状胸之外，几乎所有的畸形都可以在此分类体系中找到自己的定位。这样做的结果是，胸廓畸形的规律终于被描述清楚。这样的描述对认识畸形有重要意义，而其最终的好处还在于对手术的指导。比如扁平胸，既然是凹陷类畸形，就可以通过相关的手术进行治疗。在很长的时间里，扁平胸的治疗都不理想。我们接诊过很多在外院做过手术的扁平胸患者，他们的手术多不成功，失败的原因是对畸形的性质认识不足。桶状胸也一样，在很长的时间里，全世界都没有其他医生对这种畸形做过手术。我们是唯一做过桶状胸手术的单位。我们积累了大量手术经验，摸索出了一整套治疗桶状胸的手术技巧。我的成功经验很简单，就是通过上述的分类彻底认清了桶状胸的本质。

整体分类是一个巨大的工程，我将文章发表在《中国胸心血管外科临床杂志》上之后，受到很多医生的关注。大家共同的感受是，这种分类不仅让畸形的内在联系更清晰，而且有助于找到合适的手术方法。这是这种分类方法真正的价值。

随着科室的名气越来越大，各种疑难畸形病例纷纷来到我的科室，我接触了大量非常棘手的畸形患者，一些畸形患者病情甚至比整体分类中罗列的畸形更加复杂。为了给临床工作提供有益的指导，我没有停止研究的脚步，于是新的补充又来了，这是从另外的角度进行的补充分类。尽管这样的分类不像整体分类那样面面俱到，却可以解决一些特定的问题。这种补充的分类将所有畸形分为锐角畸形和非锐角畸形两大类。这种做法的初衷是为一些特殊的畸形寻找出最佳的治疗方案。

我在临床中发现，一些畸形最严重的部位明显成角，会以锐角的形式存在。这样的畸形，不管是凸起类畸形还是凹陷类畸形都很难通过普通的手术方法完成矫正。要想有好的手术效果，需要一个非常特殊的技巧，我将其称为预塑形。非锐角畸形手术中也常用到预塑形技术，但与锐角畸形的技术完全不同，后者要用到破坏性操作。这是完成此类畸形手术的唯一途径，与一般的技术不同。正因为不同，所以才使这类畸形尤显特殊。

锐角畸形概念的提出，对很多特殊畸形的治疗起到了直接的指导作用，此理念被提出后，一些很复杂的问题迎刃而解。

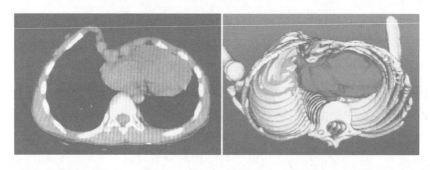

锐角畸形影像学特征。凹陷右侧边缘呈锐角前凸，这种畸形给手术带来巨大挑战，必须采用特殊的技巧才能完成手术

　　在很长的时间里，我一直在不断深化有关畸形的认识，并将这样的认识用在对手术的指导中。这样的工作很有意义，最终使我的手术技术不断提高。在很长的时间里，很多朋友对我的科室有一个特殊的评价，说这里是治疗胸廓畸形的第一站，也是最后一站。所谓的第一站，就是说一旦有了胸廓畸形，首先要到我的科室；所谓的最后一站，说的是其他医院无法完成的畸形，最终只有在我们这里才能完成治疗。这种说法有些恭维的味道，但从另一个方面看也是对我们技术的肯定。

　　在对各种畸形深化认识的过程中，我还对其他很多相关的问题做了研究。比如畸形发病机理的问题，就是我重点研究的内容。其实很早我就开始关注畸形的发病问题。比如漏斗胸，一方面我希望了解这种疾病的发病机理，另一方面是患者经常会问到这个问题。为了弄清楚这个问题，我不得不花时间进行研究。

　　关于漏斗胸的发病机理有很多种解释，但这些解释多半是假说，没有得到切实的证明。除了我发现的一些特殊情况。首先是继发性漏斗胸，这样的畸形原因很明确。比如继发于一些特殊手术的漏斗胸。这种畸形的发病主要与局部的牵拉或者胸腔负压增大有关。其次是机械压迫导致的漏斗胸。比如同卵双生的双胞胎孩子，如果一个正常，另一个有漏斗胸的话，几乎可以肯定与压迫有关。早期关于漏斗胸机理的研究中，有一种观点认为漏斗胸的发病与凹陷胸壁底部异常纤维的牵拉有关。这种观点相当重要，因为直接关系到手术方法的选择。Nuss手术不对此牵拉做处理，有人甚至否定了纤维的牵拉作用。而在操作中我发现，这种纤维是经常存在的。既然存在，就有必要做分离，这样不仅可以保证矫形的顺利进行，而且可以防止畸形的复发。

我对鸡胸的发病机理也做了研究。鸡胸是一种关注度较低的畸形，关于鸡胸的发病原理没有人做研究。而我很早就发现了鸡胸精确的发病机理，这样的机理以往没有人提及。鸡胸的发病机理研究透彻后，对手术的具体操作也起到了直接的指导作用。

我的患者中有各种各样常见的畸形患者，也有一些极其罕见的病例，比如胸廓发育不良综合征就是我接诊过很多次的病例。这样的患者以往属于脊柱外科，胸外科医生从来不关注。而通过细致的观察，我发现这种疾病是一种完完全全的胸外科疾病。这种疾病的概念最初由脊柱外科医生Campbell提出来，分成三种类型：Ⅰ型，肋骨缺如合并脊柱侧凸；Ⅱ型，肋骨融合合并脊柱侧凸；Ⅲa型，全小胸廓；Ⅲb型，狭窄胸廓。由此分型可以看出，这种疾病虽然被当作脊柱外科疾病，实际上却全都涉及胸壁的病变，因此更应该是胸外科疾病。而如果从胸外科的角度看畸形发病机理的话，可以分析得相当清楚，尤其对Ⅰ型和Ⅱ型患者来说，其发病的机理可以有很好的解释。Ⅲa型和Ⅲb型是非常特殊的畸形，脊柱没有问题，问题只存在于胸廓。Ⅲb型被称为窒息性胸廓发育不良，也叫Jeune综合征。这是一种极其罕见且很特殊的畸形，但在我的科室并不罕见，截至2022年7月，我们共完成了34台这种手术。我们的手术例数全球最多，这为了解疾病的发病机理提供了可能。经过研究我发现，这种疾病的发病机理来自肋骨与肋软骨生长方向的异常，由此也决定了此疾病极其凶险的本性。在Campbell的分型中，Ⅲa型并非Jeune综合征，但在开展手术的过程中我发现，此种类型有着与Ⅲb型患者类似的病理改变，只不过没有后者严重罢了。这给我带来了深刻的启发，于是我对Jeune综合征做了分型：Ⅰ型即上述的Ⅲa型，Ⅱ型即上述的Ⅲb。如此分型后，不仅对畸形的认识更清楚，对手术方式的选择也有了明确的指导。

综上所述，在开展临床工作的过程中，我并没有一味地埋头做手术，而是花了很多的时间和精力去研究疾病，研究疾病的发生机理，研究一系列与认识疾病相关的理论问题。这些研究极其重要，让我不仅有了更广阔的视野，也对疾病的本质有了更深的了解。这些认识最终对我的临床工作起到了非常重要的作用。我的手术之所以能很快超越别人，最重要的原因是这方面的工作，这是我成功的基石。

认识手术的原理

认识疾病是医生一切工作的基础，最初我们花了很多精力去认识疾病，这使我们从中受益，获得了很多好处。认识疾病一方面是为了疾病的诊断，另一方面是为了疾病的治疗，而后者是最终的目标。对于外科医生来说，治疗就是手术。手术是一种非常特殊的工作，需要直接在人体上实施操作，因此对操作者有极高的要求。任何一种手术都必须遵循一定的原理和规则，这是保证手术安全和效果的基本要求。从原理上说，手术无非有两种性质：一种是切除，一种是修复。对于不同手术来说，大的原理没有什么特殊意义，而直接决定手术成败的是特定手术的具体原理。这是医生尤其应该掌握的内容。

很多手术方式是外科界的前辈们潜心研究后设计出来的结果。经过无数医生的反复改进与优化后，临床上真正流行的手术多已经定型，操作内容、操作步骤一看便知，医生很容易学会并掌握手术的要领。正因为如此，一般的医生不会对手术原理做深入研究。通常情况下，能完成手术的医生不可能完全不懂操作的道理，但很多医生对这些原理掌握得并不精确。不精确不一定会导致手术失败，但在有些情况下可能影响手术的最终效果。

举个例子，比如漏斗胸的 Nuss 手术。在很多人眼里这是个极其简单的手术，其原理也似乎非常简单，只要用钢板将凹陷撑起来，手术就可以成功。

这是几乎所有人对该手术原理的了解。正因为有了这样的了解，大家都会依照这种原理开展相关工作。但非常不幸的是，很多手术的效果并不理想，甚至会以失败告终。为什么如此简单的手术会出现这种结果呢？仔细分析这些病例会发现，其操作违背了一些最基本的原则，几乎每一个有问题的病例都可以找到导致问题发生的因素。那么，这些操作究竟违背了哪些原则呢？然而按照以往人们对 Nuss 手术原理的理解，很难找到问题的根源。这便要求医生对更深层的原理做分析了。但令人难以置信的是，全球范围内一直没有医生对其深层次的原理做研究。这使得手术操作成了一种非常盲目的行为。这种情况很可怕，可能带来很多严重问题。

我最开始接触的畸形是漏斗胸，在正式实施 Nuss 手术之前，我曾查找过很多关于 Nuss 手术的资料。资料很丰富，基本上都是手术经验的总结，却几乎没有关于手术原理的叙述。当时我并没有感到奇怪，我的想法是，也许所有人都自以为对该手术的原理深刻了解了吧，以至于大家一致认为没有必要再细究手术的原理了。但是，如前所述，当很多对 Nuss 手术效果并不满意的患者前来就诊时，就需要对手术不满意的原因做分析。我相信全球范围内有很多医生会对这些原因做分析，但遗憾的是没有人对 Nuss 手术最基本的原理进行研究。不做研究就很难发现最本质的问题。相比之下，我很幸运，因为经过长时间的观察与思考后，我发现了这种手术最基本的原理。

我首先从钢板的运动轨迹着手观察。总的来看，钢板的运动轨迹是一个不规则的复合型运动。要想对这样的轨迹做全面分析，不仅难度大，而且不精确。即便最终有了一个确切的结论也不一定实用。如何才能使如此复杂的运动变得简单明了呢？方法其实很简单，那便是做运动的简化，最好能找到一个简单的物理模型描述这种运动，那样，问题就能彻底被解决了。

要简化运动并不困难，有现成的方法，那就是运动的分解。这种方法是物理学中经常用到的方法。我的方法是将钢板的运动轨迹在三个维度上做分解，三个维度为人体检查中最常见的三个平面，即矢状面、水平面和冠状面。在矢状面和水平面上，运动的轨迹有明显的规律，但没有对应的物理模型，对手术的指导意义不大。我观察的重点是冠状面上的轨迹。这是一个弧形物体撑顶凹陷胸壁的过程。此时轨迹似乎依然复杂。为了进一步简化，我对整个运动做了进一步的分解。将钢板的轨迹一分为二，只观察其中的一半。此时似乎依然看不懂其中的道理。但是，如果把翻转过程中使用的扳手与同侧的一半钢板当作一个整体进行观察的话，就很容易看出其中的奥妙了。到了这时，一个杠杆的雏形已经显现出来了。为了使之成为标准的杠杆，我对其中弧形钢板的形状做了优化，以直的钢板替代此钢板，于是一个绝对标准的杠杆模型便呈现在眼前了。这便是 Nuss 手术钢板运动过程中标准的模型。模型构建完毕了，其原理就显而易见了。

杠杆是日常生活中经常使用的物件。Nuss 手术的操作过程经过如上的分解后，其深层的原理也便呈现了出来。杠杆工作的原理很多人都知道，将 Nuss 手术的原理简化为杠杆原理，其目的是以一个简单的物理模型解释复杂的手术原理，最终使手术原理更清晰，更容易被人理解。

将 Nuss 手术的工作原理看作杠杆原理，这是一个极其重要的发现，因为可以直接指导手术的实施。如果严格按照杠杆原理的要求实施手术，一般都会有很好的效果。相反，如果不懂得这个原理，手术就很容易出问题。

我很早就发现了 Nuss 手术的杠杆原理，为了让更多的人懂得手术要点，避免失败发生，我将该原理做了相关介绍并在网上公布。很多人听说了我的观点后也开始用杠杆原理去表述 Nuss 手术的原理。但很可笑的是，由于很少有人了解我的推理过程，因此对于杠杆原理的理解一直停留在一知半解的状态中，这等于依然没有掌握手术的要点。要点掌握不好，手术效果就不会令人满意，于是失败的手术依然层出不穷。这从反面说明了对手术原理了解的重要性。我本人一直非常清楚这种重要性，因此不管是Nuss 手术还是其他各种类型的手术，在真正动手操作之前，我一定会先弄清楚手术的原理，否则绝对不动刀子。

关于 Nuss 手术原理的发现是最让我感到自豪的发现之一。这是全球范围内第一次对该手术原理做出的最清晰的诠释。连 Nuss 医生本人都没有对他设计的手术做出过类似的解释，这让我尤感荣幸。

除了漏斗胸的 Nuss 手术原理外，我还专门对很多其他手术的原理做了深入的研究，最终使我研究的每一种手术的原理都有了明确的解释。

临床上除了漏斗胸之外，鸡胸也是很常见的畸形。近年来，鸡胸的微创手术也逐渐受到重视。表面上看，这类手术的原理也很简单，是用钢板对凸起部位做压迫然后在两端进行固定的操作。这种手术本身似乎比 Nuss 手术更直观，原理也更简单。但是，表面的了解并不等于手术的本质，其更深层次的原理涉及一个新的概念，我将其命名为模板塑形。模板塑形概念的提出同样让我感到自豪。这种概念其实存在于多种胸廓畸形手术中。这一概念的提出，使很多手术的原理变得清晰易懂。

漏斗胸和鸡胸是两种最基本的胸廓畸形，它们的手术也代表了胸廓畸形治疗中两种最基本的术式。但是，这些手术并不能解决所有的问题。要想对更多畸形手术的原理有更深刻的认识，必须从一个更高的层面进行审视，只有这样才能发现更有价值的规律。

经过观察我们发现，所有的畸形手术可分为三种基本类型，即破坏性塑形、机械外力塑形以及模板塑形。破坏性塑形主要用在开放手术中，比如漏斗胸的胸骨翻转术以及 Ravitch 手术，这样的手术类似于汽车的大修，可以获得较为满意的效果，但由于创伤巨大，有明显的局限性。机械外力塑形的代表是 Nuss 手术，这种手术的特征是通过外力间接作用于畸形，使其形状得以改变。这种手术需要用特殊的材料间接完成操作，可以在切口远离操作局部时完成操作，这样的特性不仅可以使创伤尽可能减小，而且能保证切口尽可能隐蔽，有很好的美观效果。模板塑形是一种特殊的矫形手术，这种手术的原理是，先制作形状特殊的模板，然后使所有需要塑形的结构均紧贴模板并牢固固定，最终获得模板形状的矫形效果。三种畸形手术性质不同，操作方法不同，效果也不同，但其作用可以相互补充，在不同的畸形治疗中发挥不同的作用。

破坏性塑形在开放手术时代较为常用，但并不能说到了微创手术时代就一定会被淘汰。在一些非常特殊的畸形手术中，它几乎是唯一的选择。机械外力塑形表面上似乎只是为 Nuss 手术量身打造的手术名称，而如果将手术细化后，会发现很多地方都有这种手术的缩影。相比之下，模板塑形似乎是最常见的手术类型。在上面提到的鸡胸手术中，表面上看，手术操作只是对凸起的压迫而已，但如果细究压迫的效果或者质量的话，模板塑形的属性就显得格外清晰。同样地，在后来我们设计的 Wang 手术中，这样的操作属性同样会体现出来，这成了该手术最基本的操作原理。

在研究手术原理的过程中，除了上述直接的操作原理外，还涉及其他众多的手术原理，比如延期塑形原理，就是一个极其重要的原理。

畸形矫正最理想的效果是立竿见影的，也就是说，在手术台上就获得想要的效果。这样的效果在破坏性塑形中是可以获得的，但在机械外力塑形和模板塑形中经常无法获得。为什么会有这样的问题存在呢？原因是多方面的，最主要的一条就是局部塑形的特性。表面上看，机械外力塑形和模板塑形都是针对畸形的整体进行操作的，其终极的目标是整体塑形，但由于操作范围的限制，这两种操作都无法面面俱到，也就是说，操作的部位不会涉及所有前胸壁，或者所有畸形的细节。既然不能全部涉及，就只能通过一种潜在的机制完成其他部位的塑形。这种潜在的机制就是延期塑形。

　　延期塑形的存在与两个因素有关：其一，胸壁结构的整体特性；其二，作用力持续发挥作用的特性。人的胸壁是一个有机结合的整体，局部形状的改变必然引起周围其他结构形状的改变。正因为有了这种密切相连的关系，当针对畸形的某一关键部位被做了操作后，其他部位也必然发生形状改变，从而使整体形状逐渐改变。胸壁结构的整体特性为延期塑形奠定了基础。但是，要想取得这种塑形效果，必须有另外一个条件，那便是持续作用的外力。在 Nuss 手术中，钢板作用区域非常有限。由于整个前胸壁是一个整体，当某个局部被顶起后，周围的结构也会被牵拉起来。但是，由于没有直接的外力作用，牵拉的程度可能会很有限。不过，由于钢板外力的持续作用，即便到了术后，塑形作用依然会延续，这就导致了随后的延期塑形。

　　延期塑形是塑形作用的延续，如果塑形有利于形状向正常形状发展，就会获得好的塑形效果。但有时候会事与愿违，出现不希望出现的结果。比如在 Nuss 手术中，延期塑形有利于矫形的结果是局部凹陷在术后逐渐消失，而不利的结果有两种：一种是术后正中的凸起，这是一种矫枉过正的结果；另一种见于两侧胸壁，表现为钢板末端附近的凹陷，这被称为继发性的鞍状胸。这两种结果相当于以新的畸形替代了原有的凹陷畸形，因此都不是理想的结果。

　　在 Nuss 手术中，延期塑形的恶果还会表现在一种自作聪明的手术中，这种情况指的是一些不对称型漏斗胸的手术。为了获得满意的效果，有的医生会使用不对称的钢板实施手术。这种方法很受人推崇，有的人甚至还专门撰文对其效果大加赞美，这实际上是一种短视的做法。在手术操作的过程中，不对称的钢板确实可以获得较为满意的即时效果。但是，随着时间的推移，由于延期塑形作用的存在，其必然导致类似于模板塑形的结局。由于钢板不对称，其塑形的结果也不可能对称，于是新的畸形便出现了。

那么，如何才能避免不良的延期塑形效果呢？方法很简单，那便是用对称形状的钢板实施矫形。采用这种方法时，完成手术当下的效果也许并不理想。但是，经过一定的时间后，延期塑形的效果就会显现出来，此时的效果恰好是模板塑形的效果。由于钢板形状对称，延期塑形后的形状必将是钢板的形状，因此结果理想。

对手术原理的认识是一个非常重要的工作。没有这样的认识，很难了解操作的具体目的和意义，操作就会显得极其盲目，手术效果也不会有保障。非常幸运的是，在不断完成各种手术操作的过程中，我从来没有停止过思考，我做了很多深入的观察与研究，最终使我对手术的原理有了更深刻的认识。原理清楚了，手术也就更加得心应手了，这反过来又使我对畸形的性质有了更深入的了解。

我经常会想，就拿漏斗胸的 Nuss 手术来说，操作的内容就那么几项，为什么那么多人不敢做或者做不好呢？这涉及一个非常基本的问题，那便是是否认真思考手术原理。很多人做手术是想当然地去完成，基本不怎么思考。不思考就想把手术做好几乎是妄想，怎可能有好的结果呢？

我们接诊的手术失败案例中，很多失误是相当低级的。我总在想，如果那些人能稍微了解一下手术的原理，就不至于把手术结果做得那么惨烈与惊心动魄了。所以我一直坚信，对手术原理的认识是一个极其重要的工作。我较早意识到了这个工作的重要性，因此一直从中受益。这是我手术成功最重要的秘籍，也为后来更大的成功奠定了基础。

Nuss 手术批判

　　Nuss 手术是一个非常伟大的手术，Nuss 医生也是我最敬重的医生之一。Nuss 手术的出现是漏斗胸治疗的一场翻天覆地的革命，而它的影响甚至超过了漏斗胸本身的治疗。在后来的鸡胸以及其他不少畸形的治疗中，都可以看到 Nuss 手术的影子，以至于很多医生一提起胸廓畸形手术，都会不假思索地想到 Nuss。

　　我很早就听说过此手术。大约在 2010 年，广州举办了一次全国性的 Nuss 手术推广活动。当时主会场在白天鹅宾馆，我带着全科室的医生参加了那次会议，对手术有了大概的了解。但是，由于当时我主要做心脏手术，所以即便参加了会议也没有很详细地了解手术细节，我关注的中心是 Nuss 医生本人。我觉得他是一位非常了不起的医生，我从内心深处崇拜这位医生。后来我做第一台 Nuss 手术时，感觉并不是太好，因为没有完全掌握手术要领。勉强做完手术后，我做了深刻的反思，并对操作细节进行了认真总结，最终很快弄清了操作的要领，并逐渐发现了手术真正的操作原理。这些认识对我后来完成手术起到了极其重要的作用。

　　Nuss 手术给人最深刻的印象是操作简单。正因为这种印象过于深刻，使很多人只顾操作而不去深究手术原理。这反而成了很多医生手术失败的根本原因。我的做法与其他医生不同，我首先关注的是手术的基本原理。当我把操作的原理简化为杠杆原理后，我的手术质量得到了较大的改进，并很快在同行中胜出，我的手术效果也得到公认的赞美。手术做好了，患者的数量逐渐增多，通过大量的实践，我对这个手术有了更深刻的体会。这些体会全部来自我自己的操作实践，因此非常真实也很有价值。

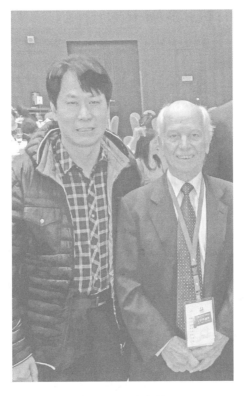

与 Nuss 医生合影

　　外科学的历史上有过很多伟大的手术，这些手术之所以伟大是因为不仅可以解决一些特殊的问题，而且在有限的条件下几乎是最完美的选择。Nuss 手术就是这样的手术。在当时的条件下，这种手术可以轻易完成漏斗胸的治疗，而且是当时最完美的手术。但是，任何伟大的手术都不可能十全十美，都会有自己的局限性。这样的局限性表现在两个方面：其一是手术自身固有的缺陷，其二是手术适应证的局限。手术自身的缺陷可表现在多个方面，比如手术的风险、难度、潜在的并发症等，这些缺陷可能不会影响手术总的效果，但客观鲜明地存在着。这是每一种伟大手术都无法回避的缺陷。手术适应证的限制是所有手术都有的局限性。临床上没有包治百病的手术，每一种手术都有特定的适应证。适应证的限制使任何伟大的手术都只能在有限范围内伟大。

Nuss手术非常伟大，但像所有伟大的手术一样，它同样有自身的缺陷，这些缺陷表现在如下诸多方面：

第一是手术的风险问题。在很多人看来，Nuss手术操作简单，损伤微小，是一个真正的微创手术。这容易造成一种假象，似乎这个手术也应该是一个安全可靠的手术。可随着大家对这个手术了解的深入，最终的结果却恰恰相反，每年都会有因为这个手术而丧命的案例。这等于说，Nuss手术本身并不安全。一个被全球医生膜拜的手术，为什么会有这种致命的缺陷呢？做过这种手术的医生都知道，在实施Nuss手术时，必须将特制的钢板从心脏与前胸壁凹陷之间的间隙穿过去。由于钢板紧贴心脏而过，而这样的操作又多在无法直视的情况下完成，这便带来了手术最大的风险。这种风险几乎无法避免，尤其在前胸壁凹陷非常严重的情况下，心脏与前胸壁之间结合紧密且大面积贴合，损伤心脏的可能性更大。心脏一旦受损伤，由于切口位于侧胸壁，无法在短时间内直接控制创口，必然造成严重出血。出血难以控制，悲剧就无法避免。每年因心脏破裂死亡的病例非常多，由于这样的恶性事件会严重影响医生和医院的声誉，因此手术医生多会竭力封闭消息，不让这样的消息传出。但我知道很多这样的案例，主要的消息来自医生内部。最令人感到痛心的是，很多情况下，这些案例会发生在一些著名的医疗中心，这成了一个十分特殊的现象。其实关于Nuss手术的风险很多人都知道，为了消除风险，全世界范围的医生都在努力，大家希望通过一些措施规避此风险，但最终的结果并不乐观。这成了这个手术与生俱来的硬伤。

第二是钢板对胸壁的约束问题。在Nuss手术中，需要将弧形钢板放入体内。由于钢板硬度明显大于骨骼，钢板两端卡在肋骨的外表，这种位置会约束其下方胸廓骨性结构的生长。一般情况下，Nuss手术后的钢板需要在体内存留3年左右的时间。如果期间患者生长速度较快，钢板必然限制胸廓生长。限制严重时，会在钢板下方形成新的凹陷畸形，成为继发性的鞍状胸。这无疑是Nuss手术另一个明显的缺陷。

第三是手术的年龄限制问题。Nuss 手术工作的基本原理是杠杆原理，杠杆原理对一些结构的特性有要求。比如支点的特性，并非所有的胸壁结构都能满足手术要求。另外，考虑到生长速度问题，也不是所有年龄的患者都适合做这样的手术。经过长期的临床实践后，一些专家提出了所谓的年龄共识，一般认为低于 5 岁的患儿不适合做此手术。一些较为激进的医生会将手术年龄降低到 3 岁，但 3 岁以下的患儿是公认的手术禁忌。但是，由于漏斗胸多为先天性发病，很多患儿会在新生儿时期就表现出明显的畸形，且伴有严重的症状。这些患儿需要尽早手术，而 Nuss 手术却无法在这样的患儿身上使用，这无疑也成了该手术的又一个缺陷。

第四是适应证的其他问题。除了年龄的限制外，Nuss 手术的使用尚有其他的限制。在很长的时间里，每提及漏斗胸必提到 Nuss 手术，似乎此手术可以满足所有类型漏斗胸的需要，而事实并非如此。在很多特殊的凹陷畸形中，比如沟状胸，Nuss 手术的效果并不理想。这样的畸形一直被认为是漏斗胸，但由于两侧胸壁支点过低，使用 Nuss 手术很难成功。这反映出一个浅显的道理，即任何手术的使用范围都是有限的，不可能面面俱到。适应证的限制虽然不能说是手术的缺陷，但如果所有人都坚信凡是漏斗胸就必须使用 Nuss 手术，这样的限制就是完完全全的缺陷了。

Nuss 手术的缺陷并不是某些人自己杜撰出来的，凡是对此手术有所了解的人都应该知道。为了消除这些缺陷，不少人做了大量的工作，希望能对技术进行改进，于是便有了不同种类的改良 Nuss 手术。在刚开始的一段时间里，我也对这种手术做了改良。这可以体现在我很多的技术细节中。这些细节使手术操作更完善、更合理、更便捷。但是，由于 Nuss 手术最本质的操作原理不变，无论怎样做改良，与原理本身相关的缺陷都无法被彻底克服。这是客观的事实，也是最令人绝望的问题。比如手术的风险问题，由于任何改良都不可能绕过在心脏表面放钢板的操作，只要做 Nuss 手术就必然有损伤心脏的风险，这成了此手术最令人遗憾的硬伤。怎样才能彻底消除此风险呢？很明显，对于 Nuss 手术来说，此风险是"天生的"，任何方法都不可能消除。当然，要想完全消除，方法只有一个，那便是不做 Nuss 手术。

在 Nuss 手术流行的早期，漏斗胸手术的选择只有三种：一是 Nuss 手术，二是 Ravitch 手术，三是胸骨翻转术。后两种是传统的开放手术，由于其明显的缺陷，几乎所有的人都会选择 Nuss 手术，而该手术的出现本身也可以说是对另外两种手术的否定。

自从 Nuss 手术问世后，由于其明显的优点，很快得到大力追捧。医生和患者都对其寄托了极大的希望。医生除了 Nuss 手术不做其他，患者除了 Nuss 手术不接受其他。当全社会的眼里都只有 Nuss 手术的时候，不做 Nuss 手术就等于是罪过。全社会舆论的力量成了选择 Nuss 手术最大的强制性动力。但是，从上述分析可以看出，Nuss 手术并非十全十美。当其缺陷被越来越多的人认识而另外两种手术又不可能将其替代时，一个严峻的问题摆在世人面前：我们究竟应该怎样去选择手术？

客观而又冷静地分析当时的现实，答案其实非常清楚，路子只有一条，即设计出新手术。可是，设计出新手术并不是任何医生都能完成的事情。Nuss 医生完成了类似的工作，而他是全世界千百万外科医生中的佼佼者。随便一个人要想设计出新手术，无异于白日做梦。

在很长的时间里，我从来没有想到自己会设计出什么新手术。我有自知之明，我不过是一个再普通不过的外科医生。我可以在工作中很刻苦，但设计新手术显然不是我能做的工作。不过有时命运会给人安排一些机缘，让人十分幸运地捡到天上掉下来的馅饼。我就是那个捡到了馅饼的人，因为在不经意间我有了设计手术的灵感，并最终设计出了一款与 Nuss 手术完全不同的手术，那便是后来的 Wang 手术。

新手术设计出来后，我并没有马上将其用于临床，也没有立即对外公布，而是花了足足 3 年的时间对其进行反复的研究。直到手术的每一个细节都逐渐完善后，我才考虑向外公布。由于事情重大，我不想让这个手术出现得过于突然，我必须为这个手术的出现做一些铺垫。在当时的现实中，合理的铺垫就是说明设计手术的背景与初衷。当时的背景大家都很清楚，那便是治疗漏斗胸手术的困境。而我的初衷也很明确，最直接的目的就是消除 Nuss 手术的缺陷。但是，由于当时全世界的医生和患者都对 Nuss 手术极度崇拜，要想让我的设计被大家接受，我不得不先让大家明白 Nuss 手术的缺陷，这是公布 Wang 手术之前必须做的工作。为了把这个工作做得尽可能有理有据，我写了六篇系列文章，对 Nuss 手术的缺陷进行了全面的、系统的、客观的、理性的分析，这一系列文章的题目是《Nuss 手术批判》。我先后将文章发表于网络平台上。如我所料，这些文章引起了轩然大波。

到我公布那些文章为止，全世界都没有人站出来对 Nuss 手术做过批判，大家做过的工作除了赞美还是赞美。在这种大的舆论环境中，我的观点必然会成为最刺耳的声音，我的文章也必然会受到很多人的批判。

在文章公开之前，我深知那些文章会引起怎样的结果，所以在撰写文章时我非常谨慎，唯恐观点的表述会招来不必要的麻烦。但是，不能否认的事实是，我的文章损害了太多人心目中最完美的 Nuss 手术形象，因此不管我怎样注意我的措辞，别人对我的攻击都无法避免。一位专家毫不客气地指责我说："我做了世界上最多的 Nuss 手术，我是 Nuss 医生的学生，我最有资格对这个手术做出评价。如果只是做了点皮毛的工作就自以为是、横加指责的话，那便不是技术问题了，那绝对是人品问题。"

我批判 Nuss 医生的手术，却招来别人对我人品的批判。这样的批判让我无语。我非常理解专家的不悦。毫无疑问，这是一个 Nuss 手术的忠实粉丝。每一个粉丝对自己的偶像都会有刻骨的热爱，爱到极其严重的程度时，说出的话都会有些极端。比如这位专家，为了驳斥我，甚至说自己是 Nuss 医生的学生，还做了全世界最多的 Nuss 手术。我在想，全世界那么多医生在做 Nuss 手术，学着做这个手术的医生不都是 Nuss 医生的学生吗？就拿我来说，我也一直在学 Nuss 手术，我也一直认为自己是 Nuss 医生的学生。但是，当 Nuss 医生的学生与对 Nuss 手术的了解程度并没有必然联系。有的学生做了一辈子的 Nuss 手术可能都不知道这种手术的实质，更不会关注手术的缺陷。这样的学生显然不是一个好学生。此外，如果真的做了全世界最多的 Nuss 手术而不考虑如何回避手术的缺陷，那便永远只能是学生的水平了。必须知道的事实是，伟大的永远只是 Nuss 医生这个老师，对于学生来说，哪怕做了全宇宙最多的手术，那也不过是学生做的工作罢了。有什么值得炫耀的？也就更没有资格质疑我的文章了。

看了这位专家的留言，我默默地想了很久。如果我没有强大的内心与勇气，真不敢做出如此胆大妄为的举动。但我没有其他选择。我要公布我的 Wang 手术，就必须为这个手术说明理由，否则大家怎么可能接受这个新手术呢？

但是，我必须让大家知道的事实是，我对 Nuss 手术的批判并不是对 Nuss 医生的攻击，相反他一直是我最崇拜的医生。从情感上讲，我和全世界的医生一样，对 Nuss 医生充满敬意。他是我走向胸廓畸形治疗的指路明灯，是我成为胸壁外科医生的领路人。从这个角度来讲，我比前述那个专家更有资格说自己是他的学生。

在我的胸壁外科生涯中，我设计过很多的手术，这些手术都有绝对的原创性。我一直不觉得自己比别人聪明，而我之所以做了那么多设计而别人没有做出相似的工作，最根本的原因只有一个，那便是批判性思维。这种思维在工作中尤为重要。如果不知道批判，只会一味地照搬照抄，不可能有任何创新。上面那位专家就是一个照搬照抄的典型。这样的例子还有很多。直到今天为止，国内外还有很多医生在原封不动地做着标准的 Nuss 手术，这样的医生显然不具有批判性思维。没有批判就不可能发现缺陷，就无法做出创新。

我的批判性思维由很多因素积累而成，但最重要的是我的阅历。当我是一个本科生的时候，我在所有的外科专家面前只是一个纯粹的学生。我会照样学样，毫无批判性地接受一切知识；当我成为硕士生的时候，我的心中会有自己的评判，我知道哪些医生的技术值得我学习，而哪些医生的技术有问题，我应该远离；到我读了博士尤其做了博士后之后，我终于有了极其冷静的思维，我不会再崇拜任何权威，我的批判性思维终于形成。

我知道很多人读过博士、做过博士后，也承认大家都有自己独特的思维方式。但是，并不是所有的人都有这种批判性的思维习惯。这也许是我与别人最大的不同吧。与很多人相比，我很另类，想法也与众不同。但这不是我的错，我想和大家一样，不去批判任何人。但那些缺陷就在那里，分明影响了大家的手术，且让很多医生和患者苦不堪言。如果没有人给予提醒，岂不是会伤害更多人？

技术创新

作为一个外科医生，我知道我工作的真正目的。我每天可能会做很多事情，但这些事情的核心内容只有一个，那便是手术。手术是一种特殊的操作，由于是在人体上完成的操作，因此必须格外谨慎。这是手术最神圣的特性。正因为神圣，才需要不断地改进、创新，最大限度满足患者的需求，使患者在接受手术过程中承受的痛苦尽可能少，且获得最满意的效果。这是手术技术不断进步的动力。

第二次创业后，我开始做的工作主要是漏斗胸手术。漏斗胸不是孤立的畸形，与很多其他畸形有着天然的联系。漏斗胸手术做多了，其他畸形的患者也会慕名而来，于是我又接诊了大量其他畸形的患者。到了后来，当需要考虑更长远的发展时，我创建了一个新的临床专业，即胸壁外科。这是一个崭新的专业，与以往的胸外科完全不同。概念不同，相关的技术也不相同。这对我接下来的工作提出了特殊的要求。

从本质上说，胸壁外科首先来自传统的胸外科。这样的关系使胸壁外科技术首先必须立足于继承。也就是说，必须先从胸外科的众多技术中进行借鉴。但继承并不是简单的拿来，而是在拿来的基础上做改进与革新，这是胸壁外科起步阶段首先需要做的工作。这样的工作非常重要，可以为后续更深入的工作打下基础。在胸壁外科更多的工作中，由于涉及的理念与胸外科完全不同，因此传统的技术无法再满足工作的需要，此时简单的继承无法满足需求了，一些更具开创性的工作必须开展。这种工作是真正的创新。

外科工作是一个实践性很强的工作。由于外科手术具有客观的伤害性和风险，因此对外科手术的开展有严格限制。正因为如此，一般医生在开展手术时会有很大的惰性。直接把技术拿来使用是多数医生愿意做的工作。这样的做法不需要动太多的脑子，不需要冒太大风险，有现成的经验可以借鉴，因此更容易被大家接受。正因为有这样的现实，很多人不愿对技术做更多的创新。

我非常理解大家不愿创新的心情，但我自己不喜欢也不会这么做，原因很简单，我的处境与别人不同。很多人的工作没有任何压力，做最简单、最常规的手术便可以让他们有尊严、有地位、有成就感，他们可以做得有滋有味，他们是在享受工作和人生，但我的处境与别人不同，我是在创业，所以我必须不断超越自己和别人，不创新真的不行。不过创新并不是一件容易的事情，创新需要一些特定的步骤，只有按照这些步骤走下去才可能真正完成创新。创新的步骤包括如下的内容：

第一个步骤是发现问题。发现问题的过程是一个思考的过程。每一个外科医生都会思考，但要想发现真正的问题，就需要非同一般意义的思考。比如漏斗胸，在我关注这个疾病之前，没有人对这个疾病的概念做出过精确的定义。一种疾病如果定义不精确，就会造成误诊。临床上经常被误诊为漏斗胸的畸形包括扁平胸、沟状胸、单侧凹陷畸形等，在一些极端的情况下，甚至复合畸形的凹陷也会被当作漏斗胸。我曾遇到一个 20 岁的女孩，患的是 Wenlin 胸，其前胸壁有个不小的凹陷，因此竟被诊断为漏斗胸。这是我遇到的最离谱的误诊案例。很多人对漏斗胸的诊断不以为然，觉得诊断为什么病并不重要，只要不影响治疗就无所谓。但问题是，恰恰因为诊断出了问题才直接影响了手术，这便彰显出精确定义的重要性了。比如上述的那个 20 岁女孩，本来应该采取特殊的方法实施治疗的，结果当地医生做了专门针对漏斗胸的 Nuss 手术，最终彻底失败，给患者带来了巨大痛苦，这便是误诊带来的悲剧。漏斗胸是一个古老的疾病，人们研究这种疾病已经有数百年的历史，按理说不应该存在概念不明的问题。但非常遗憾的是，在过去漫长的历史中，少有人认真对待过漏斗胸的诊断问题，结果必然影响手术方式的选择和效果。较早的时候我也没有关注过这个问题。到后来，当我不断接诊到其他医生手术失败的患者后，我开始思考这些畸形手术失败的原因，并很快有了答案。问题的根源其实很简单，那便是漏斗胸概念的不明确。概念不明确，医生就无法做出正确的诊断。诊断不正确，手术方式就不可能正确，结果失败就难以避免了。漏斗胸究竟应该怎样定义呢？我反复进行了思考，并对漏斗胸的结构做了深入的研究，最终使这个问题得到澄清。这样的认识对指导手术开展起到了非常重要的作用。除了漏斗胸之外，很多胸壁外科疾病都涉及众多的问题。这些问题有的很容易发现，有的很隐秘，只有经过思考后才能发现。发现问题是技术改进与创新的前提。如果外科医生眼里从来没有问题，就说明他没有动过脑子。不动脑子的人做手术是一件非常可怕的事情，很难想象他们的手术会干净利索地完成。当然，指望这样的医生做创新更是奢望。我做过很多的创新，这些创新的源泉首先来自思考。当一个外科医生养成思考的习惯后，会经常性地主动去找问题，这为解决问题并最终实现创新提供了可能。

第二个步骤是了解已有的方法。问题发现后，接下来要解决问题。解决问题需要有合适的方法。全世界的能人高人多的是，一个人能发现的问题通常也会有别的人发现，这是大概率事件，因此首先要看看有没有别人关注过这样的问题，有没有人已经找到了好的解决问题的方法。这个工作可以通过查阅文献完成。比如漏斗胸的安全问题，术中最大的风险是心脏损伤。这就是一个严重的问题。有没有人发现这个问题并提出解决的方案呢？查了文献我发现，很多人在关心，很多人提出了自己的方法。这些方法都有合理的一面，都是有用的技术。认真研究这些方法不仅能开阔自己的视野，也会为自己的方法提供借鉴。

第三个步骤是批判现有的方法。每一种现有的方法都有其合理性。但是，随着时间的推移，合理的东西可能很快会变得不合理，因此必须对其做客观的评判。在开展胸壁外科工作的过程中，我最先做的批判工作是对Nuss 手术的批判。这使我对这种技术的弊端有了彻底的认识。除了这个手术外，我还对其他多种技术做了批判，比如较为流行的鸡胸微创手术以及窒息性胸廓发育不良（Jeune 综合征）的各种手术。这些手术其实都有很大的问题，细究起来问题甚至很严重。但全球那么多的医生，那么多人在关注这些技术，为什么别人没有发现问题呢？不能说我更挑剔，也不能说我更聪明，只能说看问题的角度不同。要知道，我是用胸壁外科医生的视角看这些问题的，这种视角显然与普通胸外科医生和小儿外科医生的看法不同。就拿鸡胸的微创手术来说，几乎所有人都认为这种手术直接脱胎于Nuss手术，有人甚至将其称为反Nuss手术。这种说法表面上对其设计原理做了很好的说明，实际上却直接把手术操作带偏了。具体地说，既然将其当作Nuss手术相关的操作，那么不仅要借鉴其基本的技术，也要使用其基本的材料，于是Nuss手术中特需的材料就会被毫无遗漏地拿过去使用。在正中凸起的操作中，这些材料不会有太大的问题，而在对钢板两端进行使用时就会有问题出现，这使操作不仅笨拙而且影响最终效果。以往的医生普遍将Nuss手术当作神圣的一般崇拜。过度崇拜会导致痴迷，于是便不会对操作细节有任何质疑。这无疑影响了畸形的整体治疗。再举个例子，比如窒息性胸廓发育不良手术，其中同样有很多问题存在。这种疾病是一种既凶险又罕见的疾病，国内以往没有人做过相关的手术，国外虽有少量报道，手术方法也有限，且都有明显问题存在。如果不用批判的眼光看这些问题，就不可能发现问题。只有发现了问题，才可能为下一步解决问题打下基础。

第四个步骤是创新。创新是一件很了不起的事情，之所以是创新，说明之前没有任何参照，需要根据实际需求做出全新的设计。创新经常意味着对之前工作的否定，但否定现有的东西往往需要巨大的勇气。比如对Nuss手术的否定，如果没有足够的勇气和胆量，这样的事情没有人敢去尝试。现有的技术被否定之后，就需要从新的视野做全新的设计，这就是真正的创新。创新首先需要有科学的态度，治病是讲究科学的，任何手段都必须有科学的依据。创新也要遵循客观规律，治疗疾病是一种实践行为，必须依照特定的规律进行工作，这些规律来自前人长期临床经验的积累，所以必须遵循。创新还要考虑可行性，创新的目的是应用，应用之前必须考虑现实条件的限制，要对其可行性进行评估，能完全落地的创新才有意义，否则就成了空中楼阁，华而不实。创新同样要考虑实用性的问题，实用性主要指的是可操作性，必须能够非常方便地实施，如果一种手术需要很多不切实际的条件的话，它就没有实用价值了，也就是说，需要有很好的实用性。创新还要考虑一个重要的问题，即安全性的问题，手术的安全性至关重要，如果手术本身非常危险，就失去了存在的基本意义。Nuss手术公布后，很快风靡全球，按理说，这样的手术应该在很多胸外科都可以开展，而事实却并非如此，绝大多数胸外科医生都不会做或者不敢做这个手术。为什么不敢做呢？原因非常简单，是因为手术有极大的危险因素存在。当一个手术安全性不够时，手术的推广就会受到影响，这成了该手术挥之不去的隐痛，也是这种手术最大的硬伤。所以在做任何创新活动时，安全问题是最基本的保障。安全问题解决不了，创新就没有意义。创新需要考虑的最后一个问题是具体的效果问题，这是创新工作的最终目标。如果费尽九牛二虎之力做的创新没有任何效果的话，不管多么花哨都没有实际意义。

创新是一个伟大的系统工程，需要从很多方面作考虑。在实际的工作中，我一直努力在做创新，从观念的创新到技术的创新，几乎涵盖了胸壁外科的每一个方面。就拿胸壁外科这个概念来说，首先要做的工作是收治范围的创新。这不仅是一般意义上的创新，更是规范上的。要做好这个工作，必须充分对创新的所有要素进行思考，只有这样才能使最终的结果具有科学性、可行性，并收到很好的效果。

我做的创新工作更多体现在手术方式的设计上。在 Wang 手术发明之前，我曾对 Nuss 手术做了大幅度的改良。改良的过程中，我不仅发明了大量的新技术、应用了新材料，还直接设计了一种全新的改良 Nuss 手术，也就是后来的 Wung 手术。这种手术完全打破了以往人们对 Nuss 手术的认知，获得了令人满意的效果。我对鸡胸手术的创新结果是 Wenlin 手术。这种手术不仅合理解决了鸡胸矫正的所有难题，而且经过合理推演后，还成了所有凸起类畸形可共用的矫形技术。Wang 手术是治疗漏斗胸的新技术，这个手术的设计被很多人认为是一个革命性的创新，这样的评价也许让人难以置信，但如果真正了解了 Nuss 手术的弊端后，对这样的评价就不会感到吃惊了。Wang 手术究竟有什么优点呢？最重要的优点就是手术的安全性。这个特性使得漏斗胸因 Nuss 手术带来的梦魇一扫而空。漏斗胸治疗终于因为 Wang 手术的出现而安全了，而且变成了一个绝对的小手术。这样的创新显然有很重要的意义，而其另外一个意义是对漏斗胸治疗的年龄重新进行界定。一般认为只有 5 岁以上的孩子才可以接受 Nuss 手术。一些激进的医生虽然将手术期限偷偷提前到 3 岁，但对于漏斗胸这种一出生就可能出现症状的患儿来说，即便等到 3 岁也不是一个太短的时间。此间患儿家长甚至全家人都会陷入痛苦中，他们不得不在焦急等待中艰难度日，他们无不渴望尽快给患儿手术。Nuss 手术无法完成此使命，并不意味着疾病不需要提前治疗。一些极其严重的患儿胸壁凹陷会严重压迫心脏和肺，凹陷处还有重度的反常呼吸，如果因为 Nuss 手术不适合治疗病情，这样的患儿就会被延误。Wang 手术推出后，低龄患儿手术的难题迎刃而解。这样的手术解决了一大问题，显然是一个不错的创新。说这是一个革命性的成果，也不为过。2019 年，在国家卫生健康委颁发的最新版《手术操作分类代码国家临床版 3.0》中，Wang 手术被正式收录并编码，这是其中收录的唯一一个以中国医生名字命名的手术。这是国家法定的手术名录，由此也充分显示了该手术的意义。

我做的重要的创新手术还有窒息性胸廓发育不良的手术。该手术建立在对疾病发病机理充分认识的基础上，不仅理由充分，而且符合逻辑，因此更合理，也更有效。到 2022 年 7 月，我完成了 34 台窒息性胸廓发育不良的根治手术。这是全球范围内数量最大的病例，总体的治疗效果也优于国外的病例，这是对我创新工作的一次重要肯定。

除了上述工作外，我还做了其他方面的创新，比如扁鸡胸手术的设计、桶状胸手术的设计、Willine 手术的设计等，都是很有意义的创新。这些创新的出现，使一些最棘手的问题得到了很好的解决，也丰富了解决各类复杂疾病治疗问题的具体手段和工具。

通过多年的临床实践，我在工作中深深体会到，只有创新才能使自己的工作更有意义，才可能有更加辉煌的成绩。正是尝到了创新的甜头，我一直将创新当作所有工作的灵魂，不仅超越别人，更要超越自己，使我的工作始终具有强大的生命力。

Wung 手术

在开始尝试对漏斗胸进行治疗后，我先后接触过两种手术，一个是胸骨翻转术，另一个就是 Nuss 手术。与前者相比，Nuss 手术具有优越性，但很显然，这种手术同时还有很多缺陷，并不是一个十全十美的手术。如前文所述，我曾对这种手术做过全方位的评价和批判。之所以这样做，是因为这种手术确实有很多需要改进的地方。在完成其他重大改进之前，我做了一系列技术方面的创新。这就是后来很多朋友知道的 Wung 手术。从本质上讲，这个手术不是一个全新的手术，如果追寻其根源，正如一些朋友所言，这依然是 Nuss 手术的一种，或者准确地说应该是改良的 Nuss 手术。这种说法非常准确。但是，既然与 Nuss 手术有天然的联系，为什么要起一个新的名字呢？其中有很多的原因。

关于 Nuss 手术的风险很多人都知道，最大的风险就是损伤心脏。这样的损伤一旦发生，多数情况下会直接使患者丧命。这是很多人知道的最可怕的并发症。早年关于心脏损伤的传言并不多，根本原因有两个：其一，开展手术的单位不多，总的手术例数较少，知道的人自然不多。其二，资讯不发达，即便一些单位出了事也总是遮遮掩掩，不想让其他同行尤其是患者知道。传言不多的时候，人们对 Nuss 手术的风险并不会太惧怕。但是，这种风险是 Nuss 手术与生俱来的，不会因为开展单位少、传播渠道有限而消失。随着越来越多医生加入到漏斗胸治疗的行列中来，再加上各种资讯越来越发达之后，很多不幸的消息便开始大面积传播，结果越来越多的人知道手术的风险。这无疑是坏消息。医生不喜欢，患者更不喜欢。医生知道了这消息后，对这个手术开始望而却步。这样的消息对患者更可怕，无异于晴天霹雳。很多患者因为担心手术风险而丧失信心，宁愿忍受痛苦也不愿考虑手术。很显然，手术的风险不仅是 Nuss 手术自身的缺陷，也成了医生和患者共同的梦魇。

当我专注于漏斗胸的治疗后，每天都会接诊很多漏斗胸患者。很多朋友由于担心手术有风险，因此特别关心手术的方式。尤其后来大家知道了 Wang 手术之后，会非常排斥 Nuss 手术。大家的心情我很理解，但是，任何手术不管多么危险，毕竟是治疗的方法。这样的方法设计出来的本意是用来治病的，而不是害人的。所以任何治疗方法的风险一定是医生们想方设法控制的。这就如开车，在路上开车随时都有风险，但只要把技术练到家，就不会有风险。同样的例子还有剃头，剃头和做手术都是拿刀子进行的工作，剃头也有风险，万一剃不好，轻者弄破头皮，重者甚至可能会惹出大麻烦。但没有人会害怕剃头，因为大家都相信剃头师傅。当人们恐惧 Nuss 手术时，却从来没有担心过司机和剃头师傅会犯错误。这反映了一种对 Nuss 手术和外科医生根深蒂固的偏见。开车和剃头都有风险，却没有人因为这样的风险而拒绝在路上行走或者去剃头。这说明一个道理，大家不是信任所有司机和剃头师傅的技术，而是形成了一种观念，即认为司机和剃头师傅都是熟手，熟手是不会犯错的。这种观念本身很不公平，因为大家一边对路上的新手司机和才入行的年轻剃头师傅表现出最大程度的宽容，却同时又对医院里的大夫，即便是老大夫也心存不安，唯恐大家做个 Nuss 手术都会死人。这是不是一种偏见呢？

患者的顾虑我十分理解。于是，当患者表示害怕做 Nuss 手术时，我总会竭力劝慰患者说："我做的 Nuss 手术是与众不同的手术，别人的手术不一定安全，但我做的手术一定是最安全的手术，因为我做了太多这样的手术，手术都很成功。"为了让患者彻底放心，我每次都会列举司机和剃头师傅的例子，告诉大家我的技术如何如何厉害，如何值得大家放心。每到这样的时刻，我都会怀疑我是不是有一副王婆卖瓜的嘴脸，不知道患者会不会把我真当成王婆，而不是王医生。

太多人惧怕 Nuss 手术的时候，我想竭力告诉大家我的手术真的非常安全，患者却并不买账，这让我终于意识到，这不是我技术的错，错的是 Nuss 手术这个名字。只要我依然使用这个名字，不管我做了怎样的改良，做了怎样巧妙的设计，做了多少安全的保障，做了怎样的解释，患者心中的顾虑都不可能完全消除。这是个无法改变的现实。对此我无能为力，但我可以做其他的事情，那便是对手术名称做变通，我用我自己的名字命名，于是便有了 Wung 手术。

Wung 手术与 Nuss 手术究竟有怎样的不同呢？既然做了不同的命名，差异肯定是存在的，而且非常明显。可以说，从做切口开始到最终完成手术，每一个细节都不相同。

第一个差异是切口实施的细节不同。Wung 手术虽然用的依然是 Nuss 手术的钢板，但并不使用短固定板。这个材料的舍弃直接影响了切口的实施。在 Nuss 手术中，考虑到固定板的放置，需要较大的切口长度才能满足手术需要，一般长度在数厘米。遇到需要放置两个钢板的情况时，切口长度会更长。如此长度的切口在很多医生实施的 Nuss 手术中都可以看到。而在一些极端情况下，比如需要放置两个钢板的手术中，一些医生甚至会在每侧胸壁开两个切口。这样的做法虽然不能说有太大的问题，但起码不是小问题，因为违背了实施切口最基本的原则。在 Wung 手术中，每侧胸壁的切口只有一个，不管放置两条还是三条钢板都只需要一个切口，而且极其微小。如果只放置一条钢板，切口长度一厘米就足够；如果放置两条钢板，则大约需要两厘米的切口；如果放置三条钢板，切口长度一般不会超过三厘米。与 Nuss 手术切口长度相比，Wung 手术切口无疑非常微小。这成了两种切口最明显的不同。Wung 手术的切口之所以能做得如此微小，主要与两个因素有关：其一是不需要放置短固定板，其二是采用了特殊的固定操作，这是该手术最核心的技术。而从切口本身的操作细节看，Wung 手术也有其鲜明的特点。一般的操作要点是：先切开皮肤和皮下组织，然后直接用横行的切口横断切口内的肌肉，显露肋骨后，沿肋骨表面先向前后两个方向游离肌肉，然后向垂直方向继续游离，使肌肉与肋骨完全分离，以提供最满意的操作平面。这种操作的优点是：①可以直接清晰地显露深层的操作部位；②可以使操作部位有良好的解剖层次；③可以使操作局部有足够的操作空间；④可以方便操作结束后切口的缝合；⑤当所有的操作都变得相当便利时，切口的长度可以大幅度缩小，由此更表现出明显优于 Nuss 手术的优越性。

第二个差异是放置钢板过程中感知方法的不同。标准的 Nuss 手术放置钢板时多需要用胸腔镜，这个装置被视为实施操作的标配。在此过程中，由于有胸腔镜的存在，很多人认为绝对安全，不可能伤及心脏，而非常遗憾是，凡是伤及心脏的不幸事件几乎全部发生在使用胸腔镜的操作中。这说明这种装置并不总是安全的。与 Nuss 手术的操作不同，Wung 手术放置钢板的过程不需要胸腔镜辅助。这样的做法也许会让人觉得更不安全，但事实上并非如此。用胸腔镜靠的是视觉，而当用胸腔镜看不清心脏表面时，胸腔镜反而会误事。既然如此，用与不用胸腔镜便没有了区别。在 Wung 手术中，放置钢板的过程靠的是手指的触觉，整个操作都在触觉感知的范围内完成，因此风险完全可控，从而使其成为相对安全的手术。我完成过数千例的漏斗胸 Wung 手术，从未使用过胸腔镜，却都很安全。这恰好是此方法安全性的最好证明。

第三个差异是放置钢板具体操作的不同。在 Nuss 手术中，放置钢板的操作是通过导引器完成的。具体做法是先将导引器通过纵隔从对侧胸壁切口穿出，将导引器与钢板一端捆绑在一起，然后用导引器将钢板拖拽过纵隔，最终从切口中拖出来。这种做法虽然有其合理性，但也有明显的弊端，最大的问题是钢板与导引器之间捆绑处的不光滑。在沿心脏表面拖拽的过程中，不光滑的连接处可能对心脏产生强烈的刺激或者损伤，这无疑增加了手术的风险和难度。另外，放置钢板还有一个弊端，与 Nuss 手术钢板自身的设计有关。标准 Nuss 手术钢板两端设计了大量的凹齿，由于钢板要从心脏表面经过，凹齿可能会像锯齿一样切割心脏，这同样会增加操作的风险，而在取出钢板的时候依然会有损伤心脏的风险。由此可以看出，Nuss 手术放置钢板的操作并不是非常安全的操作，这同样构成了手术本身的风险。相比之下，Wung 手术放置钢板的操作完全不同，具体操作是，导引器并不直接与钢板连接，而是先将一个特制的钢板导引管拖入目标位置，再将导引管与钢板连接，最后用钢板导引管完成钢板的放置。这样的操作可以彻底消除导引器与钢板连接处不平滑的弊端。另外，为了避免钢板两端凹齿对心脏的损伤，我对导引管与钢板连接处实施了更精细的操作，用导引管将凹齿彻底包裹，最终彻底消除所有损伤的可能。与 Nuss 手术放置钢板的操作不同的是，Wung 手术的操作多了两道微小的操作内容，但手术的风险大大降低，手术的难度也明显下降。这成了 Wung 手术显著的优势之一。

第四个差异是钢板放置位置的不同。在 Wung 手术中，钢板放置的位置是肋骨最高点上方的肋间，此处是杠杆原理中支点作用的位置。钢板要想发挥好的作用，此处是最合理的位置。在 Nuss 手术中，几乎没有人对钢板的位置做强调。如此要领不做强调，必将造成钢板放置的随意性，随意的结果会体现在矫形效果上。很多 Nuss 手术之所以失败，就是由钢板放置过于随意而引起的。

第五个差异是固定方法的不同。如上所述，Nuss 手术固定钢板的方法是采用特制的短固定板做固定。这种固定只需要将短固定板安放于主钢板两端即可完成操作。表面上看，这种方法很简单且应该很有效，但事实并非如此。由于主钢板两侧的肋骨与短固定板几乎都不垂直，因此固定效果不可能理想。另外，由于短固定板经常会发生位置移动，导致最终的固定效果很容易受到影响。Wung 手术不使用短固定板，在固定主钢板时直接将其固定于肋骨之上。这种固定不仅更精确、更牢固，而且可以保证钢板位于最佳的固定位置，由此使塑形效果得到保障。另外，在具体操作中，由于采用了非常巧妙的设计，使得整个操作过程都极其流畅，且可以在很小的切口内完成。这种设计经过大量的实践后已经完全定型。我曾在很多医院展示过这种技术，由于非常简单实用，目前国内几乎所有看过这种操作的单位都在使用该技术。由此也说明了该技术的先进性。

第六个差异是切口缝合方法的不同。与 Nuss 手术相比，尽管 Wung 手术的切口已经非常微小，但在缝合的时候依然设计了特殊的方法，以获得更为满意的效果。第一道缝合采用双层连续缝合，缝合的结构是肌肉，目的是包埋钢板和局部的骨性结构。第二道缝合采用双层水平褥式缝合，缝合的结构是皮肤下组织，目的是尽可能缩小切口。第三道缝合采用的是双层皮内缝合，缝合的结构是皮肤，目的是尽可能消除手术疤痕。Nuss 手术强调的是围绕钢板实施的操作，切口的操作从来不是其强调的内容。我之所以将这个问题专门提出来，是为了把 Wung 手术做得更加完美。这更彰显了其与 Nuss 手术的不同。在过去的工作中，我专门提出了创可贴手术的概念。这个概念强调的就是切口的微小。在 Wung 手术中，切口本身很微小，而使用了特殊的缝合技术后切口会变得更加微小，由此使其优越性更加彰显。

综上所述，Wung 手术虽然是 Nuss 手术的改良术式，但存在明确的差异。如果因为二者有某种联系就将 Wung 手术说成是 Nuss 手术，显然不合适。

在过去的数年中，我的足迹遍布全国各地，在国内数百家医院开展过此手术。很多专家看过这个手术，几乎所有专家对这个手术的优点都表示认可。当然，没有人会觉得这个手术就是个简单的 Nuss 手术。

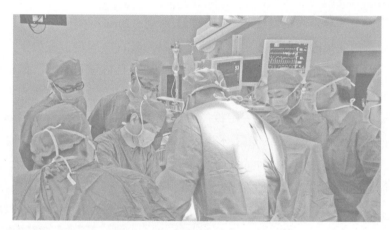

在国内一些单位协助开展 Wung 手术

Wung 手术设计的成功，是我在漏斗胸治疗领域完成的第一次成功的尝试，也是我最为满意的一次实战。在此手术出现之前，虽然人们一致认为相对于传统的开放手术而言，Nuss 手术是个简单的手术。但如果认真审视 Nuss 手术本身具体操作的话，很少有人会将其当成真正的小手术。临床上经常看到的现象是，很多医生为了完成 Nuss 手术而准备了胸腔镜，插上了各种检测的管道，还可能备上其他各种复杂的装置，比如食道超声等，这使得整个场面都不像小手术应有的样子。这样的手术如果依然被称为小手术，显然就过于奢侈了。但是，Wung 手术是一个地地道道的小手术。由于不需要胸腔镜，不需要任何特殊的仪器，甚至连动脉测压管、中心静脉管、尿管以及气管插管都不需要，整个手术的操作环境都极其简单。另外，由于具体的操作也甚为简单，最快十几分钟就可以完成所有的操作，因此 Wung 成了一个名副其实的小手术。将一个让人谈虎色变的大手术做成一个既安全又简单的小手术，这是最让我感到欣慰的事情。

在实际工作中，针对手术的改良或者革新是不少人都在做的事情。如果一种手术经过改变后变得更复杂，且只能由最专业的顶级专家才能完成的话，只能说专家操作的技术一流，而不能说手术设计一流。真正好的设计应该是能让所有医生都能轻松驾驭的手术，很显然，Wung 手术就是这样的手术。

Wang 手术被《手术操作分类代码国家临床版 3.0》收录并编码

很多人对我技术的了解都来自一个很特殊的手术，即 Wang 手术。这个手术公布之后引起了很大的反响，不光医生关注这个手术，患者和家属也都在密切关注。Wang 手术的道理很简单，但凡有一丝医学常识的人士都可以轻易看懂其中的原理。由于该手术针对漏斗胸而设计，大家很容易将这个手术与 Nuss 手术做比较。对比的结果会使 Nuss 手术的缺陷更明显，而 Wang 手术的优势也会更加引人注目。

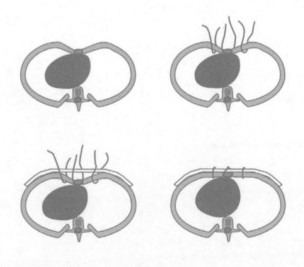

Wang 手术示意图

为什么会想到设计出这样一款手术呢？很多朋友问过这个问题，其实原因有很多。我在前面提到过，最主要的原因之一就是对 Nuss 手术缺陷的顾忌。为了消除这些缺陷，全世界的医生都在想办法，大家做的是技术的改良，希望在不改变基本操作原理的基础上消除种种缺陷。这种愿望很美好，但效果不好，根本的原因在于，Nuss 手术最严重的缺陷是由其基本原理决定的。不改变这些原理，就不可能从根本上消除这些缺陷。很显然，彻底消除缺陷的方法只有一个，那便是不做 Nuss 手术，而设计出新的手术。

在接触 Nuss 手术一定时间后，我也像其他医生一样，做过相应的改良，那便是前文中提到的 Wung 手术。这个手术较经典的 Nuss 手术有了明显的改进，如果掌握了技巧，会是一个很理想的手术。但是，由于基本的原理还是 Nuss 手术原理，一些医生在具体操作时会遇到一些难以解决的问题。这依然是手术的缺陷，需要解决。很显然，要想继续解决这些问题，就不得不考虑新的手术了。

有了设计新手术的念头后，我开始完全抛开 Nuss 手术，做全新的考虑。经过很长时间的深入研究后，终于设计出了 Wang 手术的雏形。这种设计来自一种灵感，是一种逆向思维的结果。在很多事情中，当朝一个方向行不通的时候，转一个方向思考问题往往会峰回路转，可能会找到行之有效的方法。这便是逆向思维。

Nuss 手术是从凹陷底部完成的操作。以往所有改良术式都没有改变这种操作思路，因此很难有最理想的结果。按照逆向思维的方法，需要从另一个方向实施操作。凹陷底部的反面是哪里呢？很显然，是凹陷处骨性结构的外表面。那么怎样才能在外表面消除凹陷呢？最简单的方法就是将凹陷局部提起来并做稳定固定。这便是逆向思维的解决方案。

在漏斗胸治疗的早年，有人采用外固定架置放于患者体表，这样的操作曾经是一种非常有效的方法。但是，由于固定支架位于身体之外，这将明显限制患者的活动，因此不是理想的方法。为了消除这样的缺陷，很容易想到的是内固定的方法，于是手术的主要原理便呈现在眼前了。我们最终的设计方案是，以一条特制的钢板放置于凹陷胸壁的表面，将凹陷胸壁提起后固定于钢板上，这便是手术操作的全部。

手术方案设计出来了，要想使之可行，尚有很多细节问题需要解决。

第一个问题是手术的具体步骤，需要对从切开皮肤到缝合皮肤的所有操作细节都做设计，这是设计手术的重要内容。最开始时由于不可能实施具体操作，只能凭空设计。我对各种可能出现的问题都做了处理的预案，最终使设计方案逐渐完善起来。

设计方案出炉了，怎样才能在临床上实施使用呢？这需要一个过渡。过渡期间需要做很多具体的准备。第一个准备是材料方面的准备。如果切口足够大，一般的钢板都可以满足手术的需要。但是，为了突出手术的优越性，我把切口设计得更小，该切口位于凹陷最底部，而且足够微小。经过如此微小的切口完成操作是一个绝对的挑战。最大的挑战是钢板的放置。如果用普通的钢板完成操作，几乎没有可能通过这样的切口。这要求必须设计出一款特制的钢板，以满足手术需要。经过反复思考，这款钢板被设计了出来，最终成了一种非常理想的材料。这种钢板由左、右两半组成，中间采用一个特殊的装置连接。在放置钢板时，先将左、右两半钢板分别放入切口两侧的隧道，然后在中间完成组合。这种设计不仅使经中间小切口完成操作成为可能，而且使取钢板的操作也变得极其简单。这种特制钢板设计的成功，使手术有了明显的可行性。但是，这种钢板的设计又衍生出了另外一个问题，那便是手术的技术壁垒问题。一个手术如果只能用一种非常特殊的材料而不是普通的材料完成，就意味着有很高的壁垒。这样的壁垒对所谓的知识产权会有很好的保护作用，却会严重影响技术的推广与应用。我设计的钢板申请了专利，而且有很多厂家非常渴望帮我生产出现成的产品。但是，我非常排斥这种做法。我不想因为专利的问题限制了手术的使用。如果真是那样，将使手术的实际意义大打折扣。那么，有没有可能使用普通的钢板完成手术呢？这成了我接下来很多天都日思夜想的问题。经过冥思苦想后，我终于找到了解决问题的答案。其实方法很简单，只需要将钢板完全放入一侧胸壁的隧道，然后再放入对侧隧道即可完成手术。这个方法看起来毫无技术含量，但却是在捅破了这层窗户纸，看清其简单的面目后才能认识到的。最后的一个难题解决了，手术的壁垒也彻底被打破了，这个手术终于具有了真正的可行性，成了一个简单的、安全的、有效的新设计。

经过如上的设计后，整个手术设计方案已经完全成熟。这个手术应该有个属于自己的名字，叫什么手术好呢？我联想到了 Nuss 手术，那是伟大的 Nuss 医生的杰作。我好不容易设计出了这个新手术，为什么不用自己的名字命名呢？对于我们中国人来说，准确地说，我是个很羞涩的中国人，用自己的名字命名手术是一种十分不好意思的做法，一想到这样的做法我脸都开始红了。但这毕竟是我全部的心血啊。既然 Nuss 医生可以，为什么我不可以呢？我鼓起勇气，壮着胆子，十分难为情地做了命名，这就是后来的 Wang 手术。

Wang 手术的整个设计都完成了，接下来要做的工作是应用。说来也巧，命运似乎有意眷顾这个手术，并很快做了最好的安排。当我正想把这个手术用在临床上之时，我遇到了一个最合适的患者。那是一个 3 岁的继发性漏斗胸患儿，他在 1 岁的时候做过心脏手术，当时采用的是正中切口，前胸正中有个长疤痕。对于这样的患儿，按照之前一贯的做法是用 Nuss 手术完成治疗。由于胸骨后有严重粘连，需要在剑突下做切口，经此切口对胸骨后粘连做充分游离后才能做 Nuss 手术。如果不做 Wang 手术，我只能采用上述方法实施手术。但是，由于有了 Wang 手术成熟的构思，我并没有急于做 Nuss 手术。手术前我反复考虑，既然这个患儿的正中切口不能避免，为何不先经过这个切口尝试着做一回 Wang 手术呢？如果手术成功，相当于 Wang 手术终于走出了临床应用的重要一步；如果不成功，我可以接着做 Nuss 手术，这不会增加患儿的损伤，也不会影响接下来手术的进行。这样的想法是一个两全的构思，既可以大胆尝试新术式，又有安全合理的退路。如此绝佳的机会我绝对不会错过，于是便付诸行动。我走进手术室，上了手术台，从容地开始手术，仅用了半小时便完成所有的操作。我做了第一台 Wang 手术，手术非常顺利，获得巨大成功。

第一台 Wang 手术的成功改写了漏斗胸治疗的历史，我非常激动，但并没有向任何人声张。我需要积累足够的临床数据，使手术更成熟，那样才能让更多人信服。

第一台 Wang 手术是心脏手术后的漏斗胸手术，这样的手术是最危险也是最困难的手术。在这样一个特殊的患儿身上完成了第一台 Wang 手术，使手术应用的起点从一开始就站到了最高处，这无疑增加了我的信心。我当时的想法是，那么难的手术都被我轻易完成了，其他手术不就更简单了吗？很快我接收了更多的漏斗胸患儿，全都是单纯的漏斗胸，手术更简单也更安全，最终使 Wang 手术的优点得到了充分展现。Wang 手术真的成功了。

在 Wang 手术不断成功的日子里，我非常开心，但并没有被眼前的成功冲昏头脑。我知道任何一个成熟的手术都会存在问题，我必须不断总结经验，消除手术弊端，使手术不断改进。

在 Wang 手术使用的过程中，我曾遇到过不少的问题。最严重的一回，当我查看患儿术后的 X 光片时，突然发现一个大问题，这个问题让我受到巨大打击，几乎彻底丧失信心，陷入绝望。

Wang 手术的目的是将凹陷的前胸壁提起并固定。检验手术成功的唯一标准就是前胸壁凹陷的消失。因为外表有钢板存在，多数患儿术后胸壁都不会有明显凹陷，这会给人留下近乎完美的印象。但做 X 线检查时，我发现个别患儿凹陷最底部并没有被完全提起，这意味着手术矫正的效果并不彻底。如果将来把这些患儿的钢板取出，很可能再次出现凹陷。

为了使手术更完美，我花费了巨大心血，本以为已经没有任何瑕疵，最终却发现并非如此。我心如刀绞，连续数日都茶饭不思，脑子里时刻都在想这个问题。一个夜深人静的晚上，半夜醒来，我再次思考这个问题时，突然有了答案，我兴奋得立即从床上爬起来，打开电脑，把详细的技术细节记录下来，并反复推敲，反复完善，最终使这个问题得到了最完美的解决。

手术中发现的问题得到解决了，我对手术更加充满信心。2018 年 11 月 27 日，广东省胸部疾病学会胸壁外科专业委员会成立大会上，我对社会公布了 Wang 手术的所有技术细节。手术公布后，立即引起强烈反响，大量医生和患者都开始关注这个手术。但是，像所有新问世的手术一样，Wang 手术在受到很多人的追捧时，也受到另外一些人的质疑。这些人多是以往专门做 Nuss 手术的医生，尤其是那些自认为是 Nuss 医生学生的人。他们之所以反对这个手术，原因非常简单，因为 Wang 手术之所以问世，针对的正是 Nuss 手术的弊端。

十分滑稽的现实是，那些对 Wang 手术心怀不满的人在对此手术进行批判时，从头到尾都不提 Wang 手术这个名字，他们反而发明了一个叫做"悬吊术"的词汇来代替。他们心中对 Wang 手术充满愤怒，却口口声声对"悬吊术"猛烈攻击。这是一种怎样的心情呢？开始时我并不理解，后来有了答案，那是因为他们无论如何都见不得一个中国医生用自己的名字命名一种新手术。我理解大家的心情，所以并不觉得哀伤。相反，我会联想到我对 Nuss 手术的批判。如果没有批判，哪里会有进步？我倒非常希望能从他们的批评中得到些改进手术的灵感，那是我求之不得的事情。但很可惜，他们愤怒得只顾批判了，甚至连批判的理由都找不出，最后几乎成了纯粹的骂街。我与他们无冤无仇，只是因为我发明了一个用自己名字命名的手术，便让这些人对我心生仇恨，我感到了世间的险恶。不管他们做了怎样出格的事情，我都很坦然地原谅了他们。我会将那些辱骂想象成纯技术的讨论，而与人品和人格无关。这样宽慰自己之后，我倒是对这些人充满了感激。感激的原因之一是，他们的批判会使更多人关注此手术，这无疑是最好的宣传。

Wang 手术最初是针对低龄漏斗胸患儿设计的手术，在后来的使用过程中，我发现一些特殊的患者更适合使用该手术，由此使该手术适应征得到大幅度的拓宽。这些特殊的适应证包括：①极其严重的漏斗胸；②心脏手术后的漏斗胸；③合并心脏病的漏斗胸；④再次手术的漏斗胸；⑤所有凹陷类的胸壁畸形。由这些适应证可以看出，这项技术已经远远超出了漏斗胸治疗的范畴，这赋予了该手术更加重大的意义。

经过一段时间的应用后，我把手术的经验做了总结，想尽快在学术刊物上发表。我先后投了五个杂志社，均被直接退稿，连个退稿的理由都没有给过我，我分明能感觉到杂志们对这项技术的不屑。这让我很受伤，但我又理解他们的决定。我所工作的医院不大，我自己也不是什么大专家，也不出名，所以遭遇歧视十分正常。万般无奈，我把文章最后又投给了《南方医科大学学报》，那是我母校的校刊，是个很了不起的杂志，我没有寄予太高的希望，只想碰碰运气。还好，他们的编辑是一位识货的行家里手，很快安排刊发，这文章成了 Wang 手术最重要的文献，此后被无数人引用。

在国内发表该手术的同时，我们还将手术经验投到了国外杂志，同样遇到了类似的问题。但总会有懂行的家伙，于是不久后在国外也得到发表。

随着时间的推移，这个手术的名气越来越大，使用的人越来越多，其中也陆续有一些问题被发现。这些问题发现后，我自己做了很多的改进，其他医生也做了很多有益的工作，最终使这个手术真正成熟起来，被更多人接受。

在很长的时间里，我本人并不是太关注这个手术的信息，因为我已经把它当成了最常规的操作。在很多手术中，我都会很自然地使用这个技术，没有关注过这个手术的地位或者其他相关的信息。我的想法是，这个手术不管好还是坏，需要让时间证明，需要让事实说话，不需要我个人去赞美。

对我的工作有所了解的朋友都知道，我设计了太多的手术，每天都要用不同的手术解决不同的问题，那些问题很多都是大问题，都比漏斗胸更需要解决。正因为如此，我没有工夫太把这个 Wang 手术当回事。

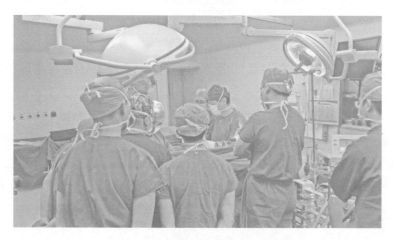

在国内兄弟单位协助开展 Wang 手术

时间到了 2022 年元月，一次在湖北协助手术时，一位巡回护士发问："手术编码中有这个 Wang 手术，我们今天做的是不是这个手术？"当时我在专心做手术，没有在意护士的说法。几天之后，等回到我自己的医院做手术时，我科室的年轻医生也提到编码的事情，我依然没有意识到发生了什么。等到手术结束，我再一次想起这件事时，突然有一种非同寻常的感觉。我马上安排有关人员去查询，查询的结果是：Wang 手术已经正式收录于《手术操作分类代码国家临床版 3.0》当中，并有了一个专用的编码，编码数值是：34.7400x011。我同时还被告知，这个编码是国家卫生健康委颁发的法定手术编码，等于是国家最权威的手术名录。

这是个怎样的消息呢？我自己很清楚。也许我太清楚它的意义了，我有点激动，激动得想哭。

那些原创手术

从漏斗胸开始，我最先接触的领域是各种胸廓畸形。这个领域以往虽然有人一直在做工作，却并不完全专业。涉足这个领域后我很快发现，胸廓畸形是一个非常庞大的疾病群，畸形种类繁多，形状千变万化，但以往人们做的工作几乎全是简单畸形的治疗，治疗手段极其有限。要想对这些畸形做满意治疗，就需要设计出更多的手术方法。这正是我接下来需要做的工作。从最初的 Wung 手术和 Wang 手术开始，我先后做了多种手术的设计，这些手术不仅使我自己的患者得到很好的治疗，而且很快传播开来并被其他同行掌握，最终使无数患者得到了很好的治疗。

在我所有的手术设计中，除了 Wung 手术和 Wang 手术外，一个非常重要的设计是针对凸起畸形的 Wenlin 手术。最初这个手术是针对鸡胸设计的，是一个典型的微创手术。

在谈论这个具体的手术方法之前，我想聊聊手术的命名问题。看到这几个手术的名字，一些朋友也许会想，这些不都是你自己的名字吗？为什么要反复用自己的名字命名手术呢？这做法是不是太过功利了啊？

在做这些命名之前，我也有这样的顾虑，担心朋友们这样看我。但我不得不说的是，这样的命名完全不是我的本意，而是出于无奈，是我的很多同行们逼迫我不得不如此命名的。

我设计过很多手术，这些手术都是我自己独家的技术，这些技术都很有用，可以解决很多疑难问题。按理说，我应该好好保护自己的技术，不能让别人轻易学会。很多人曾经提醒我，不要把技术轻易教给别人。但我的想法与大家都不同。我在技术方面从来不保守，只要有同行想学习，我都会倾囊相授，毫无保留地把所有的技术要领都告诉大家。我这样做的目的是希望大家能认可我的技术，并做更大范围的传播。但是，当我毫无保留地教会某些同行后，却经常遇到令人心寒的事情。最常见的做法是，同行一旦学会，就马上开始宣传，宣传的时候竟然只字不提我的名字，而说成是自己独创的技术。这样的做法令我震惊。起先我以为只是个别现象而已，到了后来，当我发现这样的现象非常普遍时，我开始不淡定了，我突然觉得太高估某些同行的道德品质了。万般无奈，我不得不采取措施保护我的技术。但是，过于保守又不是我的性格，我依然在不断传播、不断教授我的技术。后来我终于学会了一个招数，那便是对手术做命名，而且一定要用我自己的名字命名。我天真地认为，只要我用这样的方法把手术命名了，哪位同行还好意思说是他们自己的创新呢？有这样的念头之后，我命名了很多种手术。除了 Wang 手术、Wung 手术，Willine 手术外，还有Wenlin 手术。我设计的手术数量太多，我的姓和名都被用了一遍还不够，到后来只好用其他的方法命名。这些手术终于有了我的痕迹，这确实对这些技术起到了一定的保护作用。但是，一些极富心机的人是防不胜防的。他们会不断突破底线，做一些令人惊讶的事情。比如 Wang 手术，我曾在一个医院手把手教会了他们的医生，而等他们自己做宣传的时候，不但只字不提我的名字，最后竟然连"Wang 手术"都被他们全部改成了"悬吊术"。这样的同行一次次教育了我，让我觉得在某些方面我真不是他们的对手。不过还好，我并不是那种特别在乎名声的人，于是便由之而去了。我只能保证自己不断设计出好技术，但无法保证别人不断盗取好技术。技术之所以被盗，恰好说明技术好，值得他们盗取。我只能这样安慰自己。

Wenlin 手术是我设计的所有手术中尤为重要的一种手术。这种手术先是针对鸡胸矫正而设计。在后来的工作中，又被用在各种前凸类畸形手术中，接着在更多其他手术中也得到了广泛应用，最终该手术成了矫正各种畸形的最基本术式之一。

鸡胸的手术治疗有多年的历史，早年的手术为开放性手术，主要方法是将前胸壁多条病变的肋软骨切除，然后将肋骨与胸骨固定。这样的方法创伤大，疤痕长而明显，且效果不理想，因此不是令人满意的术式。数年前，Abramson 提出一种特殊的方法用于鸡胸的矫正。由于手术中使用了来自漏斗胸 Nuss 手术的钢板，有人将其称为反 Nuss 手术或者直接称为 Nuss 手术。这样的称谓表面上很有道理，实际上却非常牵强。Abramson 手术使用的钢板完全位于凸起胸壁的表面，或者说位于胸壁的一侧，而 Nuss 手术的钢板中间部分位于胸壁的内侧，两端却位于胸壁的外侧。仔细分析术中钢板的位置可以发现，两种手术无论如何都不是完全相反的操作，所以将其描述成反 Nuss 手术很不合适。同样地，如果因为这个手术使用了 Nuss 手术专用的钢板而将其直接说成是 Nuss 手术就更没有道理了。

　　Abramson 手术的出现是鸡胸手术的一场革命，它使鸡胸的微创手术成为可能。但是，由于过分依赖 Nuss 手术，使该手术在操作理念和操作细节上都存在严重的弊端。这些弊端包括如下方面：①固定材料的弊端。该手术使用的是 Nuss 手术专属的钢板。由于钢板本身并非针对鸡胸手术而设计，因此使用的过程中会有很多问题。比如短固定板的长度问题。当使用一条板的时候可能问题不大，而当需要两条甚至三条板的时候，固定板之间就会相互干扰，不但需要很长的切口，而且固定难度极大。由此可见，由于固定板本身设计有问题，给手术带来了很大的麻烦。②固定方式的弊端。在 Abramson 手术中，主钢板是施加外力的钢板，主钢板的两端插入短固定板的凹槽中，短固定板再固定于肋骨上，最终所有的外力间接施加于肋骨之上。在多数情况下，压迫凸起所产生的力异常强大。当这样的力间接而不是直接加载于肋骨之上时，会严重影响钢板的稳定性。钢板位置不稳定，就可能出现各种各样的并发症。当然，最终必然会影响钢板的塑形效果。③固定部位的弊端。在 Abramson 手术中，主钢板的固定是间接固定，最终的着力点位于两条肋骨。由于着力点集中于钢板末端的固定位置，不符合应力释放的基本原理，因此容易导致钢板变形进而影响手术效果。④固定原理的弊端。鸡胸虽然是前胸壁的前凸畸形，但很多情况下凸起的前胸壁并不平滑，会有局部更细微的凸起或者凹陷。Abramson 手术只是对正中大的凸起做压迫，如果有局部的凹陷存在，则有可能加剧凹陷畸形的程度，反而会造成新畸形。这是该手术最大的瑕疵。由此需要考虑一个特殊的概念，即模板塑形。很显然，Abramson 手术不是模板塑形，因此无法避免相应的弊端。⑤整体操作的弊端。在 Abramson 手术具体操作中，需要先将短固定板固定于肋骨之上，然后再将主钢板插到短固定板中间的凹槽中。这种操作在没有任何外力影响的情况下没有难度。但是，在 Abramson 手术中，钢板需要在完成对正中凸起压迫之后再插入凹槽中，这样的操作往往非常困难。而如果先插入凹槽然后再将短固定板固定于肋骨的话，整个操作都将非常困难。由此可见，从整体上讲，Abramson 手术并不是一个非常合理的手术，而且操作也不简单。缺乏合理性会影响塑形效果，操作不简单会影响手术的开展和传播。这个手术虽然在临床上出现了很多年，正因为如上的缺陷，使其应用受到很大限制，极少有人能熟练掌握这种技术。由于没有其他更好的技术可以选择，因此也影响了广大鸡胸患者的治疗。其实鸡胸的发病率并不低，甚至与漏斗胸的发病率不相上下。但是，临床中鸡胸治疗的状况极不乐观，根本原因就在于 Abramson 手术不像 Nuss 手术那么容易掌握。

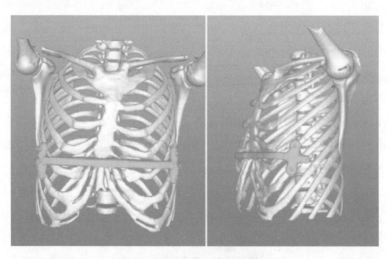

Abramson **手术三维重建图**

Abramson 手术出现之前，我自己就对鸡胸的微创手术做过设计，当时的方法叫"超微创手术"。手术中使用的材料同样是 Nuss 手术的钢板，但并没有使用短固定板。具体方法是将钢板直接与肋骨做固定。由于充分考虑了操作的细节与塑形效果，因此总的效果非常好，是一款效果不错的手术。然而，这个手术也有不少弊端，比如切口的问题，一般需要 4 个切口。

这样的切口虽然更便于操作，却会影响术后的美观。这无疑是手术的一个瑕疵。为了使手术更合理，我对手术细节做了大量的改进，最终形成了标准的 Wenlin 手术。

Wenlin 手术使用的材料依然是 Nuss 手术钢板，但同样不使用短固定板。具体操作时，先将固定钢板的钢丝牵引线放于固定肋骨的合适部位，然后再放置钢板，调整好钢板位置后，用钢丝导引线将钢丝导入，使之环绕肋骨与钢板，收紧钢丝，钢板与肋骨贴紧并牢固固定后，主要的塑形操作即完成。由整个操作步骤看，Wenlin 手术是一个操作极其简单，且效果非常令人满意的手术。

与 Abramson 手术相比，Wenlin 手术具有明显的优点：①固定理念的改进。Wenlin 手术的钢板直接固定于肋骨，而不是通过短固定板间接进行固定。直接固定的理念不仅使手术操作大幅度简化，而且使固定更牢固，效果也更令人满意。②固定方法的改进。Wenlin 手术采用完全不同的方法进行固定。最重要的技术要点是钢丝导引线的使用。这种方法是我们众多技术中最核心的技术，使手术操作大幅度简化。③固定部位的改进。在压迫凸起的过程中，钢板本身将产生极其强大的应力，这样的应力如果加载于肋骨的某个局部，则很容易将肋骨拉断，最终导致手术失败。为了避免这种弊端，我们将固定位置设计于两条肋骨之上，不仅使应力充分分散，而且使固定有了双保险，最终使手术效果得到保障。④塑形原理的改进。从塑形原理上看，Abramson 手术属于机械外力塑形，Wenlin 手术却完全不同，是典型的模板塑形。由于前胸壁所有部位都紧贴钢板得到塑形，因此可以保证获得最完美的塑形。

与 Abramson 手术相比，Wenlin 手术的优点显而易见。在具体应用时，更多的人会将其与 Nuss 手术相比。尽管二者根本不是同一种畸形的手术，但考虑到鸡胸与漏斗胸一样常见，因此二者的比较难以避免。Nuss 手术被看作较为简单的手术，而且大家对其效果从不怀疑，认为一旦放入了钢板并将凹陷撑起就会有好的效果。大家对其唯一的顾虑就是手术风险。如果不是担心手术会死人，所有医生都会跃跃欲试。Wenlin 手术的操作全部位于胸壁骨性结构表面，几乎不涉及胸腔内结构的操作，因此是一种绝对安全的手术。大家对此手术唯一的不放心是不了解手术的细节，担心手术做不出好的效果。我非常理解大家的顾虑，因此一旦有机会我都会把手术的详细细节告诉大家。大家最终的体验往往比用 Nuss 手术治疗漏斗胸更加有效。我经常会听到很多人的反馈："如果担心风险不敢做漏斗胸手术，大家可以做鸡胸手术啊，手术既简单又安全，效果还出奇的好。"这些人说的手术正是我设计的 Wenlin 手术，他们概括了这种手术所有的优良品质，让我感到非常欣慰。

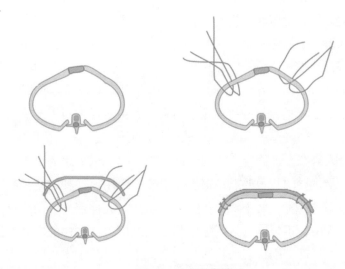

Wenlin 手术示意图

在过去这些年当中，我在国内很多医院做过 Wenlin 手术。很多同行看过之后纷纷开始自己做，并逐渐向其他同行传播。目前这个手术已经成为国内治疗鸡胸的主打术式。也正是因为这个手术，使国内鸡胸的治疗状况彻底改观，大量患者得到了治疗。

Wenlin 手术是针对鸡胸设计的手术。在后来使用过程中，我发现这种手术其实可以拓展到其他更多的畸形手术中，不仅是典型的前凸畸形，甚至在一些特殊的凹陷畸形中同样可以使用该手术。这样的发现开阔了我的视野，不仅让我对各种畸形的特性有了更进一步的认识，也对畸形的手术方式有了更深的理解，一些手术方式之间的内在联系也逐渐被发掘出来。比如 Wenlin 手术与 Wang 手术，表面上看二者完全是不同性质的手术，一种用于前凸畸形，一种用于凹陷畸形。如果说有联系，必然是相反的联系，而不可能有任何统一的属性。但经过更深的分析后，我发现两种手术几乎可以看作是性质完全相同的手术。首先，从钢板放置的位置看，二者的钢板全部位于骨性结构的一侧，这是其他任何手术都不存在的相同点；其次，从操作的局部看，二者其实都是对凹陷局部的提拉。Wang 手术提拉的部位位于前胸壁正中，而 Wenlin 手术提拉的部位则位于胸壁的两侧。这个部位似乎不是绝对的凹陷，但当与正中的凸起相比时，显然成了相对的凹陷。相对凹陷也是凹陷，由此与漏斗胸的凹陷有了内在的联系；最后，从手术的基本性质看，二者都是彻底的模板塑形。Wang 手术模板塑形的特性已在前文描述，而 Wenlin 手术同样也是模板塑形。通过这些分析可以发现，表面上完全不同的两种手术，却有着惊人相似的内在联系。这样的联系并不会轻易被人认可。但是，一旦有了认知，对整个畸形矫正的理论将会有一个颠覆性的认识。

Wenlin 手术与 Wang 手术、Wung 手术一样，是我尤其满意的一种设计。在我的工作中还接触过很多特殊的畸形，针对这些畸形我还设计了很多其他的手术，比如 Willine 手术、Tesla 手术等，都是非常有用的手术。

Willine 手术是针对复合型畸形做的设计。复合型畸形指的是同时包含有前凸和凹陷两种改变的畸形。由于病理改变并不单一，因此不能使用单一的手术技术实施矫正。在设计 Willine 手术之前，通用的方法是三明治手术，即在 Nuss 手术的基础上再加上 Wenlin 手术。这种做法对于一部分复合型畸形患者有较好的效果。但是，有一类特殊畸形的手术效果并不令人满意，这种畸形就是凹陷与凸起左右排列的畸形。如何才能使这种畸形得到满意矫正呢？经过深入研究后，我最终设计出了 Willine 手术。该手术最大的特点是用一条钢板完成两种操作。具体来说，对于凹陷一侧采用 Wung 手术消除凹陷，同时对凸起一侧采用 Wenlin 手术进行压迫，使凸起也一并消除。由这种特征可以看出，Willine 手术实际上相当于 Wung 手术 + Wenlin 手术，但由于是通过同一条钢板完成的矫正，因此手术的效率明显提高，效果也更加令人满意。

Willine 手术的理念是对单纯畸形手术方式的颠覆。这种尝试的实际意义在于，对于复杂或者复合型的各类畸形，可以采用更加灵活的手术方式实施治疗，这样不仅可以大大提高手术效率，而且可以获得意想不到的效果。

受 Willine 手术的启发，我对扁鸡胸手术也做了类似的设计，这种手术是 Wang 手术与 Wenlin 手术的组合，前者用于消除前胸壁正中的凹陷，后者则用于消除整体的前凸。由于扁鸡胸的实质也是复合型畸形的一种，因此两种手术的组合具有了与 Willine 手术相似的属性。

Tesla 手术是我设计的另外一种更为奇特的手术。由于手术完全颠覆了一般的手术理念，我将其视为治疗漏斗胸的终极手术。在命名这个手术的时候我实在不好意思用我自己的名字去命名了，于是用了我的偶像 Tesla 先生的名字命名。

除了上述的畸形手术外，由于我自己对一些特殊的畸形做了命名，为了更好地完成这些畸形的治疗，我对这些畸形的手术方式也做了特殊的设计。

第一个特殊的畸形是沟状胸。在我命名这种畸形之前，此畸形一概被当作了漏斗胸。这种认识直接导致了大量手术的失败。这种畸形最大的问题是两侧胸壁的低平。此处很难为钢板提供支点，因此不适合用 Nuss 手术治疗。我对这种畸形的手术做了好几种设计，每一种设计都比 Nuss 手术更合理，也更有效。

第二个特殊畸形是鞍状胸。这种畸形的特征是正中平直，两侧胸壁凹陷。这种畸形以往没有人做特殊命名。我发现了畸形的特征，于是做了特殊的手术设计。术中采用蝶形钢板做矫形，可以获得好的效果。

第三个特殊的畸形是 Wenlin 胸。这种畸形没有任何人专门关注，手术方法也没有人提及。围绕这种畸形我做了三种手术设计，可以满足不同患者的需求。其中一种为单纯的微创手术，可以用于低龄患儿的手术，是一种非常理想的手术方式。

胸廓畸形是一类包涵庞杂的特殊疾病，以上提及的都是原发性胸廓畸形。在临床中还有很多继发性畸形。这些畸形的治疗有的与原发性畸形相同，有的则完全不同，其中由慢性脓肿引起的继发性畸形则是一种尤其特殊的疾病，需要专门处理。在我关注这种疾病之前，一般的做法是只将胸腔内的病灶清除，然后将胸膜剥脱，这便是手术的全部。但这种做法会导致一侧胸壁继续塌陷，甚至影响脊柱的形状，因此有做矫形的必要。针对这种畸形，我做了非常大胆的设计，并将手术成功用于临床，这使我成了全球范围内唯一开展这种手术的医生。

我的专业是胸壁外科，因此除了胸廓畸形外，我还做了很多其他的手术，比如胸壁肿瘤、感染、缺损、创伤等手术。在这些手术中，我设计过很多具体的手术方式，这些手术同样都是我的原创，都有很好的手术效果。比如使用 MatrixRIB 这种特殊材料完成的胸壁重建手术，目前临床上流行的方法几乎全都来自我的设计。我还将这样的设计首次用到了胸腔镜下肋骨骨折的固定手术中。这也是全球首例这样的手术。手术每一细节都来自我自己的设计。手术获得了非常满意的效果。

对我的工作有所了解的朋友都知道，我是个比较喜欢动脑子的医生。这些年以来，我先后设计过很多新手术。这些手术之所以被设计出来，是因为我希望能为各种疾病的治疗找到更好的解决方案。这些手术都是绝对的原创，其中寄托了我很多特殊的构想。这些手术之所以最终被大家认可并逐渐流行，最根本的原因是手术的构想是合理的、科学的，当然也有很好的实用性。这是手术真正的生命力。

我是个外科医生，我的工作是做手术。我的每一台手术都需要具体的操作思路，需要具体的方法。如果没有合理的思路与方法，手术就不可能成功。正是因为如此，我宁愿花更多的时间和精力去琢磨这些东西，这成了我工作的一部分。有了这些东西后，我的工作不仅变得更加丰富多彩，也更贴近工作的本质，即一切为了手术。当我所有的工作都只剩下手术时，我整个人都似乎脱胎换骨，我更像个地地道道的外科大夫，更像个手术匠，而不是只会纸上谈兵的书生。

创可贴手术

为了完成各种胸廓畸形的矫正，我对手术方式做了大量的设计，这些设计从不同角度解决了问题，获得了好的效果。作为手术的设计者，我感到很欣慰。在设计具体手术操作的同时，我还做了另外一项工作，即提出了一些特殊的手术理念。这些理念虽然与具体操作不同，却有特殊的意义。比如创可贴手术、干净手术、Bleedingless 手术等理念，都从不同角度对手术的本质属性进行了阐述。这样的理念虽然不涉及具体的操作方法，却能为手术的实施提供理论指导，因此具有特殊的意义。

创可贴手术是我提出的一个特殊手术理念，这种理念的提出缘于一种对手术切口处理的认知。一般来说，人们对手术的评价与手术目的密切相关。对于外伤手术，人们关注的是能不能使外伤得到救治。对于肿瘤手术，人们关注的是有没有把肿瘤切除干净。对于一些功能性手术，人们关注的是有没有使功能得到改善。手术目的永远是人们关注的第一要素，至于怎样达到目的，则很少有人考虑。在很长的时间里，有一个因素是绝大多数外科医生都会忽略的内容，这个因素就是切口。在达到治疗目的的前提下，很多人是不愿意过分地纠结于切口的。如果有人总是对切口过分讲究，反倒给人吹毛求疵的感觉。比如恶性肿瘤手术，人们更多关注的是有没有将肿瘤完全切除干净。如果有人一定要以某种标准严格要求切口的话，一定会被人笑话。

在很多种类的手术当中，切口确实是一个微不足道的因素，不关注切口的问题会显得一身的豪气甚至霸气，而真的去关注了，反倒让人感觉斤斤计较。但是，有句话说得好，细节决定成败。

比如说切口的包扎问题。很多外科医生做了手术之后，对切口包扎得非常随意。他们的观点是，只要合乎无菌原则，只要能盖住切口，不管敷料多大，不管多么歪歪扭扭，不管胶布怎样粘贴，大家都不会在乎。上级医生不会在乎，下级医生更不会在乎，在很多时候患者也不会在乎。对于同一个病房里的患者来说，在大家做了同样手术的前提下，如果切口都用同样的敷料粘贴得乱七八糟，所有的人都不会在乎。但是，万一有一个患者的敷料整齐地粘贴，且敷料明显短小的话，问题就来了。强烈的对比会在患者中引起特殊的反应。那些敷料大而随意的患者会觉得很不舒服，相反，敷料整齐而小巧的患者会是完全相反的心情。

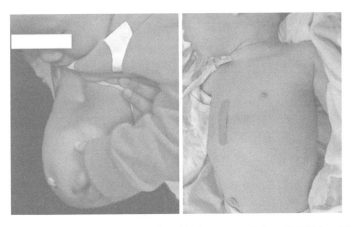

创可贴手术。此患儿为典型的漏斗胸，接受了 Wang 手术，切口只有一厘米，术后使用创可贴覆盖切口

切口包扎是关于切口处理的问题，如果医生不关注，患者也可能不会关注。但另外一个问题不同，那便是切口的长度问题。一般来说，有的医生不会过于在意切口的长度，患者的态度却不同，很多人会特别在意切口的长度。坊间描述切口的长度时，一般不说有多长，而喜欢说缝了多少针。这说明患者并不是不关注切口的细节。因此，如果能用一个相对较小的切口完成手术，患者会更加开心。这样的心理往往是一些医生意识不

到的。

医生做的工作是服务，一种特殊的服务。既然是服务，就应该善于把握患者的心理。比如对切口大小的把握。患者对短小切口有一种天然的渴求。而手术过后因为有敷料包扎切口，患者不可能第一时间直接看到切口，此时患者会根据敷料的大小和形状判断切口的大小。可以想象，如果此时用很灵巧、很微小、很干净的敷料覆盖切口，患者一定会觉得切口同样非常微小。这会给患者带来愉悦的心情。但是，如果同样大小的切口被一个大敷料随意包扎且沾有血迹的话，患者的体验就完全不同了。做个比方，比如普通的漏斗胸手术，如果两个患者的切口长度都只有 2cm，其中一个患者使用的是 5cm×3cm 的小敷料，而另外一个患者使用的是 15cm×10cm 的大敷料，那用了大敷料的患者会不会因怀疑自己的切口过大而严重不满呢？

这个比喻有些极端，在绝大多数手术中不会存在这样的问题。但是，如果具体到胸廓畸形的微创手术中，当切口的因素真的被患者和家属格外关注的时候，这个问题就成了很现实的大问题，大家不仅在乎切口的大小，而且会在乎与切口相关的一切，甚至包括包扎的敷料。面对这样的患者，如果医生能多花一点时间处理好切口细节，会对自己的工作产生很多积极的影响。

自从接触了胸壁畸形手术之后，我对切口的细节一直很关注，并在这方面做了很多的努力。我的工作做得非常细，这对整体的工作质量都产生了很大的影响。敷料的问题是我关注的重要问题之一，这种"微不足道"的关注充分体现了细节的重要。当所有的细节都被我做得非常细致后，我工作的优势便即刻凸显了出来，并很快超越了别人，让我从中找到了更多的乐趣，也有了更大的成就感。

创可贴手术的概念就是在上述背景下提出的。提出此概念有两个基本的意图：其一是要告诉大家我做的手术只需要一个创可贴便可以完成包扎；其二是为了间接告诉大家我做的手术切口长度非常短小。

创可贴是日常生活中经常用到的物品，使用最多的场合是微小的磕磕碰碰。在人们的生活常识中，能够用创可贴包扎的伤口都是擦破点皮的小伤口，这样的伤口是从来不会引起丝毫的紧张与恐惧的。而手术给人的印象却从来都是大的切口，都是令人恐惧的损伤。在人们的印象中，手术的切口是必须用大敷料才能完成包扎的。一般的磕碰与需要开刀的手术是完全不同的损伤，其中的差异可以通过包扎敷料的差异体现出来，于是创可贴和大敷料便成了定义两种性质不同损伤的标志了。这是一般人心中最朴素的认知。在这种认知普遍存在的前提下，如果一个胸壁外科的手术切口用一个创可贴便可以覆盖，大家会有怎样的感受呢？在惊呼不可思议之后，会不会对手术切口的微小赞叹不已呢？

很显然，一个小小的创可贴会彻底颠覆人们对手术损伤的认知。患者惊恐紧张的心情在看到创可贴的那一刻便彻底消除了。此时如果联想起医生的技术来，患者会不会拼命加分呢？这便是创可贴的功效，像一剂止疼药，更像是一剂安慰剂，患者会因此而对手术格外满意并会由衷地感激手术医生。但是，这绝对不是对患者的欺骗。要知道，要想使切口能被创可贴覆盖，切口本身必须真的很微小，否则是绝对不可能做成创可贴手术的。这无疑对医生的手术技术提出了更高的要求。

在一些医生的手术中，大家不仅对敷料的处理不重视，对切口的处理也尤其随意，临床中经常会看到随意实施切口的案例。这些切口就如一个标签，能把医生的水平显露无遗。临床中经常见到的与切口处理相关的问题包括如下诸方面：

第一是切口的数量问题。对任何手术来讲，患者和家属都有一个朴素的观念，那便是切口越少越好。这种渴求并不科学，但考虑到美观等客观因素，切口少有少的道理。正因为如此，近年来很多人都会竭力做单孔手术。单孔——顾名思义，就是一个小切口的手术。如果手术能够通过一个微小切口完成，患者和家属自然非常开心。单孔的倡导者显然是迎合了患者的需求，有需求就有存在的理由。但对任何一种手术来说，尽可能减少切口数量是对手术必然的要求。切口数量受很多因素影响，有客观的，更有主观的。如果操作的显露通过一个切口无法完成的话，就需要两个甚至多个切口。这是完成手术的前提。但是，在更多的情况下切口选择与医生的水平有很大关系。对于特定的手术来说，水平高的医生可能用一个切口就可以完成手术，而水平低的医生可能需要用多个切口才能完成手术。就拿最常见的漏斗胸 Nuss 手术来说，当需要两条钢板时，有的医生只需要在每侧胸壁做一个切口就可以完成操作，而其他医生则会给每一条钢板都做一个切口，如果再加上胸腔镜的切口，则每一侧可能有三个切口。此时切口的数量显然就不再是需求决定的了，而完全成了医生技术水平的体现。

第二是切口的方向问题。实施切口的另外一个重要问题是切口的方向。选择切口的方向需要考虑很多具体因素：第一个因素是操作的需要。要完成具体的操作，必须考虑显露问题。显露的好坏与切口的方向有很大关系。因此决定切口方向时，一定要充分考虑显露和操作的需要。第二个因素是美观的需要。胸壁手术后会在体表留下疤痕。由于胸壁不同部位疤痕对美观的影响不同，因此切口的实施方向需要根据具体情况做选择。一般的原则是，要尽量选择靠侧胸壁且靠背部的切口，这样的切口比较隐蔽，更符合美观要求。正中切口尤其靠近领口的切口会将疤痕轻易暴露出来，影响美观。这样的切口应该尽可能避免。另外，在考虑美观问题时，可以尽可能利用皮肤的自然纹理或者褶皱实施切口，这样同样可以获得较好的美观效果。总的来说，要想获得比较美观的效果，切口实施的方向一定要格外注意，不可以过于随意。第三个因素是防范风险的需要。一些胸壁外科手术中会出现一定的风险，比如漏斗胸的 Nuss 手术中，有可能导致心脏破裂出血。这样的情况一旦发生，需要将切口迅速向正中方向延长。考虑到这种风险出现的可能，开始实施切口时，就应该采用横切口。如果采用的是纵切口，则不便于向正中延长。

第三是切口的长度问题。切口的长度是很多人关心的大问题，也是创可贴手术最核心的要求。影响长度的因素有很多，除了客观的因素外，主观因素是一个重要的决定因素。主观因素体现在两个方面：一个是关注度的问题，另一个是技术问题。很多人并不觉得切口长度是一个重要的因素，因此实施切口时会相当随意，随意延长切口。当医生不觉得切口过长是对患者额外的伤害时，切口就会做得非常长，结果患者因切口操作受到的伤害就会明显增加。另外一个问题是医生个人的技术问题。一些医生的技术不扎实，如果切口过小会影响显露和操作，他们不得不用长的切口完成手术。这样的选择完全是无奈之举。在两种情况中，患者的切口都很长。前者是因为医生责任心不够而导致，后者则是技术太差引起。不管哪种情况，最终吃亏的都是患者。

第四是切口之间的协调问题。在一些特殊的手术中，有时会用到不止一个切口。如果切口之间相互照应，相互整合，这些切口可能合并成一个，使切口数量明显减少。即便不能减少，如果切口设计合理，彼此之间可以有机协调，对手术开展也会有很大帮助。但是，有人在实施切口时会过于随意，根本不考虑彼此间的关系，结果不仅不能最大程度发挥切口的作用，还可能造成额外的伤害。比如漏斗胸的 Nuss 手术，当需要使用两条以上钢板时，最聪明的做法是每侧胸壁只做一个切口，这等于是将不同钢板的切口做了有机的合并。但非常不幸的是，有的医生会为每一条钢板都做两个切口。即便不同钢板的切口间几乎没有距离，他们也不会将切口合并在一起。这种做法显然是最不明智的做法。切口间的关系协调不利索，不仅会增加切口数量，而且会带来其他严重的问题。

第五是切口的缝合方式问题。切口的缝合有很多方法。在胸壁外科手术中，除了一些特殊的要求外，一般都要求皮内缝合。这样等于是美容缝合，术后疤痕会很小。胸壁外科手术有整形的属性，其中还包括有美容的需要。切口尽可能短小，可以满足这种属性的要求。如果缝合的技术足够好，使术后疤痕尽可能减小，可以使整形和美容的效果充分体现出来。但是，很多医生是不屑于做这种工作的，他们会非常潇洒地用丝线做间断缝合，粗针大线飞速完成工作。这样的做法显然与胸壁外科的基本精神不符。

最后一个是敷料包扎的问题。切口缝合完毕，几乎所有的人都会认为手术所有的工作都已经结束。至于敷料包扎的问题，如前文所述，只要能满足基本的无菌原则，几乎没有人在乎。但是，恰恰是这样一个最不起眼、最容易让人忽略的问题，会让患者感觉到医生水平的高低。

在过去的数年中，我去过很多医院帮扶手术。每当我做完主要的操作后，当地专家多会指派年轻的下级医生缝合切口。每到这个时候，我总会担心他们的缝合技术。如果时间允许，我一定要亲自缝。当地的主任们一般都会非常潇洒，他们是绝对不会亲自缝合皮肤的。在所有医生人群中，下级医生是技术最一般的医生。当上级医生把缝合切口的工作交给下级医生去做的时候，直接反映出来的想法就是对这种工作的不屑。我是他们请去做手术的专家，他们最渴望看到我操作的关键步骤，他们不会放过畸形矫正过程中的每一个细节。但是，每次让他们意想不到的是，我同样对缝合切口这种在他们眼里非常基础的工作很重视。我的态度和精神每每让大家由衷感慨。那不是谨小慎微，而是技高一筹。

创可贴既是一个标签，也是一个尺度，不仅可以更好地安慰患者，也对医生的手术提出了更高的要求。从本质上讲，创可贴手术概念的提出一方面是为了把工作做得更完美，让患者更加满意，另一方面也是对整个手术工作的促进。为了满足创可贴手术的要求，可能会增加医生操作的难度。但是，从手术的根本目的来看，这样的要求无疑会使整个手术的质量大幅度提高。我之所以提出这样的理念，首先是对我自己的手术做出了更严格的要求。当创可贴手术成了我所有手术的标签时，自然也成了我技术的名片。我为这样的技术付出了心血与代价，一切都刚刚好，物有所值。

Bleedingless 手术

外科学发展到一定的程度时，各方面相关的技术和理念都会有很大进步。Tubeless 技术就是其中的一个代表。这个技术由我国著名胸外科专家何建行教授提出并倡导，在微创胸外科临床实践中得到应用，并获得了很好的效果。但是，由于该技术对麻醉和胸外科医生自身的操作技术有很高的要求，实际开展过程中会有不小的难度，因此真正使用的范围并不广。我做的手术全部集中于胸壁，与胸腔内的各种手术相比，这样的手术更简单、更安全，且实施的条件也不复杂，这为 Tubeless 技术的应用奠定了基础。像很多其他的同行一样，在较早的时期我并没有尝试这样的技术。随着各项基础技术水平的提高，再加上对 Tubeless 技术认识的加深，我发现这种技术与胸壁外科手术结合几乎是绝配。从此之后，我所有的手术差不多全部都使用了 Tubeless 技术。Tubeless 技术最直接的好处是使手术操作大大简化，患者创伤明显减小，术后康复速度显著加快。从康复的角度看这种技术，可以说顺应了外科技术发展的潮流，因此是一项非常难得的好技术。但毫无疑问，Tubeless 技术对手术的操作提出了更高的要求。这是很多单位无法大面积开展此手术的根本原因。为了尽可能地开展此技术，我始终在不断优化各项相关的技术，最终使科室整体技术水平都因为 Tubeless 技术的应用而得到提高，这也是通过该技术的使用获得的另外一个巨大收获。

Tubeless 技术并不是一个直接的手术操作技术，其实质是一系列的辅助技术。这些技术的应用却直接改变了手术操作内容。这使我深受启发，我的感受是，一些辅助性技术或者外围技术虽然不会直接影响手术的结果，却会影响整体操作的水平。有了这样的认知后，我尝试着将目光从手术的具体操作中移开，去思考其他可能影响手术水平的问题。在后来的工作中，我首先注意到了术野出血控制的技术问题。经过反复思考后，我提出了一个新概念，即 Bleedingless 技术。我设定的基本内涵是无出血技术，也就是术野没有肉眼可见出血的技术。我把使用了该技术的手术称为 Bleedingless 手术。

Tubeless 技术与 Bleedingless 技术并没有直接的联系。前者是无管技术，也就是尽可能减少术中各种辅助性插管的操作；后者与术野外的所有辅助性操作均无关，但强调的是术野中的出血量，即尽可能做到不出血。二者关注的对象不同，没有可比性，却又有一个共同的特征，即都与手术主要的操作内容没有关系，而只是辅助性的操作罢了。但非常明确的是，这些操作将影响手术总体的效果。

为什么要关注这类"无关紧要"的技术呢？表面上看，这样的技术并不能决定手术的成败，甚至无法左右手术的质量，但仔细分析后发现，恰恰是这样的技术更有可能彰显出医生水平的不同。打个比方，一个切除肺叶的患者按照一般的技术接受手术后，通常可能需要一周才可以出院，而用了 Tubeless 技术的患者可能第二天就出院了。两种情况下做的虽然都是肺叶切除手术，手术具体操作的质量可能没有任何差异，但患者治疗的体验有着天壤之别。这便是 Tubeless 技术的高明之处。同样地，Bleedingless 技术本身虽然只是关注了手术的出血量，但如果最终能因此而获得更为满意的效果，这样的技术同样有可贵之处。

在一般人的印象中，手术的鲜明标志之一就是有出血，没有出血几乎不可能完成手术。所以 Bleedingless 手术这个概念本身似乎隐含着矛盾，但这种矛盾只是传统认识上的矛盾罢了。我之所以提出这个概念，是因为在科技水平高度发达的今天，这种没有出血的手术是可以成为现实的。就拿我自己完成的很多胸廓畸形手术来说，做到不出血并不困难，所以 Bleed-ingless 手术便有了现实的意义。当然，手术中绝对没有出血是不可能的，Bleedingless 手术的真正意义在于相对没有出血，或者出血量低于一定标准。出血量的设定可以人为调整，但这并不重要，重要的是对于这种理念的强调。在绝大多数临床专业的手术中，做到没有出血比较困难，而胸壁外科的不少手术却完全有可能。这恰好说明了胸壁外科手术的特殊性。

要实现 Bleedingless 手术的目标，需要从手术操作细节方面下功夫。这些细节主要包括三方面：其一是皮肤的切割技术，其二是组织的分离技术，其三是术野的止血技术。皮肤切割是一个最基本的操作，一般的做法是只切开皮肤，剩下的结构用电刀完成切割。这样的技术本来是所有医生都应该掌握的，但有的医生会一刀下去直接切到皮下组织甚至更深的层面。这是一种非常粗糙的切法，表面上看十分过瘾，事实上却很难看，因此凡是有一定外科修养的医生都不会做出这种操作。我曾亲眼见过一位狠人，号称很厉害的"刀王"，在做心脏手术时一刀下去直接切到胸骨深度，那样的操作令我无比惊愕。我不知道如此操作的目的是什么，但无疑会使切口内大量出血，不但影响术野还影响心情，这显然不是"刀王"那样的顶级高手应有的风格。皮肤切口完成后，需要将切口内结构逐层向下切开，将切口内部的所有组织逐层分离。这是手术操作的基本要求。此过程可以钝性分离，也可以直接切割，多数情况下是用电刀完成的。分离的过程需要有足够耐心，进程过快，操作过猛，不仅可能造成不必要的损伤，还可能导致额外的出血。切口的操作完成后，接下来是进行术野内的其他操作。此时止血技术是一个最基本的操作技术。止血的具体方法有很多，但 Bleedingless 技术的实质应该是预防出血的技术，并不是等出血发生后再进行止血，那样就不叫 Bleedingless 技术了。

除了上述的技术细节外，良好的止血效果尚对一些硬件条件有要求，其中电刀的质量最为重要。要想保证手术没有明显出血，客观上要求有一把质量良好的电刀。另外，术中必须对电刀的模式和参数做很好的设定。这是完成 Bleedingless 手术最基本的要求。

对于传统的胸外科手术来说，要做到无可见出血并不容易。由于切口普遍较大，要想实施 Bleedingless 手术非常艰难。胸壁外科手术尤其是胸廓畸形手术一般都会使用极其微小的切口进行操作。这样的切口术野小，对组织的损伤也很小，为 Bleedingless 技术的实施提供了最好的条件。我完成的绝大多数胸廓畸形手术切口长度都在 1～2cm 之间。在如此微小的切口中实施操作时，出血量几乎可以忽略不计，因此很容易做到无出血的效果。这正是我极力提倡 Bleedingless 手术的根本原因。

多数胸廓畸形的切口都会选择在侧胸壁，这种手术径路中比较容易出血的结构有两种：一是肌肉，二是肋间血管。肌肉出血的部位主要在肌肉本身和肌肉于肋骨的附着处。在切断这些结构时，如果能考虑到出血的可能并采取措施防止出血，就很容易实现 Bleedingless 技术的要求。肋间血管的出血有时会防不胜防，这主要与肋间血管行走路线的变异有关。由于止血操作较为容易，只需要用电凝烧灼就可以轻易达到目的，因此基本不会影响 Bleedingless 技术的实施。

除了上述手术外，有一种手术切口会在剑突下实施，那就是 Wang 手术。剑突下切口经过的主要结构是软组织，偶尔会有局部的小血管，只要操作仔细，一般不会有明显的出血。正因为如此，Wang 手术更容易做成 Bleedingless 手术。

总的来说，胸廓畸形手术会涉及两个主要的操作部位：一个是切口内可见的部位，另一个是胸腔内或者纵隔内不可见的部位。Bleedingless 技术强调的是没有肉眼可见的出血，因此只要能做到切口内没有出血就达到了目的。有人会担心胸腔或者纵隔内的出血，这样的顾虑其实并不必要。对于一个熟练的外科医生来说，对内部出血的控制往往比切口内出血的控制更让人放心。要知道，任何一台成功的手术都必须避免内部出血，这是手术操作的底线，也是完成手术的基本要求，因此 Bleedingless 手术只需要关注切口内的出血，而无须对内部是否有出血过分担忧。

综上所述，Bleedingless 手术本身似乎是一项要求非常严苛的技术，好像是对手术提出了很不现实的要求，但实际情况并非如此，实际操作的难度并不会太大。只要医生能从思想上重视这样的技术，操作起来会较容易。

临床上经常遇到的问题可能是，一些医生会非常排斥这样的技术。他们认为这种过分强调无出血的做法是吹毛求疵，甚至是故弄玄虚，不符合外科操作的基本原则。按照他们的说法，手术一方面要讲究效果，另一方面要讲究效率。过分追求细节的东西会耽误工夫，延长操作时间，使效率大大降低。这是一些医生对 Bleedingless 技术排斥的真实原因。这些医生的想法并没有太大问题，尤其在出血量本身就不是太多的手术中，如果一味要求手术完全没有出血确实会影响手术的效率。但是，在实际操作中如果

Bleedingless 技术不但没有影响反而提高了效率，这种技术就有存在的理由了。而这样的可能性也是很多医生没有想到的事实。其实，在具体的操作过程中，Bleedingless 技术往往并不会像大家想象的那样耽误工夫。关注过我手术的人都知道，我非常注重效率，有人喜欢用"飞一般的手术"形容我手术的速度，而我会普遍使用 Bleedingless 技术。这说明此技术与效率并不矛盾。相反，如果在止血的细节方面做足功课，术野清晰了，显露更好了，会更便于操作，反而会节约大量时间，使总体的效率大大提高。

我实施的漏斗胸 Wang 手术最快的速度纪录是 6 分 27 秒。可以设想，如果术野不清晰，这样的时间光用于止血可能都不够，更不要说去完成操作了。正是因为我在术中采用了 Bleedingless 技术，才使得术野既清晰又干净，为快速完成手术奠定了基础。Bleedingless 技术是附加技术，我可能为此花费了一定的时间，但总的来看是完全值得的。花了短时间用于止血，最终却节省了更多的时间。从这个意义上讲，Bleedingless 技术不仅不是多此一举，反而非常必要。

在前文我曾经提到过著名的心脏外科专家翁渝国教授的手术。我曾有幸三次与他同台手术，其中一次是胸主动脉瘤手术。当时切口非常大，从腰背部一直斜向前胸壁。按照一般的思维，这么大的手术肯定会出血的，因此术前我准备了大量的血，以备术中使用。而让所有人都感到吃惊的是，术中从头到尾竟然没有看到可见的任何出血。那几乎是最巅峰的 Bleedingless 技术，也是我一生中见过的最伟大的手术。与他同台的另外两台手术同样如此，两台手术都是室壁瘤切除加动脉搭桥手术。这样的手术需要切开心脏，因此术野中没有出血是不可能的。但令人震惊的是，术中的出血完全局限在可控的部位中，其他的部位没有任何的出血。从某种意义上讲，这依然是 Bleedingless 技术的体现。

动脉瘤手术和室壁瘤手术都是很大的手术，对这类手术有所了解的人都知道，其最大的挑战之一就是出血。出血可以说贯穿于手术的整个过程当中。很多人做这类手术都是在血泊中完成的，所以出血几乎是这类手术的标配。为了完成止血的操作，医生会花费大量的时间用各种措施去止血。可以毫不夸张地说，止血是这类手术中最耽误工夫的操作。而在翁教授的操作过程中，他只是在术中稍微花了一点工夫做了最基本的 Bleedingless 操作，便轻而易举地完成了手术。他花费的时间少，却避免了止血需要的大工夫，这反而使手术的整体效率大大提升。

翁教授来自柏林心脏中心，是全球最伟大的心脏外科医生之一。他之所以受人尊敬，除了手术操作水平高超外，还与他对手术非凡的理解及涵养有密切关系。从他的手术中可以看到与众不同的品质，而 Bleedingless 技术恰好是这些品质中一个格外耀眼的成分。

在接下来的章节中，我还会提到其他的手术理念，比如干净手术的理念。从本质上讲，干净手术强调的理念与 Bleedingless 手术的理念大致相同。我一直坚信，这些理念不仅关乎技术，也关乎习惯修养，甚至还可以说是医生的信仰。如果在手术中能养成好的操作习惯，并将其融汇于每一台手术的具体操作中，那将会有助于医生成为顶级的高手。

手术的理念与很多其他工作中的理念大致相仿。手术的本质是手艺，很多其他工作也是手艺，因此都有相通的理念。再拿剃头来举例，有的师傅会十分有条理地把头发按部就班地打理，最终做出十分好看的模样，而有的师傅却从头到尾都会把头发弄得乱糟糟的，尽管最终也可以理出不错的效果，给人的感觉却很不舒服。如果把两种手艺放在一起比较，水平的差异会非常鲜明。很显然，两种手艺的差异不是简单的表面问题，而体现于深层次的修养或者信念中，因此给人的感受完全不同。

外科医生的工作是动手术，是真正的操作，是绝对的手艺活。既然是手艺，彼此之间水平的差异可以通过很多细节表现出来。公认的好手术应该具有如下的特征：动作既稳又准，操作果断敏捷，干净利索，绝不拖泥带水。这些特征是医生良好修养的体现。医生的修养包括很多方面，但都可以在手术操作的细节中表现出来。比如对出血的态度和处理就是一个具体的反映。与那些笃信 Bleedingless 技术的医生相对应，临床上会有另外一些医生，他们的手术总是充满刀光血影。那是怎样的感受呢？术野没有层次，显露不清晰，手术台上一团糟，还总因为让人出血不止而提心吊胆。遇到最严重的出血时，连递器械的护士都可能被吓晕过去。这样的技术实在是令人不敢恭维。医生即便最终能够完成手术，也一定是那种最不让人放心的手术。很遗憾的是，不少医生一辈子都在做那样的手术。这只能说明一个问题，并不是所有开刀的医生都有好手艺，都可被称为好大夫。

干净手术

　　干净手术是我提出的一个关于手术认知的特殊概念，与 Bleedingless 技术有着相似之处，基本的内涵是指手术的整洁与有序。由一般常见的手术过渡到干净手术，其意义很多人都清楚，这不仅是外科医生修养的表现，也是手术更高境界的体现。这个概念的出现并非偶然，而是我在花费了很多的精力去研究以往的各类手术后才得到的结果。

　　干净的概念大家都清楚。日常生活中每一个人对干净都有大致相同的理解。干净手术最基本的理解与日常生活中的理解差别不大，但这并不是干净手术的全部。相反，这应该是最简单也是最浅显的理解。要想完全理解这个概念，首先要从不同的维度着手。干净手术应该包括三个维度：其一是手术野的干净，其二是手术台的干净，其三是手术室的干净。只有当三个维度都真正干净时，才是最干净的手术。

　　手术野的干净是干净手术最基本的要求，这也是医生基本素质的体现。手术野的干净表现为良好的显露以及清晰的解剖层次，这样的术野会让人赏心悦目。相反，如果术野邋遢繁杂、显露不清，不仅看着不舒服，做起来会更不舒服。这样的手术与干净手术显然不是一个档次。

　　术野的干净体现了医生的基本素质，也是医生操作思维的直接反映。如果医生对手术操作的精髓缺乏理解，就不可能有好的计划、好的策略以及好的步骤，当这些内容都欠缺的时候术野就会乱七八糟，手术的质量也就很难保障了。

手术野的干净程度直接影响操作质量。但是，这并不是干净手术的全部。干净手术还包括手术野之外的范围，这是第二个维度的干净，也就是手术台的干净。很多医生不会对手术台的整洁有太多的要求，尤其当手术台上物品的摆放取决于助手、器械护士等多人时，手术台的整洁便似乎与主刀医生没有太大的关系了。这其实是一种误解。要知道，在手术台上，主刀医生任何时候都是总决策者。手术台上物品的内容、数量、摆放位置最终都是主刀医生决定的。如果主刀医生只顾手术野中的操作而对手术台上的东西不闻不问，尽管不会影响手术最终的操作效果，却依然可以反映出医生的基本素质，这样的医生一定是一个没有条理的医生。

对于任何一种操作来说，都需要一个工作的空间或者平台。平台是摆放工具的区域。如果关键的工具总是在此空间内胡乱摆放，很难说这个操作者是一个思维清晰的操作者。其实做手术是一样的道理。主刀医生除了熟练完成术野的操作外，必须与助手和器械护士保持良好配合，把手术台打理得有条不紊、干净整洁，这样的手术才显得更有水平。所以手术台上的干净是更高维度的干净，是医生素质更好的反映。如果一个医生不仅术野做得干净，连手术台都维持得很干净，给人的印象肯定会非常深刻。这样的医生绝对不一般。

由手术野的干净到手术台的干净，干净的维度完全不同。表面上看手术台的干净显得无关紧要，或者并没有手术野的干净重要，实际上却更为重要，因为这个维度的干净显然高出了一个层次，反映的是医生更高层次的修养。但是，手术的干净并没有因为上升到手术台的干净而终结，更高维度的干净应该扩展到手术台之外，直接把手术室包括在内，这将是最高维度的干净，也就是手术室的干净。

一般人会认为，手术室的整洁状况与主刀医生没有任何关系，那是麻醉医生、器械护士、巡回护士、打扫卫生人员的事情。但是，这里说的干净并不是一般意义的干净，而是手术台周围空间的干净。在实施某些手术时，经常会需要很多特殊的辅助装置，比如电刀、吸引器、胸腔镜、监护仪等，都会摆在手术台的周围。这些物件的存在会使手术台周围格外混乱。如果物件过多且摆放混乱的话，就谈不上干净了。从手术室的角度谈干净需要关注两个内容：一是物品的数量，二是物品的次序。物品数量越少，自然会越干净。另外，物品摆放越有序，也会越整洁，最终会显得越干净。从这两个具体内容看，似乎与手术医生和手术操作都没有任何关系。打个比方，很多人在实施 Nuss 手术时，前面提到的所有物品都不能缺少，且摆放的位置也不是由外科医生决定的，因此很多人会想当然地以为这些东西的存在与外科医生毫不相干。但是，大家有没有想过更深层次的问题：如果医生自己有把握不用胸腔镜完成手术，手术台周围的装置是不是会即刻少了很多并使周围环境干净很多呢？回答是肯定的，那么这样的干净显然是直接与医生的技术密切相关的。再有一个问题：如果大家在手术中采用了 Tubeless 技术，手术台周围会不会变得更干净？回答同样肯定。那么可想而知，如果医生既不使用胸腔镜，又可以采用 Tubeless 手术完成操作，手术室内必然会异常干净。这会从更高的层面反映出医生的技术水平，显然是更高维度的干净。

外科医生的档次不同，基本素质不同，技术水平不同，做手术的干净程度不同，干净的维度也不同。很显然，从某个层面来讲，手术干净的程度基本可以反映出外科医生的总体水平。

将干净手术分为三个维度的做法，是从物理空间的干净程度对手术完成的较为具象的评价。这种评价对理解医生的技术水平有很好的作用。但是，这样的评价并不够全面。做手术是一种具体的操作，是一种手艺，但操作是由人的思维控制的。如果抛开了思维而仅仅谈论操作技术，很难全面反映出医生的水平。为此就需要从具象的层面向上升华，升华出抽象的东西来。这便是我曾提到的干净手术的四重境界了。这样的理解虽然不那么具体，却更为全面。我的理解是，将所有的干净手术分为四重境界，即初级境界、次中级境界、中级境界以及最高境界。从不同境界去理解干净手术，将更有助于描述其本质的内涵。

首先，我将初级境界的干净手术定义为感官上的干净。感官上的干净是最朴素也是最基本的干净，它来自人的主观感受，因此更具体也更直观，其真实的表现为整齐有序，有章法条理，是所有人一眼就可以看到的干净。对于初级境界的干净手术来说，它首先是术野的干净，这种术野多显露良好，无明显出血、无明显渗出、无凌乱的结构，解剖层次清晰分明。除了术野的干净外，还必须兼顾手术台和手术室的干净。所以感官上的干净其实来自三个维度的干净。当外科医生将不同物理层面的干净做到极致时，将会彰显出其优秀的素质。当然，这同样是外科医生水平的体现。但是，这样的体现并不全面。要想更清晰地评判医生的水平，尚需要从其他境界做分析。

接下来干净手术的境界是次中级的境界。这样的境界指的是操作上的干净。初级境界的干净可以理解为静态的干净，但手术操作之所以是操作，是因为本身是动态的行为，是一系列动作的组合。因此，在谈论手术是否干净的时候，更高级别的考量应该来自动作细节的分析。任何手术都有自己特定的目标，不管是切除手术还是整形手术，所有动作都要围绕一个目标进行。由于对操作的理解不同，不同医生操作的内容会有明显差别，有的医生的操作可能干净利索，果断干脆，而有的医生则拖泥带水，邋遢拖沓。这两种操作最终完成治疗的过程，给人的印象显然有很大的差异。操作上的干净指的是那些动作娴熟、简单明了、没有多余动作的操作。这是对干净手术更高境界的诠释。这样的干净显然比那种感官上静态的干净要高明许多，这是更高境界的干净。

中级境界的干净手术指的是原理上的干净。每一个手术都有特定目标，为了实现此目标，必须通过具体的操作去完成。而操作之所以能用在手术中，是因为都有其内在的道理，也就是说都遵循了一定的原理。操作原理不同，具体的式式也不同。为了完成一个疾病的治疗，可以通过不同的手术方式来完成。但是，不同手术方式的原理可能有很大的差别。有的手术原理过于复杂，需要通过烦琐的操作才能完成手术；相比之下，另一些手术简单明了，不仅操作方便，省时省力，而且可能不需要特殊条件就可以完成操作。如果对两种手术做对比，简单的手术显然更像干净手术。任何一种手术设计出来都是用来治病的，而这样的工作是靠外科医生这个特定的人群去完成的。如果手术原理过于复杂，肯定不利于手术的实施，最终会影响整个疾病的治疗。因此，那些原理上极其简单的手术，更符合干净手术的要求，是更高境界的手术。

最高境界的干净手术指的是观念上的干净，这是医生思维习惯的体现，同样也可以反映出医生的基本修养。观念上的干净应该是少或精，应该是治疗理念的极简，即通过最简单的方法完成治疗，因此是最高境界的干净。

干净手术概念的提出并非空穴来风，是我对所有的手术做了长期反思后得出的结果。在此之前我曾做过很多的 Tubeless 手术，并且提出了 Bleedingless 手术的概念。Tubeless 手术强调的是操作内容的干净，Bleedingless 手术强调的是手术野的干净。两种手术强调的重点不同，但有一点是相同的，那便是物理空间的干净。Tubeless 手术因为内容少而干净，Bleedingless 手术则因为没有出血而干净，两种手术没有形式和内容的可比性，却因为干净而联系在一起。当我循着这些手术的共性向更深层次探索时，便有了干净手术的概念。

Tubeless 手术被称为无管手术，其目的是尽可能消除术中常用的各种管道，使相关的创伤减少，实现快速康复。由于各种管道存在于手术野、手术台以及手术室内，这种管道的减少无疑会达到使手术在各个维度都干净的目的。但是，这样的干净并不绝对，很多时候只能说是部分干净，因为在一般的胸外科手术中，除了这些管道外，还有其他的东西，比如胸腔镜就是很多手术的标配。即便到了一般的胸壁外科手术中，比如 Nuss 手术，这种装置也被很多医生当作不可或缺的神器。除了胸腔镜之外，如今胸外科的手术室总是越来越热闹，手术室内会充斥很多神奇的装置，除了最常见的电刀、超声刀、吸引器、监护仪之外，越来越多具有神奇功能的仪器和设备会出现在手术台旁边，最高精尖的手术室甚至还可以看到机器人忙碌的身影。这么多装置摆放在手术台周围时，很难想象手术台和手术室会彻底干净。电刀、监护仪对胸科手术来说是必不可少的设备，那么其他东西难道就必需吗？往前看几年、十几年，大家的回答也许并不肯定，因为以往的很多胸科手术都不使用胸腔镜，当时也没有机器人，没有超声刀，没有各种眼花缭乱的仪器设备，但手术照做不误。如今时代变了，科技不断发展，各种打着高科技幌子的东西纷纷涌向手术室。当手术台周围越来越热闹的时候，手术室的干净就成了奢望，手术台的干净同样是奢望。而当一批管道被另外一批所谓的更高级的管道替代后，手术野永远无法干净。此时如果依然说是 Tubeless 手术，就是在"啪啪打脸"了。由此可以看出，对于当代的胸外科来说，要想做到真正的 Tubeless 的手术是几乎没有可能的。既然如此，若想使手术变得干净，成为名副其实的干净手术，同样没有可能。那么，是不是所有的胸外科手术都必须屈从于这种宿命呢？仔细分析各种手术的操作细节会发现，有一种手术是最有可能摆脱这种宿命的，那便是胸壁外科手术。

胸壁外科疾病位于体表，操作部位表浅，显露直接，因此不需要借助胸腔镜就可以完成手术。即便治疗漏斗胸的 Nuss 手术，如果能掌握好相关的技术，同样可以不使用胸腔镜。在当代的胸外科手术中，胸腔镜是唯一一个被视为不可缺少的装置。如果这样的装置可以去除，其他装置的去除便会少很多阻力。如果真是如此，那么胸壁外科疾病便有望会成为多个维度的干净手术了。

其实达到这样的目的并不难。在过去的工作中，我完成过大量的胸壁外科手术，却从来没有用过胸腔镜，也几乎没有使用过其他非常夸张的装置。将我自己的手术环境与其他同行的手术环境相比，相信大家心中都会有一个明确的对比结果。我的手术不需要兴师动众，不需要太多的神奇的装置凑热闹，我强调的是自己的技术。有了这些技术，我十分自信，不需要太多高深的仪器设备帮忙，反而会更加干净利索地完成手术。

在很长的时间里，我一直在努力践行 Tubeless 手术的基本原则，这使我的手术变得越来越干净，手术做得越来越简单，患者也从中得到巨大的实惠。但是，这并没有让我满足，我的终极目标是希望手术在各个层面都变得干净，于是便有了 Bleedingless 手术。

Bleedingless 手术瞄准的是切口内的操作，由于胸壁外科手术切口普遍较小，如果不重视出血的问题，不仅切口不干净，还会影响显露，影响最终的手术效果。对于一般的胸外科手术来说，要想做到这种程度的出血控制几乎没有可能，但对胸廓畸形手术非常容易实现。在我完成的绝大多数胸廓畸形手术，尤其是漏斗胸手术中，手术野内都可以做到没有肉眼看到出血，这说明 Bleedingless 手术是现实的，完全是可行的。

Bleedingless 手术的最大特征是干净。这种干净是术野的干净，是分明的层次，是清晰的结构，是洁净的操作空间。这样的干净如果与手术台、手术室的干净叠加起来，就会成为一种彻底的、完全的、由里到外的、由外到里的、纯粹的干净。

由如上分析可以看出，对于普通的胸外科手术来说，由于无法摆脱胸腔镜等仪器设备的束缚，要想做成 Tubeless 手术那种相对干净的手术是可能的，但绝对不可能是彻底的干净。与这种情况完全不同的是，对于胸廓畸形手术来说，由于除了 Tubeless 手术外还可以做成非胸腔镜手术甚至

Bleedingless 手术，这将使彻底的干净成为可能。

　　从 Tubeless 手术到 Bleedingless 手术，虽然感官上的干净得到了实现，但我并没有止步。在随后的工作中，我又开始从不同境界去审视我的技术。操作上的干净是我在每台手术中追求的目标，而手术原理上的干净则直接促成了多种术式的发明。到了最后，当我把极简法则用在我的手术中时，最高境界的干净终于达成。这个境界的标志性手术就是我设计的那个小手术，即 Wang 手术。

窒息性胸廓发育不良手术

第二次创业开始后，我的工作始于漏斗胸的治疗。当这个畸形的手术被我彻底拿下后，很多别的畸形患者也纷纷前来找我看病。由于各种畸形之间有天然的联系，手术也彼此相通，于是我又逐渐开始了对其他畸形的治疗，并最终取得了很好的成绩。到了此时，我已经成了出名的胸廓畸形手术专家。我的技术为将来开展更为复杂的手术奠定了基础。

在各类畸形中，有一类畸形非常特殊，这种畸形就是窒息性胸廓发育不良。此畸形最先由 Jeune 报道，因此也被称为 Jeune 综合征。Jeune 报道的时间是 1955 年，而到了 2003 年，一位叫 Campbell 的脊柱外科医生将多个特殊畸形总结在一起，并将其统称为胸廓发育不良综合征。这种综合征与 Jeune 综合征并不是一种疾病。Campbell 将其分为三型共四个亚型，其中的 ⅢB 型才是 Jeune 综合征。从 Campbell 的分型看，他是想将一大批同时有脊柱畸形和胸廓畸形的患者归并于脊柱外科疾病中。这种做法的初衷可以被理解，但其本身有矛盾。既然要将其当成脊柱外科疾病，至少名称应与脊柱的疾病相关才合适，但 Campbell 用了个与胸廓相关的词汇来命名，这无疑会误导很多医生，至少很多胸外科医生一直被这样的名字误导了，以为这是胸外科的疾病。而仔细研究其分型的具体内容，会发现其本身同样不科学。比如其中的 ⅢA 和 ⅢB 型，只是有胸廓的畸形而没有脊柱的畸形。这样的畸形更应该归类为胸外科或者胸壁外科的疾病，而不应该是脊柱外科疾病。

对窒息性胸廓发育不良的充分认识是良好治疗的前提。很多人听说过这种疾病，但并不明白其与胸廓发育不良综合征的区别。不能很好地认知畸形就无法对其实施满意治疗。胸廓发育不良综合征Ⅰ型和Ⅱ型患者我们都接诊过，而且很早就完成了相关的手术。这些工作以及后来开展的其他复杂畸形治疗工作的经验，为正式治疗窒息性胸廓发育不良奠定了扎实的基础。

在接诊窒息性胸廓发育不良患者之前，我查遍了国内外几乎所有能够查到的文献。通过这些文献，我们获取了如下关于窒息性胸廓发育不良的重要信息：①该畸形非常罕见，是所有胸廓畸形中最少见的类型。国内文献对此畸形的报道并不少，但几乎全都是个案报道。报道内容五花八门，有的是一般临床表现的报道，有的是影像学方面的报道，还有的是尸检报告。国内的报道有三十多篇，但都没有涉及手术。国外的文献也不少，但多数也都是个案报道。其中有部分是关于手术治疗的，不过数量极其有限。近年的一些文献会更多聚焦于基因检查，不少与此疾病相关的基因被发现。这种研究的意义仅限于遗传学方面的研究价值，无法直接揭示发病的机理。②该畸形极其凶险，很多患儿一出生就因为呼吸困难而需要抢救。患儿会出现严重的胸廓限制性呼吸障碍，伴随肺部反复感染。由于病情危重，即便做了抢救，死亡率也很高。多数的患儿病情会随着年龄增加而加重，极少有患儿能活到青春期。一些轻型的患者较为幸运，可能会活到较大的年龄。但很少有成人病例报道。③该畸形的发病机制不清楚。已知该疾病是先天性疾病，多有家族发病倾向，与遗传有关。很多人试图从各方面对发病机理做研究，具体机理尚不清楚。有人认为是胸廓结构发育停滞所致，但没有客观证据。④该畸形的治疗状况极不乐观。国内没有任何人做过此类手术，所有的手术都由国外医生完成。已报道的手术方式仅有四种类型：正中扩容术、侧胸壁扩容术、Nuss手术以及另外一种非常特殊的手术。正中扩容术是一种近似于急救的手术，是从正中将胸骨劈开，然后将整个胸廓撑开以增加胸廓容积的手术。由于撑开的幅度有限，因此这种手术更像是一个姑息手术，需要在后期再次实施手术。侧胸壁扩容术设计本身过于理想化，由于没有考虑两侧胸壁肋骨与肋软骨结合处的实际病理改变，因此真正操作的时候非常困难，很难有好的效果。Nuss 手术被用于这种畸形的治疗是一个极为奇葩的创意，由一位深受 Nuss 手术影响的外国医生完成。该医生只看到了侧胸壁的凹陷便以为找到了 Nuss 手术使用的理由。这其实是一种非常牵强的做法。手术不仅不科学，而且非常不合理。最后一种手术是近年才被外国学者设计出来的手术，该作者先对一种特殊的钢板做塑形，然后将其放入患者前胸壁，同时对两侧的畸形做整体塑形。这种方法表面上看似乎很合理，但考虑到畸形的实际病理改变时，其效果并不令人满意。由于这个疾病发病率相当低，所有关于手术的报道也都是个案报道。个案报道无法提供更多的临床经验，因此很难看出长期的手术效果。而凭借我自己矫正各种畸形的经验，发现这些方法都有一定的问题，要想使这个疾病得到更好的治疗，需要设计出更新、更合理的手术才能满足治疗需要。

了解了上述的信息后，我开始做全方位的研究，首先研究的是发病机理的问题。为了把这个问题搞清楚，我对这种疾病的影像学特征做了仔细研究。关于其特征，有很多文献进行了描述，但给人的感觉并不好，描述越多越不清楚，且抓不住重点。经观察后，我发现其实最特征的变化只有一个，那便是两侧胸壁特定位置的凹陷。从 CT 截面上看，典型的改变是"凸"字形特征。这是以往没有任何其他人关注的特征。发现这个特征非常重要，因为这个特征将揭示出该疾病发病的根本原因。在接下来的研究中我又有新发现，患者凹陷的位置恰好是肋骨与肋软骨连接的部位。正常情况下，这个部位应该是沿着相同的弧度向外膨胀生长的，但在这种疾病中完全背离了正常方向，这成了导致畸形发生的根本原因。我的这些发现在后来手术中被证实。肋骨与肋软骨生长方向的异常被证明是导致两侧凹陷以及所有畸形的根本原因，这成了此畸形发病机理的完美诠释。机理弄清楚了，主要畸形也明白了，手术的具体方法也就很容易被设计出来了。我最先设计的方法参照了 Wenlin 手术。基本的设想是，钢板正中的部分对前凸畸形做压迫，钢板两端置于凹陷前方，经过提拉后，可以有效消除凹陷。这等于是用一条钢板同时完成了两个畸形的操作，因此在理论上讲是最合理的设计。

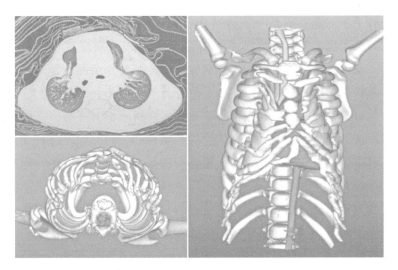

窒息性胸廓发育不良的影像学检查。CT 截面图呈现典型的"凸"字形特征

　　基本的设计理念完成后，我又对手术的实际操作细节做了更细致的设计。我把手术分成两部分。第一部分是针对胸壁上部畸形的矫正，第二部分是针对两侧胸壁下部畸形的矫正。上部畸形一般使用两条钢板完成塑形，采用的具体方法是 Wenlin 手术。两侧胸壁的下部畸形并不是一个整体，中间隔着肋弓正中的腹壁结构，使得手术不得不分开完成。我的做法是使用两个 Wang 手术分别对两侧的凹陷畸形做矫形。经过细致的设计后，整个手术方案基本完成。为了确保手术万无一失，我又对手术的所有细节做了反复研究，最终使手术方案逐渐成熟。

　　经过长时间充分准备后，我接诊了第一个患儿。这个患儿 9 岁，畸形典型且严重，我为其实施了矫正手术，手术很快完成，术后平稳，手术获得成功。

　　第一例手术的成功是一件必须载入史册的大事件，因为这是中国人第一次实施此畸形的治疗，而且使用了我独创的技术，这个技术明显优于国外的技术。这个手术成功后，媒体非常关注，并将其视为当年中国医学十大技术进步之一。由此可以看出，我设计的手术是一个很成功的手术。

　　第一例手术成功的消息传出后，国内有大量患者与我取得联系，纷纷表示希望前来我的科室接受手术。此前其实已经有很多患者与我建立了联系，如果将所有患者加起来，应该超过了 50 人。这是全世界最大的病例人群。患者手术的愿望强烈，我必须做好持续手术的准备。在后来的工作中，我开展了更多的手术治疗，使患儿们得到了最大限度的帮助。

为了保证手术的绝对成功，早期我接收的患者病情相对较轻，术后恢复比较平稳，但很快迎来了挑战，一些极其严重的患儿术后会出现心肺功能不全。对于这样的患儿，我不得不使用呼吸机辅助其呼吸。有的患儿短期呼吸机辅助依然不行，必须做气管切开实施较长时间的呼吸辅助。这是一个极其艰苦的工作，患儿和家人艰苦，医生和护士也很艰苦。但是，面对一个个极其复杂的畸形，一台台极具挑战性的手术，面对一个个鲜活的生命，我工作的意义格外重大，不管多苦多累，这难不倒我，也难不倒我科室的医护人员们，我们必须把工作做好，这是大家的责任和义务。

完成最初的 18 例患者的手术后，虽然经历了太多的艰辛，但总的来说治疗效果很满意。尤其让我感到自豪的是，我的手术效果明显优于国外同行的手术。但是，我很快遇到了真正的困难。第 19 例患儿只有 9 个月大，病情极其严重，需要紧急手术。单从手术方面看，并没有太大的挑战性，我有绝对的把握顺利完成手术。然而，由于患儿年纪太小，体重很轻，这对手术之外的工作提出了特殊要求。第一个要求是对麻醉技术的要求。由于患儿年龄极小，且病情非常严重，如果麻醉无法安全地实施，手术将无法开展。第二个要求是对术后监护的要求。如此危重的患儿手术后一定要有非常专业的监护，这是保证患儿度过术后安全期的重要保障。监护技术不行，不管手术做得再好都等于白做。我所在的医院是一所综合医院，虽然也经常做各专业的低龄患儿手术，但新生儿的窒息性胸廓发育不良手术毕竟不是一般的低龄手术，我们医院的相关技术可能无法满足我手术的要求。为了保证手术万无一失，我最终做出决定，与专门开展新生儿手术的广东省儿童医院进行合作，共同完成这个患儿的手术。

我把想法与该院新生儿外科的洪淳主任做了沟通，他欣然答应，很快便安排患儿住院，做术前准备。到了手术的日子，我带领手术团队与洪淳主任的团队携手开展此手术。他们的麻醉技术和术后监护技术绝对一流，手术非常成功，术后康复的过程也令人非常满意，患儿最终痊愈出院。

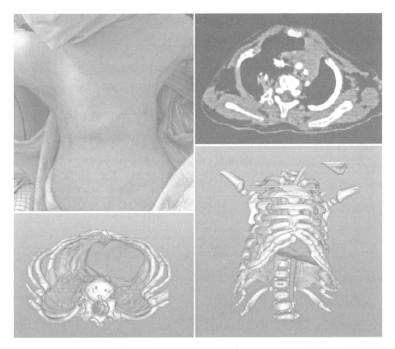

　　9个月大的窒息性胸廓发育不良患儿，胸廓严重缩窄，双肺和心脏均明显受压，病变极其严重。我采用特殊的手术方法实施手术，手术非常成功

　　与洪淳主任的合作为新生儿患儿的手术给我带来了信心，后来我先后安排了3例类似的患儿手术与他们合作，都获得了好的效果。这样的模式非常宝贵，强强合作为将来给更多低龄患儿进行手术积累了经验。

　　在此过程中，我使用的手术方式并没有太大的变动。但是，随着患者的增多，我发现有的患儿病情虽然严重，却不再是最典型的病理改变。他们的表现是全胸廓的缩窄。这让我们联想到 Campbell 分型中的ⅢA 型畸形。在他的分型中，这种类型的畸形并不属于窒息性胸廓发育不良，然而在我的患者人群中，这种患者依然属于该畸形，只不过病理改变较轻罢了。认识到这个问题后，我对这种畸形的种类有了更深刻的认识，最终将其分成两个类型：Ⅰ型就是 Campbell 分型的ⅢA 型，而Ⅱ型则是ⅢB 型。这种分型的重要意义在于，可以更有针对性地指导手术的实施。

　　Wenlin 手术＋Wang 手术针对Ⅱ型畸形是最合理的选择，但对于Ⅰ型患者来说，由于主要的特征是全胸廓的缩窄，因此不是最好的选择。相反，要想获得更好的效果，则必须采用更为激进的方法进行手术。有了这样的认知后，我很快设计出一种非常合理的方法，并将其应用到第20例患儿的手术中，最终获得非常理想的效果。

第20例患儿手术的成功给我带来了很多反思。对于窒息性胸廓发育不良这种极其复杂的胸廓畸形来说，每个患者的病理特征本来就存在很多的不同，因此手术必须针对每个患儿的特征做个性化设计，而不能千篇一律地从头到尾全部采用一种术式。在接下来的手术中，我完美地遵循了这样的思路，使手术的效果越来越理想。

后来，我迎来了第24台手术。到了这时，我的手术数量早已成为全球最多。有了这么多的经验后，当我接诊到这个新的患者时，自然比以往任何时候都更加自信，也更加轻松。

这个患者为女性，20岁，畸形极其严重。像其他所有的患者一样，此患者也是出生后即发病，此后几乎一直都在看病。过去这么多年中，她的病情反反复复，但总的趋势是持续加重。为了治病，家人曾带她到全国各地多家医院就诊。但是，由于病情极其复杂，一直没有得到有效治疗，这让其家人感到绝望。患者本人的情绪也极其低落。后来患者自己通过网络知道了我们的技术后，很快与我联系，并以最快的速度来到我的科室做手术。

我接诊了这个患者后，对她做了全面检查。我发现除了侧胸壁有严重凹陷外，她的前胸壁下方也有严重凹陷。这个部位的深处刚好是心脏，因此心脏严重受压，导致重度心脏功能不全。前来就诊时，患者病情危重，坐都很难坐得住，极其痛苦，这正是心脏功能严重受损的表现。她和家人都万分焦急，把唯一的希望寄托于我的手术。

这个患者的主要问题是胸壁的大面积压迫。按理说，这样的手术对于我来说根本不是问题。只要能解除压迫，对前胸壁做彻底塑形，我有把握把她的病治好。但是，我很快发现她的脊柱也存在问题。如果脊柱问题严重，只做前胸壁手术恐怕很难有好的结果。为了弄清楚脊柱的具体畸形，我做了进一步检查。幸运的是，脊柱只是后凸畸形，并没有侧凸等严重问题，不影响前胸壁的手术。这让我信心大增。

这个患者的手术是一台极具挑战性的手术。挑战不仅来自手术自身的难度，更来自手术的风险。由于患者心脏严重受压，麻醉诱导时几乎无法平卧，稍微平卧后就会出现严重心律失常。这为麻醉带来了巨大困难。为了完成麻醉，我与麻醉师密切配合，先采用对心脏影响最小的体位插管，然后以最快的速度于正中做切口将凹陷的胸壁提起，从而使心脏压迫得以解除。心脏的压迫解除后，其他操作才有可能。整个手术过程充满风险，可以说危机四伏，但由于预先想到了各种应对策略，所以最终手术还是顺利完成了。

在对这个患者实施手术的过程中，由于畸形尤其严重，且病变的胸壁直接对心脏造成重度压迫，其手术显然不能再使用过去设计的方法。为了寻找一种更为有效的手术方法，我设计了多个新的手术方案，经过反复论证后，最终选择了一个最合理的方法。在手术中使用了这种方法后，获得了令人满意的效果。

这个患者总的治疗效果相当不错。术后症状完全消失，第三天就下床活动，且很快病愈出院。这位患者是我所有患者中最严重的一例，术后的恢复却最快也最令人满意。这说明我的技术已经真正成熟。

窒息性胸廓发育不良手术是胸廓畸形中最具有挑战性的手术。通过此类畸形的治疗，我也创下了多项世界纪录。比如我接诊的一例很特殊的患者，36岁，这是此畸形自然存活年龄最大的世界纪录。这位患者自幼发现了畸形，早期就有症状，一直保守治疗。年幼时很危险，后来随着年龄的增加，病情逐渐稳定，但不能剧烈运动。这样的情况一直持续到成年，此后病情逐渐恶化，不能运动，不能劳动，常年在家里休息。手术前一年病情加重，患者和家人经过多方打听后来到广州。经过检查发现，这个患者病情非常严重。主要表现在两个方面：一方面是畸形自身病理改变非常严重，另一方面是症状非常严重。病理改变的严重不光来自畸形本身，还来自坚硬的骨骼。由于患者已经发育到成年，所有骨骼已经彻底骨化，由此加重了畸形的严重程度；而症状的严重主要是因为心脏和肺功能的严重受损。很显然，这个患者的手术具有极大的挑战性。为了保证手术获得成功，术前我对手术做了非常充分的准备。手术如期进行，获得圆满成功。

由于这个患者年龄过大，心脏和肺功能多年存在问题，因此术后病情出现反复，多个脏器功能都出现了多次问题。这个患者一直在监护室住了一个多月，病情才稳定，最后终于病愈出院。这个患者的治疗花费了我巨大的心血，不过手术的结果让我感到欣慰。能完成如此有意义的手术，我付出的一切都值得。这个手术成功后，我对手术经验做了总结并将文章发

表于 *Interactive Cardiovascular Thoracic Surgery* 之上，杂志主编对我们的手术给予了高度的评价，手术的结果也引起国际上很多同行的关注。

除此之外，我还接诊了全球最多的患者，而且也完成了全球最多的手术。截至 2022 年 7 月，我共完成 34 台此类畸形的手术，这个数量比全球所有其他医生完成手术数量的总和还多。我们取得了非常骄人的成绩。

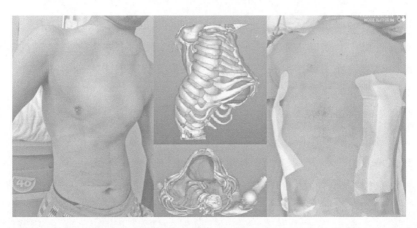

全球年纪最大的窒息性胸廓发育不良患者，前胸壁正中前凸，两侧凹陷，全胸廓病变均严重，肋软骨骨化，骨骼塑形难度极大。采用 Wung 手术 + Wenlin 手术实施矫正，手术非常成功

窒息性胸廓发育不良是一种非常令人绝望的疾病，患儿从出生起就非常痛苦，而随着一起痛苦的还有患儿的家人。他们不得不一次又一次地进出医院，花了钱受了罪之后还不得不眼睁睁看着患儿离去。那种哀伤与无奈想起来都让人揪心。

网上曾有一个很红的帖子，是一位窒息性胸廓发育不良患儿母亲写的孩子求医历程的记录。她先是带孩子在国内四处求医，当时国内没有任何医生能做这个手术，后来她打听到美国有医生可以做，于是远涉重洋，不远万里到了美国，最后终于找到了那个医生。美国人看病并不像中国人看病那样容易，非常烦琐不说，光昂贵的费用都让一般的人无法承担。这位患儿没有保险，最后只有苦苦哀求当地的慈善机构给予资助，但在昂贵的医疗费面前这样的资助几乎是杯水车薪。这个患儿最后有没有做手术不清楚，后来那帖子也没有了下文。我的猜测是，这可怜的患儿很可能在等待就医的过程中已经失去了性命。

我有一个患儿来自江西，其母亲是一位护士。由于自己学医的缘故，她对这个病做了全面的了解，而了解得越多她和家人就越绝望。她知道我能做这个手术后，很快与我联系，求我无论如何都要给孩子做手术。我安排了手术档期，她和家人一起带着孩子来到广州后，一见到我便号啕大哭，求我一定要救她的孩子。那样的场面让我也很难过，我能理解患儿母亲那种切肤之痛。

窒息性胸廓发育不良是一种可能遗传的疾病，正因为如此，有的家庭中连续几个孩子都得这个病。有一个患儿来自陕西。住院后询问孩子的病史时，孩子的妈妈一边流泪一边告诉我说，孩子还有个姐姐，8年前出生，出生后不久就发现了这个病，但只活了半岁就不在了。这个家庭的故事无疑是最让人痛心的。还有一个孩子的故事也让人痛心。那是个5岁的小女孩，很懂事、很可爱，手术时爸爸妈妈都在身边，两人都很疼孩子。但后来我无意中发现两个人竟然离婚了。孩子的家人直言不讳地说，离婚就因为这个病，他们怕如果再生个孩子依旧患有这个病，所以只能选择分开。但可怜的孩子并不知道，她的爸爸妈妈已经不是一家人，她的家已经不存在。

我是个医生，我的工作是治病。我本应该让自己"铁石心肠"，专心致志去开刀，而不受患者及其家人的情绪左右。但是，这个病真的太可怕了，它给每一个家庭都带去了无尽的痛苦。当这些患儿和家人走到我面前时，看着他们那痛苦的样子我无法无动于衷。这经常会让我也感到非常难过。但我会勇敢地面对。我越是同情患儿和他们的家人，就越是希望能通过自己的努力去战胜疾病，消除病魔，让患儿与家人不再痛苦。

在所有的胸廓畸形手术中，窒息性胸廓发育不良手术无疑是最巅峰的手术。我们的手术结果在国际上进行报道后，得到全球同行的高度赞扬，我成了这个领域公认的专家。这不仅是我个人的骄傲，更是我所在医院的骄傲，甚至可以说是中国医生的骄傲。有了这样的技术后，前进的道路变得一马平川，再没有任何一种畸形可以拦住我的前进之路。在多年的手术实践过程中，我接诊过大量复杂病例，他们中的大多数之前都在很多其他医院接受过诊疗，但最终不得不来到我的科室接受手术。经过我的治疗后，这些患者得到了令人满意的结果。这些事实更进一步证明了我技术的先进和成熟。

我建立的胸壁外科是全球第一家胸壁外科专业科室。这个概念也由我首先提出，我做的所有胸壁外科的相关工作都是原创工作，以前没有人做过，没有现成的方法可以借鉴。正因为如此，我必须有一种开拓精神。离开了这样的精神，很难想象能否完成诸如窒息性胸廓发育不良这类高难度、高风险畸形的手术。

当然，我这种精神也与我自己和科室的处境有关。大家都知道，当时我是在创业，我在为我的科室找出路。如果我只循着别人的路子往前走，就只能永远跟在别人后面，那样将不会有任何竞争力，也不可能有任何的成就。

在我开始对窒息性胸廓发育不良进行攻关的时候，我在胸廓畸形治疗领域已经得到了认可。这样的名气并没有让我满足，相反的是，我有了更大的压力，因为当时有越来越多的重症患者前来问诊，他们是在其他医院得不到治疗才找我看病的。如果我救不了他们，他们将陷入绝望。患者对我的期望最终彻彻底底地转化成了我不断攻坚克难的动力，让我最终攻克了一个又一个难题。

外科医生可以用不同的态度对待自己的工作，有的人选择"躺平"，做各种前人做过的、设计好的、没有任何风险的手术。比如 Nuss 手术，有的医生一辈子都在忠实地按照 Nuss 医生的设计做手术。他们缺少思考和做了数千例的手术固然是了不起的成就，但如一丝一毫的创新都没有便难称在医学发展中留有贡献。

我的做法完全不同，我不会躺平，我的处境也不允许我躺平，甚至面对最广泛使用的 Nuss 手术时我都没有安于现状，我选择了批判，选择了创新。正因为我一直有一种深入骨髓的、无法自拔的创新意识，才使我最终攻克了无数高难度手术，走到了这个行业的前沿。

MatrixRIB 应用的拓展

　　自从开始做胸廓畸形手术后，我做了大量手术方式方面的创新。这些创新不仅很好地解决了临床中的难题，也让我的视野更加开阔，有了更高境界的思维。除了单纯技术方面的创新外，我还做了另外一项重要的工作，那便是对手术材料应用方面的挖掘与拓展。这样的工作同样具有开创性，需要冲破习惯性思维，克服重重困难，做出全新的设计，并最终保证应用成功。因此，这样的工作同样是创新，同样是围绕手术技术的创新。

　　我的手术中会使用很多的材料，主要可以分成两类：一类是用于塑形手术的材料，一类是用于重建手术的材料。塑形材料主要是各种畸形矫正的钢板，以 Nuss 手术钢板最常用。重建材料种类很多，不同医生会使用不同的材料。我选择的重建材料很有限，最重要的是一种叫作 MatrixRIB 的材料。由于这种材料具有众多优点，逐渐成了我手术中最重要的材料。使用的机会多了，围绕材料的应用也会有很多的想法与体会。这对我的工作产生了巨大的影响。

　　关于 MatrixRIB 的前世今生我不是很了解，在我开始使用这个材料之前它已经在临床中被广泛使用。据说由国外一家很出名的公司设计，专门用于肋骨骨折的固定手术。这种材料设计非常精巧，其外观与一般的肋骨相似，左右分开设计，除特殊的弧度以及特殊的固定螺丝设计外，设计者还为微创情况下实施手术的操作做了很好的设计。这些设计既聪明又灵巧，处处闪耀着智慧的光芒。之所以有如此绝妙的设计，后来我知道，是因为设计者来自一个很强大的设计团队，据说是全球最著名的 AO。

最开始接触这个材料大约是在 2016 年，经历过短期在肋骨骨折手术中的应用后，我开始在一些复杂胸廓畸形手术中使用。这是第一次在类似手术中用这种材料，此前没有任何人使用过。我做的是非常复杂的胸廓畸形手术，手术很成功。这给我带来很大的启发。我的想法是，既然这个材料可以在畸形手术中使用，也一定可以用到其他更多的手术中。于是我开始做更多的尝试，先后在很多其他手术中使用该材料，全部获得成功。我的工作很快引起了很多人的关注，因为全球范围内只有我在用这种材料做肋骨骨折之外的工作，我的工作拓宽了材料应用的场景。很多同行看了之后都深受鼓舞，于是开始与我交流，希望从我这里获得经验，以便为更多患者做治疗。这样的交流进行多次后，同行们提出建议，让我牵头针对这个材料的应用举办一次专业的学术会议。会议如期进行，时间是 2017 年，当时邀请的专家有北京积水潭医院的王彦斌教授，上海六院的成少飞教授，还有广州本地的很多著名教授。王彦斌和成少飞两位教授是国内著名的胸外科专家，在这个材料的使用方面有相当丰富的经验，但他们的工作全都集中于肋骨骨折手术，在胸壁其他手术方面并没有相关经验。我是此次大会的主席，广东有百余名专家参会。除了王彦斌和成少飞教授介绍的肋骨骨折手术经验外，重点是由我介绍各种胸壁畸形手术中使用 MatrixRIB 材料的经验。肋骨骨折是一种较为传统的手术，相比之下大家对畸形矫正更感兴趣。这次会议之后，在随后国内举行的多次学术会议上，我都做了类似的大会发言，由于我的工作与其他医生的工作完全不同，因此每次都会引起极大的关注。

在接下来的工作中，我把重点放到了胸壁重建手术中。早期由于没有其他材料可以选择，我一概使用了 MatrixRIB。这种材料有很多的优点，使用很方便。我不仅在胸壁肿瘤切除后的胸壁重建手术中使用该材料，还将其用在胸壁感染、缺损等疾病的重建手术中。我的经验越来越多，体会也更深刻。当时全世界的胸外科医生依然只用这种材料做肋骨骨折手术，而我却将这个材料推广到了一个完全不同的领域中进行应用。这显然成了另外一项开创性的工作。

在传统的胸外科手术中，肋骨骨折是一个较为低端的手术。由于手术简单，不需要复杂的技术条件，因此很多基层医院都可以开展。另外，由于外伤患者多会本地就医，因此大医院的医生越来越少做这样的手术。这便给人一种印象，凡是做这种手术的医生都是小医院的医生。

手术较为低端，高端产品就会遇到问题，最大的问题是会遇到低端的竞争对手。这样的对手会有更多的优势，比如操作方便且价格也便宜。在强大的对手面前高端产品反而没有了优势。我是个外科医生，对市场的东西不太清楚，但对这个材料的性能和用途比其他人更清楚。在随后的工作中，我逐渐将我的经验向更多人介绍，最终推动了这个材料整体应用方向的转移。

2019 年，应台湾地区同行的邀请，我参加了一次专门针对 MatrixRIB 的国际会议。在大会上我做了 MatrixRIB 在胸壁外科应用的分享，全部是各种复杂畸形和胸壁重建的手术经验。我的工作是其他医生闻所未闻的，因此受到与会专家的高度赞扬。除了大会发言外，我还被邀请为指导专家向与会同行分享了 MatrixRIB 应用方面的大量经验。

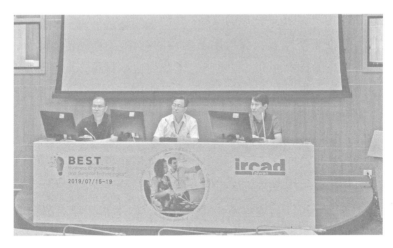

在台湾地区分享 MatrixRIB 应用经验

这次会议的召开，是对我在 MatrixRIB 应用领域成就的一次全方位展示，也说明我的技术处于全球的领先水平。会议结束后，我开展了更多的手术，并对相关技术做了深入研究，最终使我在该材料应用方面的技术完全成熟起来，也得到了同行的认可与尊重。

在使用 MatrixRIB 实施重建的过程中，国内一些专家开始提出 3D 打印的概念。由于 3D 打印材料一直没有获得许可，国内只有个别单位在做试验性工作。我也做了类似的工作，但不是 3D 打印材料，而是另外一种个性化设计材料。我称其为数字材料。个性化设计说得通俗一些，就是缺什么做什么，以最大限度满足重建的需要。打个比方，如果缺了胸骨，数字材料可以做成胸骨的形状；如果缺了肋骨，数字材料可以做成肋骨的形状。理论上讲，个性化材料可以根据手术的需要定制出最合适的材料，因此应该是最理想的材料。但是，这种材料也会有很多的问题，其中最大的问题是加工的时间。通常情况下，数字材料需要很长时间才能加工出来。这无疑限制了它的广泛使用。对于胸骨来说，由于没有更好的材料可以替代，因此使用数字材料是合理的。但是，对于肋骨的重建来说，与其等待很久的时间后使用一个与肋骨形状差不多的材料，不如使用本来就与肋骨形状完全一样的现成材料，这种材料就是 MatrixRIB。胸壁重建无非两个方向，一个是胸骨的，一个是不涉及胸骨的。如果涉及胸骨，使用数字材料没有问题。但是，如果不涉及胸骨，也就是只需要对肋骨或者肋软骨进行重建，MatrixRIB 无疑是最合理的选择。

通过大量临床实践后，我得出了上述的结论。这个结论给 MatrixRIB 带来了一个极高的技术评价，也更坚定了我促使该材料走向新的应用领域的决心。通过我多年的努力，使一个原本只能用于肋骨骨折固定的一般材料得到了更好的应用，这令我非常开心。

对 MatrixRIB 应用的研究并不是一个一蹴而就的过程，我进行了很多的改良或者改进。早期的应用过程中，我只是将材料孤立地放在胸壁缺损中，然后直接用软组织覆盖。这样的方法没有顾及肋间的空隙，也没有过多地考虑钢板的稳定性，所以效果不是很好。后来我加强了两端的固定，钢板更加稳定，但钢板间的缝隙依然较大，这相当于将大的缺损变成了小缺损，因此依然无法让人满意。为了消除这个弊端，我用纤维膜在材料的外表面做覆盖，感觉有了改进。而考虑到对肺组织的损伤，我又在材料的内表面加了纤维膜。至此，这个材料的应用技术趋于完善。不过我并没有满足于取得的成绩，我非常清楚，任何技术的进步都没有终点，关于 MatrixRIB 的应用技术依然可以拓展。在后来的工作中，我用钢丝将 MatrixRIB

先与上、下肋骨做捆绑，然后在板与板之间用钢丝进行织网。如此一来，板之间的缝隙明显减小，MatrixRIB 的应用更完美，获得了更好的效果。

经过大量手术应用后，我对 MatrixRIB 的理解更加深入，最终几乎到了得心应手的程度。这让我更有信心做各种新的尝试。

后来，肋骨骨折的固定手术有了一个新的动向，即胸腔镜下开展固定手术。国内有一款产品可以完成这种手术。我尝试过使用该材料，但总的来说，它并不是太成熟，尚有很多技术问题没有解决。这让我想到用 MatrixRIB 实施胸腔镜下手术的可能。这个想法很疯狂，因为全球范围内没有任何人做过这样的工作。不过我很快设计出一套完整的操作方案，并用在手术中，获得巨大成功。我接连做了两台这样的手术，总体感觉相当棒。这让我成了全球范围内第一个吃螃蟹的人，我的工作受到大量同行的关注，也让那些渴望用胸腔镜实施肋骨骨折手术的同行深受鼓舞。

在肋骨骨折手术方面我还做了另外一项工作，那便是在粉碎性肋骨骨折中 MatrixRIB 的使用。这样的骨折本来是最棘手的手术，用几乎所有现成的材料都无法实施手术。但是，我在手术中发现，如果改变固定的方式，即直接用钢丝做固定而不是用螺丝做固定，可以把粉碎性骨折固定得令人非常满意。这等于用 MatrixRIB 解决了一个大难题，由此也更拓展了该材料的用途。

在我胸壁外科的工作中，每一台手术几乎都离不开材料，MatrixRIB 一直是最基本的材料，绝大多数手术都需要这样的材料。这种材料之所以如此重要，根本原因在于其独有的性能。这些性能包括：①便利性。这种材料可以即取即用，既不需要特殊加工，也不需要特殊术前准备，使用相当方便。②实用性。这种材料形状与肋骨完全相同，长度可以随意截取。固定方便，不需要特殊的器械和材料，操作也很方便，因此非常实用。③柔韧性。胸壁随着呼吸运动会表现出一定的活动度，因此很多人认为重建后的胸壁最好能有一定的活动度。MatrixRIB 本身有很好的柔韧性，恰好满足了手术对材料性能的需求。④刚性。这指的是材料的机械强度。由于该材料使用的目的是替代骨性结构，因此必须具有良好的机械强度。MatrixRIB 针对肋骨骨折而设计，机械强度早在其考虑范围内，因此不用额外担心。⑤生理相容性。在对材料的性能进行观察时，经常会提及生物相容性，这种属性指的主要是免疫方面的相容。生理相容性是我们发明的词汇，指的是生理功能方面对手术满足的程度。生理功能是一个全面的考量，对于胸壁来说，生理功能包括很多方面，如果一个材料能满足生理功能的要求，则具有好的生理相容性。很显然，MatrixRIB恰好具有良好的生理相容性。⑥用途的多样性。该材料虽然直接瞄准肋骨骨折做设计，但经过我不断的拓展后，这种材料可以用在更多其他的手术中。这使它具有了一般材料不具备的优越性。

在使用MatrixRIB的过程中，我最大的感受是，要想做成好的手术就必须有好的材料。在早期开展复杂畸形手术的过程中，一般的钢板只能完成大致的矫形。而对于细节方面的矫形则必须使用精细的材料才能完成。MatrixRIB的出现为我解决了材料方面的难题。有了这个材料后，我曾告诉我的医生们："从此后，再没有任何畸形可以难倒我们了。"说这话的时候我非常有底气，而底气就来自对材料用途的把控。我一直认为，做手术就如打仗，打仗只凭热情和勇气没有用，必须有好的武器。在手术中，好的材料就是好的武器。拥有了这样的武器，战胜病魔事半功倍。

MatrixRIB在临床中被应用了很多年，如果说这种材料是一种武器，很多其他医生很早之前就使用了这样的武器。但即便到了今天，他们中的大多数依然只是用它做了肋骨骨折这样的简单手术而已，并没有使用这样的武器做更多其他的手术。

总体来说，在使用MatrixRIB的过程中，我做了如下与众不同的工作：①发掘了材料的新用途。如果我像其他医生一样，按照产品固有的说明限制我的手术，则始终只能在简单肋骨骨折手术中使用该材料。那样的做法过于保守，这显然不是我的性格。我将此材料先后用在了复杂畸形、肋骨重建、胸骨重建、缺损重建的手术中，这些都是该材料最新的用途。而这种用途都是我最先使用的。这种用途的发现对于材料本身无疑具有极大意义。而从另一方面来讲，由于为大量复杂手术找到了合适的材料，因此使一些特殊疾病的患者得到了更合理的救治，这是更重要的意义。②设计了关于材料应用的新手术。除了在肋骨骨折中的使用外，MatrixRIB在任何其他场合的使用都是新的尝试，手术方式需要重新设计。早期我设计的术式可能并不令人满意，但经过不断的改进后，这些术式接近完美，从而发挥了巨大的作用。③改进了新材料。MatrixRIB是一种非常出色的手术材料，但像其他所有的材料一样，不管自身多么优秀，都可能有这样或那样的瑕疵，有改进的空间。经过充分的研究和观察后，我又逐渐设计出了相关的其他材料，最终使这些材料的应用更加完美。

在过去几年里，围绕 MatrixRIB 这种特殊的材料我做了很多工作。表面上看，这些工作与我设计 Wang 手术、Wenlin 手术、Wung 手术的工作有所不同，而本质属性却是相同的。这些工作都是真正的创新，是前无古人的设计与创造。这反映出我在手术中一贯的作风。我从来都不想标新立异，更不是为了出风头，只是想把手术做得更完美。而要达到这个目的，就需要摒弃那些落后的、陈旧的观念和做法，不断优化程序，改进技术。当我把该做的工作都做足后，我的目标便真的实现了。我做成了一流的手术，赢得了人们的尊重。

数字材料概念的提出

　　我的工作涉及很多新东西，前人没有涉足过这些领域，没有现成的经验可以借鉴。为了把工作做好，我必须做很多开拓性的工作，这些工作的多数内容都是创新。我的创新涵盖很多方面，除了理论、操作方面的创新外，还有一个重要的内容就是材料方面的创新。我曾设计过很多有用的材料，拿过数十项国家专利，但这并不是我关于材料创新的全部。除了这些工作外，我还做了一个尤为重要的创新工作，那就是提出了数字材料的概念。这个概念的提出并不是一个很突然的构想，而是在长期从事临床工作中顺势提出的概念。

　　胸壁外科的概念提出后，很多同行都知道我是专门做胸壁外科手术的医生，我做的手术不仅包括各种胸廓畸形手术，还包括很多其他的胸壁手术，比如胸壁肿瘤、缺损、感染和创伤等方面的手术。胸壁外科的整形手术有两个基本内容：一是塑形，一是重建。早期我做的主要工作是塑形手术，到了后来，我在重建方面也做过很多工作。重建工作做多了，一些医生误以为一开始我就是专门做这项工作的，其实并非如此。由塑形手术到重建手术中间有一个过渡，是通过一种特殊材料完成的过渡。这个材料就是前面提到的MatrixRIB。以前在做一些特别复杂的畸形手术时，使用一般的塑形钢板无法获得好的效果，为此我思考了很久，希望能找到更好的材料用于手术中，最后终于发现了MatrixRIB。这种材料本来是专门用于肋骨骨折固定手术的，后来经过我的一系列工作，这种材料逐渐有了更多的应用。到了后来，准确地说是到了 2018 年，我的工作有了很大变化，我成立了全球第一个独立的胸壁外科，工作重点也开始转移，由原来主要做胸廓畸形手术扩展到做所有的胸壁外科手术。手术数量增加了，种类发生变化了，材料问题成了一个必须面对的大问题，因为几乎所有胸壁外科的手术都需要特殊材料才能完成。非常幸运，前期在手术中使用的 MatrixRIB 派上了用场。在这种材料的帮助下，我完成了大量高难度的胸壁外科手术，也积累了丰富的经验。而在我大面积使用 MatrixRIB 的时候，一种新的材料出现了，那便是后来大家都知道的 3D 打印材料。这样的材料与 MatrixRIB 相比，会给人一种更高级的感觉，这让很多人开始手痒，希望尽快搭上 3D 打印这种新技术的快车，好让自己的技术也能高人一筹。3D 打印最大的卖点是个性化设计，即根据手术的需要做出最适合手术操作的材料。这是个十分美好的设想。如果能实现这样的目标，3D 打印材料无疑是最理想的材料。但是，这种材料首先在临床使用时遇到了大麻烦，因为许可证的问题，临床上只能试验而不能无条件使用。这严重限制了工作的开展。这时有另外一种材料进入了大家的视线，其专业名称是"定制材料"。这样的名称并不广为人知，但为了蹭热度，很多人也将其称为 3D 打印材料。于是所谓的 3D 打印材料家庭有了更多新成员。

3D 打印材料与定制材料有很多的相同之处，主要体现在材料加工的步骤中：第一步需要获得患者病灶的数据；第二步是利用获得的数据做三维重建，重建出手术局部的模型；第三步是根据三维重建模型设计手术切除范围；第四步是根据切除范围设计出材料的形状；第五步是加工材料。加工材料的步骤可以被称为输出端。由如上的分析可以看出，在输出端之前，两种材料的所有制作步骤都是相同的，其差别恰好在输出端。3D 打印材料之所以名为 3D 打印，是因为输出端采用了 3D 打印技术。而定制材料的输出端却完全不同，它不是 3D 打印，而是数控机床。输出端的工艺明显不同，做出的结果也有不小的差异。但由于前端的步骤基本相同，因此都有相似的属性，即都属于个性化设计的范畴。

3D 打印材料强调的是输出端的工艺，定制材料强调的是个性化设计，两种材料有大量共性，也有明显的差异。为了更充分地揭示这类材料的实质，经过反复思考后，我对这类材料做了一个总体的命名，即数字材料。做这个命名的根本原因是看到了两种材料数字化处理的特性。如今的社会已经全面进入数字化时代，数字材料的命名紧贴时代的步伐，不仅合适，而且合理，且具有现代气息。由于具有了大量的优点，这个名字一经问世，立即备受关注，很快成了最受瞩目的新材料。这个名称也很快被人接受。

由如上介绍可以看出，数字材料并非一种材料，而是一大类材料的总称，即凡是通过数字化处理，借助数字信息手段完成设计、加工的材料，都是数字材料。数字材料的出现，使胸壁重建手术进入了数字化处理的时代。

数字材料究竟是怎样加工制作的呢？前文介绍了这类应用大致的步骤。具体来说，第一个步骤是获取患者病灶的数据资料。一般的做法是做增强 CT 检查，通过检查后获取 Dicom 格式的数据。这种特殊格式的数据可以用于制作胸壁和病灶的 3D 立体图像。该图像非常重要，因为医生要在这个图像上模拟出手术具体的切除范围，并对手术方案做设计。手术方案设计完成后，要把方案交给厂家，厂家技术人员根据切除范围再对材料做设计，提供材料的设计方案，接着再将材料设计的方案反馈给医生，医生根据手术需要对材料设计进行修改后再交给技术人员，如此反复多次，直到能从理论上最大限度满足手术需求后，才最终敲定材料的设计方案，送去加工制作成品材料。

在上述过程中，医生需要全程参与，每一个环节都必须与技术人员进行沟通。从个性化设计的角度来看，这样的沟通很有必要，也有利于材料最理想的设计。但是，这样的过程也成了此类材料致命的弱点。医生的临床工作一般都很忙，病房里往往有大量事情需要处理。如果材料的设计与加工必须消耗医生太多精力，医生就可能不太关注设计的细节，最终会因为医生的不关注而导致材料不能最大限度满足手术需要。如果真的如此，这就与个性化设计的初衷相悖了。

除了上述的问题外，还有一个问题必须引起注意，那便是对手术操作的影响。本来个性化设计是有利于患者手术的。但是，这通常都会是一个漫长的过程。一般来说，从获取数据到加工出材料至少都需要十天的时间。患者必须在住院期间等待十天才能获取材料，这几乎是无法接受的事情。不管是对患者还是医生以及科室的工作而言，这都会造成极大的不利影响。这成了限制该材料使用的最大障碍之一。

那么，有没有方法使材料的加工进程缩短呢？方法似乎只有一个，那便是优化流程，使中间步骤尽可能缩短。但这样的缩短并不意味着省略，既然步骤不能省略，材料加工时间就不能明显缩短了。当然，还有一些权宜的办法，那便是设计出半成品的元件在使用前根据需求进行临时的拼接。这样的做法也许可以满足需要，但似乎背离了数字化的初衷。

为了尽最大可能发挥数字材料的优越性，我目前的做法是，对于那些不得不使用数字材料的手术，会毫不犹豫地选择，即便需要长时间的等待。而对于另外一些手术，如果可以用其他材料替代，且有好的效果，我同样会毫不犹豫地选择其他材料。

胸壁重建手术基本上可以分为两种情况：一是涉及胸骨的重建，二是与胸骨无关的重建。后者主要指的是肋骨的重建。对于这样的手术，如果使用数字材料进行重建的话，最终加工出来的材料只是肋骨的形状而已。如果有现成的材料可以替代，那么肯定比耗费医生和技术人员很多精力加工出来的数字材料要理想得多。基于这样的考虑后，我对材料的选择有了自己的看法。我的观点是，凡是需要针对肋骨做重建的手术，最好的选择不是数字材料而应该是 MatrixRIB；而对于涉及胸骨重建的手术，如果暂时找不到更合适的材料，可以考虑数字材料，即便需要漫长等待，也是值得的。

数字材料是一个全新的概念，也是一类饱含技术含量的材料，其最大的优势就是个性化设计。但是，要想充分地将理念的实际价值体现出来，必须经过实践检验。数字材料从问世之后便光鲜夺目，所到之处都是赞誉之声，却隐藏难以克服的弊端。

在使用数字材料的过程中，我发现存在两个非常严重的问题：一是设计方面的问题，二是应用方面的问题。从表面上看，材料设计的整个流程都十分高大上，都是最先进的内容。但是，有一个特殊的因素可能导致极其不良的设计结果，即人的因素。一般来说，参与设计的人员不仅包括设计工程师也包括医生。如果二者足够优秀，做出的材料可能也与它的设计者一样优秀。但是，考虑到任何水平的医生和设计工程师都可能参与到材料的制作程序中来，一旦大家对手术的理解或者对设计方案的理解有所不足，最终的成品就难以保证质量了。临床中形形色色的医生，他们的水平不同，对手术的理解和设计也不相同。设计师也是一样的情况。当大家的水平参差不齐时，也很难保证不出现十分奇葩的设计。所以，当某种材料被冠以"数字材料""3D 打印材料"或者"定制材料"等名头时，千万不能不加以筛选便开始膜拜。那可能是个好东西，但也可能不堪一用。应用中的问题，主要是指在材料放置于体内后遇到的一些问题。数字材料加工完毕后，在手术中的应用完全由医生来完成。由于是手术操作的内容，因此将是对医生技术的考验。有经验的医生会克服困难，把手术做得非常完美。但是，好的材料不是为了考验医生的技术，而应该方便医生的操作。为了达到这种目的，设计者对一些材料放置的细节做了设计，但临床的应用经验表明，每一种材料都会有令人不满意的地方。比如钢板的固定问题，一般的设计是用现成的螺丝或者爪进行固定。这种设计过于理想，在很多现实情况下几乎无法应用。这便成了材料应用方面的硬伤。在具体手术中还有其他的问题，比如胸锁关节的处理、第一肋骨的处理以及锁骨的固定等问题，这些都是手术中必须考虑的实际问题。但是，如果设计者根本意识不到这样的问题，而想当然地尽可能达到个性化设计的标准，设计就完全成了纸上谈兵。这样设计华而不实，看着好看却无从下手。2021年底，一位著名专家在一次学术会议上讲述，在他的一次手术中，由于材料不能满足手术需要，最后不得不彻底放弃而采用最原始的骨水泥临时做了重建。这样极端的案例并不多，但不满意的案例常有。在我自己的手术中也遇到过多次设计不满意的案例。比如对第一肋骨的设计。术前为了追求最大限度的可行化，会把第一肋骨的重建部分也设计出来，但真正在手术中操作时，不仅难度极大，而且有损伤锁骨下血管的风险，这使材料的应用出现了大问题。我在手术中遇到的另外一个问题是设计方案与手术实际需求的出入问题。按照个性化设计的原理，这种材料是能够最大限度满足操作需要的，但实际情况经常会出乎意料，材料的使用并不像想象的那么容易。这些经验表明，表面上非常先进的数字材料，使用的过程中并不是没有问题。要想使这样的产品真正体现出个性化设计的优势，还有很长的路要走。

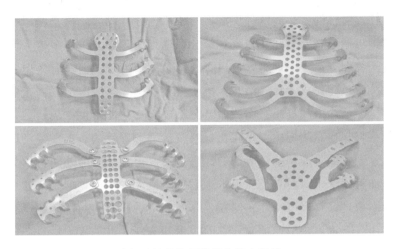
我们设计并使用的部分数字材料

在我自己的工作中，有过很多数字材料手术的案例。这些手术全都是涉及胸骨缺损的重建手术。我完成的最值得骄傲的案例是一位 29 岁的女性。该患者患病多年，有严重的呼吸不适。为了治好病，患者去过多家医院就诊，最终都没有得到很好的治疗。2019 年，患者到了钟南山院士的国家呼吸中心就诊，经过检查发现，她的气管被严重压迫，几近闭塞。为了消除闭塞，专家尝试为患者放置气管支架。但由于闭塞过于严重，支架放置不成功。再进一步检查后，专家认为气管闭塞来自胸壁的压迫，这才是病变的根源。为了进一步治疗，患者最终转入我的科室进行治疗。接诊了患者后，我对患者做了胸部的全面检查，结果发现患者的原发病是直背综合征。由于脊柱正常的生理弯曲消失，使脊柱与前胸壁之间的距离缩短，升主动脉压迫主气管，导致气管闭塞。这是患者发病的机制。原因找到了，机制弄清楚了，我对手术方式做了设计。考虑到脊柱形状改变的难度，我将注意力集中于前胸壁形状的改变上。我设计的方案是将前胸壁胸骨角周围的结构切除，然后用数字材料重建前胸壁，使前胸壁整体前移，以消除对气管的压迫。我根据患者前胸壁的数据做了个性化设计，加工出了数字材料，最后在手术中使用，获得了完美的结果。患者术后症状彻底消失，疾病被彻底治愈。手术后我的科室将这个手术的经验总结并发表于国外的专业期刊上，赢得了国内外同行的广泛赞誉。这台手术创造了多项世界纪录：第一，这是全球范围内第一例获得手术治疗的直背综合征患者，以往没有任何医生对这种疾病做过手术治疗；第二，这是全球范围内第一次提出通过胸壁重建实施直背综合征治疗的理念，以往多数人认为只能通过药物保守治疗，偶有人通过脊柱牵引完成治疗，但没有人想到可以通过前胸壁重建完成治疗；第三，数字材料的概念第一次出现在专业的刊物中，这个概念由我提出，由我命名，并被全世界的医生接受。

数字材料概念的提出，是我在材料设计理念方面的一次重要尝试。很显然，这个尝试是成功的。成功的标志是不仅得到了国内外同行的关注与认可，而且使这个材料真正在手术中发挥了巨大的作用。但是，这个概念虽然科学合理又具有可行性，但在具体的应用中还存在一些问题，有待进一步解决。有理由相信，随着各方面技术的不断改进，数字材料一定会在胸壁外科的临床工作中大放异彩，发挥出更加重要的作用。

飞一般的手术

　　我不是一个性格十分急躁的人，但对做手术这个特殊的工作来说，我很看重速度。只要上了手术台，一定要以最快的速度完成手术，这不仅是我对自己的要求，也是对科室同事的要求。

　　关于手术速度的问题，不同医生会有不同的理解。有人会认为手术做得越快越好，另有人则持相反的观点，认为手术越快越粗糙，自然是慢点才够精细。在实习的时候，像每一位实习的医生一样，我当时主要的任务是拉钩。对于这样身份的医生来说，如果不是特别好学，都会和我有相同的观点，会认为手术越早结束越厉害。抛开拉钩自身给实习医生带来的煎熬不讲，大家会把速度当成衡量医生手术水平的重要参照。如果自己的上级医生可以在10分钟内把手术做完，而另外的医生却需要一个小时才做完，大家绝对会认为自己的上级医生才是了不起的大神，而其他医生更像是庸医。这样的观点并不罕见，绝大多数下级医生都会持如此观点。医生的地位不同，对手术的理解也不相同。当实习医生纷纷成长为主刀医生后，对速度的看法会趋于理智，不会再不假思索地把速度当作衡量医生水平的唯一尺度。但是，另外一群人会始终如一地用一种尺度评价医生的水平，他们是麻醉医生以及手术室的护士。手术室是不同专业医生同台竞技的舞台，医生水平如何，手术室的工作人员会有较客观的评价。我听说有个骨科医生，每每能把别人一个小时完成的手术做成十来个小时的手术。这显然成了整个手术室的笑话。麻醉医生和手术护士一旦被分配去和这位医生合作，几乎等于是接受惩罚。另外还有一个普外科的医生也是如此。对于普外科医生的精细我是早有耳闻的。这种专业的医生往往被当作最讲究操作基本功的医生，于是很多人会把一些无关紧要的操作当作展示基本功的机会。展示这样的操作并没有错，但如果因此而耽误了太多工夫就成了真正的罪过。一次我们接诊了一个极其危重的外伤患者，该患者从高空中落下，身上插了五条钢筋，其中两条从胸腔贯穿，病情极其危重。由于其腹部有一条钢筋从前到后贯穿，无法摆放体位完成胸部的操作，我要等普外科医生取出腹部的钢筋后才能做胸部的手术。普外科医生是两位高手，他们没有意识到这是个分秒必争的手术，而误将其当作一般的普外科手术了。等到他们磨蹭结束又开始不紧不慢地缝腹壁切口时，我忍无可忍，告诉这两位高人说："够了，我必须马上做胸部手术，如果等你们用这样的速度缝完皮肤，这个患者非死在手术台上不可。"这是一个很有代表意义的案例，速度一定是手术中最重要的因素，如果医生连一点时间观念都没有，那真的是在犯罪。

我曾经在某医院进修过心脏手术。那里的很多医生都有很好的技术，他们的技术让我由衷敬佩，但我对其中一位老医生有极其不好的印象。我在他的组中轮转时，每次都是主治医师带我上去先建立体外循环，等做完一切准备工作后，这位老医生都不会马上上来手术。其实很多手术接下来的操作都很简单，比如一般的房缺、室缺手术，连我都会完成，更不要说带我的主治医生了。但我们必须停下来等这位老医生，有的时候甚至要在手术台上等一个小时他才会上来。体外循环是有危害的，但很多人并不清楚这一点。如果因为一个简单的房缺或者室缺手术而让患者躺在手术台上用体外循环多转上一个小时，那无疑是极不负责的行为。但是，这位老医生经常干这样的事情。这样的事情也许反映出一个医院的特殊传统，即下级医生没有上级医生的同意坚决不能越雷池一步，不可以做不允许自己做的手术。但是，如果这样的行为全都被当作理所应当的传统，不仅反映出这个医院根深蒂固的陋习，更反映出这个老医生自身缺乏良好的职业素养。至少在其心目中，速度不重要，他可以随意延长手术的时间，让患者承受极大的代价与痛苦，自己却无动于衷。

医生在完成手术时，患者在麻醉状态，虽然可能没有任何感觉，但麻醉本身对患者是有伤害的，而且麻醉时间越长，患者会付出更大的代价。因此，仅从患者的角度来讲，手术肯定是越快越好。

我对手术评价的主要标准就是速度。如果一个医生在手术台上不讲究速度，我绝对不会把他当成好医生。正是因为我自己对速度非常重视，所以不仅会以这样的标准要求自己，还会要求我科室的所有医生。这样的理念使我科室的手术一直是全院速度最快的，手术的速度也成了我科室手术最鲜明的标志。很多人谈起我的手术时会说，我的手术是飞一般的手术。

手术速度快，不仅有助于手术质量的提高，也养成了科室一种雷厉风行的工作作风。多年以来，全院进手术室最早的医生一定是我科室的医生，而最先完成手术的医生也一定是我科室的医生。在平时的工作中，我也因为速度快而创造了很多纪录。早先在做心脏手术时，我一个上午完成心脏手术的纪录是 4 台手术。等到做胸壁外科手术时，我的速度更快。普通的 Wung 手术最快只需要 10 分钟。如果做 Wang 手术，速度会更快，最快的纪录是 6 分 27 秒。这是这个领域至今都没有被打破的世界纪录。

我的手术以快出名，快得往往让人不敢相信这样的速度。有一年，我在某省帮助当地医院做手术。消息传出后，附近城市的人民医院的主任想过来看手术。手术如期进行，我很快完成手术，等我把手术已经结束的消息告诉他后，那位还在前来医院路上的主任感到极度震惊，做梦都没有想到我的手术会在如此短暂的时间里完成。这个主任不敢相信，很多其他医院的同行也不敢相信。但是，凡是看过我手术的医生都会相信，我的确是在像飞一样地完成手术。

手术的速度快，使我的手术有了常人无法想象的效率。2021 年暑假，我创造了单日完成 31 台胸廓畸形手术的纪录。这样的纪录前无古人。我不知道此纪录会不会被打破，但即便真的被打破，估计也一定是被我自己打破的。我有这样的自信，是因为我能保持超快的速度做手术。

做手术速度快一直是我不懈的追求。但不可否认的事实是，手术的速度与质量并不是一个相同的概念。速度过快时质量不一定能得到保障，这是大家都知道的道理。最好的手术一定是既快又讲究质量的手术。长期以来，为了达到既快又好的目标，我花了很多工夫去提高自己的素质和水平，最终获得了极好的口碑。如今大家对我手术的印象是，除了像飞一样的速度外，同样要精致。我完成的每一台手术都是我的作品，我希望那是最好的艺术品，只有那样才对得起患者对我的信任。

总结多年来手术的经验，我总的体会是，要想以最快的速度完成手术，并且获得好的效果，客观上要求医生必须具有如下素质：

第一，必须有好的操作理念。操作理念是一种习惯，更是一种修养。比如我前文提到的创可贴手术、干净手术、Bleedingless 手术等理念，还有后面我会提到的极简法则，都是良好的操作理念。理念相当于行动准则或者指导思想，离开了好的理念，整个操作就会非常随意甚至混乱，这样的操作不可能是好操作。在实际工作中，很多医生一辈子都没有形成好的操作习惯，没有好的习惯就等于是坏习惯。这样的习惯必然影响其具体的操作。与这些医生相反，另外一些医生却在一开始就养成了好习惯，他们在手术中会有正确的是非观。当这样的理念用于具体操作中之后，就会有很好的结果。在众多良好的操作理念中，速度的问题从来都是一个非常正面的操作理念。没有哪个好的外科医生不强调速度。所以追求手术的快捷，是优秀的外科医生必须具有的修养，也是必须秉持的理念。

第二，必须有好的基本功。要想以最快速度完成手术，必须保证手术操作极其精确、高效，不做无用的操作。要达到这样的目的，要求医生一定要有很好的基本功。这是保证手术速度的基本要求。举个简单的例子，比如打结，这是最基本的操作之一。如果医生连这样的基本功都没有，就很难保证手术快速完成了。其他的操作也如此，比如切割、分离、缝合等技术，都是外科医生的基本功。对于胸壁外科来说，其他一些基本的操作也是必须掌握的基本功。医生一旦拥有了良好的基本功，就具有了很好的操作素养，手术速度必然胜人一筹。

第三，必须有好的手术方法。除了理念与基本功之外，手术的速度还与具体的手术方法有关。对于某种确定的疾病来说，使用不同手术方法可能会有不同的速度。比如漏斗胸，如果拿 Nuss 手术与 Wung 手术相比，后者一定是更为快捷的手术。同样地，对于鸡胸手术来说，如果将 Abramson 手术与 Wenlin 手术相比，后者同样是更为快捷的手术。好的手术方法之所以有更快的速度，与手术的设计有很大关系。更合理、更科学的设计必然会有更快捷的速度，也会有更理想的效果。

第四，必须有好的器械和材料。手术虽然是用双手完成的操作，但都需要借助特定的手术器械和材料才能完成。手术器械是必要的工具，没有好的工具，手术就很难快速完成。Nuss手术问世后，一些厂家设计了相关的手术器械。其中一个器械专门用来对钢板做塑形。有人将其称为折弯器。这种装置像一个大的钳子，医生通过挤压手柄完成钢板塑形。考虑到钢板有很大的硬度，理想的设计应该使手柄具有足够的长度，这是最简单的杠杆原理。但有一款国外进口的产品把手柄设计得极其短小。这种设计很精巧，却是反人类的设计，因为即便只完成一条钢板的塑形都会把医生的手累得生疼。如果连续做多台手术，医生的手几乎会累出外伤来。很显然，这种设计是不适合临床应用的。与这样的器械相反，一种国产的折弯器采用了非常好的设计，手柄很长，使用起来毫不费力。用这样的器械完成一条钢板的塑形不会超过半分钟，相比之下，如果采用上述那种进口器械做操作，很长时间都难以完成塑形。由此可以看出，如果手术采用了不理想的器械，则可能对手术速度产生严重的影响。那么要想获得好的速度，就必须有好的器械。除了器械外，术中使用的材料也会影响手术的速度。就拿Wang手术来说，如果使用专门设计的钢板，手术可以在极短的时间内完成。但如果使用的是普通Nuss手术钢板，手术时间必然延长。有句话说得好，工欲善其事，必先利其器，就是这样的道理。

第五，必须尽可能降低手术风险。任何手术都有风险，风险一旦出现，轻则影响手术进程，重则出现并发症，甚至导致极其严重的后果。正因为有风险，好的外科医生首先必须具有良好的风险把控能力。这样的能力是医生素质或者实力的体现。在实际操作中，要想获得好的速度，必须保证手术在尽可能安全的环境中完成。这是获得理想速度的前提。如果不能消除风险，手术就不安全，就不可能快速完成。打个比方，比如漏斗胸的Nuss手术，由于每一台手术都会有损伤心脏的风险，这种风险成了限制手术速度的最大问题。如果医生能有效控制风险，就会很快完成手术，否则手术就很难快速完成了。我在术中采用的是一种非常有效的方法，不使用胸腔镜，直接将导引器从心脏表面穿过。这种做法以触觉替代了视觉，虽然不可视，却全程都能够感知，因此绝对安全。正是因为我将风险彻底消除，才有了比一般人更快的速度。

第六，必须有良好的应对意外的能力。手术是一个大的系统工程，涉及方方面面的因素，任何一个因素出问题都可能造成无可挽回的后果。这就是说，手术的意外是无法从根本上避免的，意外一旦出现，医生就必须采取措施应对意外，这无疑会耽误很多工夫，手术的速度也会因此而降低。那么，要想有理想的速度，客观上要求医生有良好的处理意外的能力。在一般的外科手术中，最常见的意外是大出血，这是最能考验医生水平的事件。如果医生能成功应对，肯定不会明显影响手术的速度，否则不但速度会受到影响，患者的安全都可能出问题。这无疑是对医生能力的一个大考验。不同专业的医生从事工作的性质不同，应对大出血的能力也有差别。相对而言，心脏外科医生普遍具有更好的应对能力。非常幸运，我是心脏外科出身，在长期临床实践中，处理过很多类似的急症，这使我具备了相对较强的应对能力。但是，意外之所以是意外，其严重程度往往会超出想象。这无疑是对医生综合素质全面的检验。医生如果素质良好，处理的结果也会很好，手术的速度也不会因此而降低。如果医生没有能力处理意外，速度已经不再重要，整个手术都会失败。

第七，必须有良好的配合。手术不是一个人的工作，需要一个团队进行配合，只有所有参与的人员都齐心协力，才能使手术在最短时间内完成。在手术台上，主刀医生是团队的核心，需要组织和协调所有成员进行工作。如果主刀医生能力极强，能带领大家有条不紊地开展工作，手术的速度必然飞快。相反，如果主刀医生不仅自己能力差，还没有能力协调大家进行工作的话，手术就成了一锅粥，不仅不会有好的速度，连质量也不能保证。我的手术是胸壁外科手术，其中畸形手术是我完成最多的手术。畸形的形态各异，对每一个患者的手术都需要做个性化设计，因此多数手术的操作都不相同。为了使大家配合良好，我对一些常见的操作进行了标准化处理，使所有相关操作都固定下来。每位医生操作时，必须严格按照自己的位置做出规范性的操作。这样的规矩形成后，大家的配合非常理想。每一台手术都可以按照规定的程序顺利完成。这便是良好配合的有益作用。我过去的工作中，观摩过很多其他外科医生的手术。如果主刀医生不能很好地协调台上的工作，就会导致助手的配合出问题。助手配合不好，手术就会杂乱无章，不仅影响速度，更会影响质量。由此可见，术中良好的配合是决定速度的重要因素。

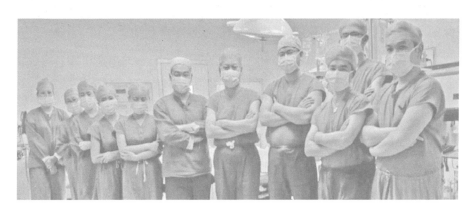
团队的部分成员

　　我当外科医生已经很多年，通过我多年的实践，我对手术速度的认识一直没有改变。我始终坚信，手术的速度是衡量手术质量的一项重要指标。只要上了手术台，我一直保持我的传统，让看过我手术的人知道，我就是在像飞一样地做手术。

一天 31 台胸廓畸形手术

从心脏外科起家，经过两次艰难的创业后，我在胸廓畸形治疗方面取得了不错的成绩。我的科室也成为全国著名的胸廓畸形矫治中心。我的患者从全国各地过来，有的还来自国外，大家都希望得到我的帮助。而胸廓畸形患者就诊有明显的高峰。由于患者多是年纪不等的学生，因此假期成了手术的高峰。每年到这样的时刻，我的科室会一床难求，每天都会有大量手术需要完成。为了满足患者手术的需要，我会尽最大可能满足患者需要。每天都加班加点，尽一切可能为患者完成手术。

多年以来，由于我本人极其重视手术速度，这使得整个科室都有了极高的手术效率。如果用一个手术台做手术，我一天最多能轻松完成 10 台手术。这里说的一天是指正常的工作时间，不包括下班后加班的时间。这是一个极高的手术效率。要获得这样的结果，需要有很多因素支撑。这些因素包括如下方面：

第一，手术操作的速度和质量必须得到保证。我手术的速度是最让人放心的，如前文所述，我的手术一向都被称为飞一般的手术，我从来不会在操作中浪费时间。关于手术的质量，我的手术同样让人放心。我的科室是国内专业的胸廓畸形矫治中心，我完成了大量高难度的畸形手术，创造了大量纪录，填补了大量技术空白，积累了丰富的手术经验，所以我对我的手术质量一直充满信心。曾有专家评价好手术的标准，说手术的好坏并不是由医生自己说了算的，一定要有三种人说好才算真的好：首先是领导说好，其次是同行说好，最后是患者和家属说好。只有当这三种人都说某位医生手术做得好时，他的手术才是真的好。我的手术一步步做过来，可以说经历了一个十分曲折的过程。但可以肯定地说，经过这么多的磨炼之后，我的手术绝对是能让所有人放心的手术。这成了我工作效率最根本的保障。

第二，必须有优秀的麻醉师配合手术。麻醉的好坏直接影响手术的速度。由于我的手术比较定型，且数量巨大，我们医院的麻醉师与我有长时间的配合。这样的经历让大家获得了很好的经验。有道是熟能生巧，在麻醉师熟练配合下，麻醉准备时间极短，麻醉过程极其平稳，尤其让人欣慰的是，手术只要一结束，麻醉师都能以最快速度让患者从麻醉状态中恢复过来，由此使麻醉的效率也保持在极高的水平。有了如此出色的麻醉师的保驾护航，整体手术的速度又会提高一个档次。

第三，手术间隙的无缝衔接。一台手术结束开始另外一台手术，中间需要做很多工作，比如接送患者、药品器械材料的准备、患者和材料的核对等，都需要花费时间。要想使手术间隙时间尽可能缩短，要求所有相关人员必须做好充分协调，紧张有序推进工作。为了提高工作效率，大家逐渐摸索出一整套合理的工作流程。手术室巡回护士起到一个协调员的作用，她会时刻观察手术进程，随时与手术医生、麻醉师、术后复苏室以及病房护士保持联系。一般接台的手术患者会在病房提前做完术前准备，被病房护士送到手术室的准备区，只要上一台手术患者一出手术室，下一台患者就会立即进入手术室接受手术。由于我们的工作始终保持了一种无缝衔接的工作流程，使整体手术的效率维持在一个很高的水平。

第四，提前完成一些特殊的术前准备。在多数患者身上，我们采用的都是 Tubeless 技术，这种技术最大的特点是不需要太多的术前准备和附加操作。在这种状态下做手术，手术整体效率都很高。但是，对于一些特殊的或者严重的患者，有可能需要做一些特殊准备，比如放置中心静脉管或者动脉测压管等，如果这样的操作在手术室内临时完成，必然耽误时间。为了节省时间，一般都将这样的工作放在准备期间完成，保证在上手术台之前完成所有准备工作。这样的准备工作非常重要，不仅提高了工作效率，而且也能使准备工作的质量得到保障。

第五，对极简法则的信奉。这是一个信仰或者理念方面的问题，涉及很多方面。这个问题会在随后的文字中做详细介绍。总的来说，如果所有的操作都讲究极简，操作内容必然减少，随即速度自然会提高，那么效率也便不用担心了。长期以来，我一直信奉这样的理念，极简法则贯穿了我所有的工作。正是因为始终在做"减法"，使我的工作效率一直保持在极高的水平。

综上所述，要想保证手术有极高的效率，需要在多个方面下功夫。只有当所有相关的环节效率都提高之后，手术才能以最快的速度完成。在平时的工作中，我每天都会完成大量手术。每年的高峰都集中在假期，尤其是暑假。2019 年暑假，我一天最高的手术纪录是 20 台；2020 年暑假，我的纪录刷新为 26 台；到了 2021 年暑假，我的纪录再一次被刷新，这次高达 31 台。这成了连我自己都觉得难以打破的纪录，但这项纪录真的出自我本人之手。

2021 年 7 月 14 日，那天是星期三，我本来安排了 32 台手术。由于一个患者临时发烧，手术被取消，结果当天的手术总量剩下 31 台。考虑到手术数量的庞大，手术室给予出色的配合。先给我安排了两个手术间，到了下午又增加了一个手术间，等到了晚上，手术间增加到四间。有了手术间的保障，手术才有了按时完成的可能。

当天的手术从上午 8 点半开始，第一台手术在 9 点整完成，第二台在 9 点 10 分完成，上午 12 点前完成了 6 台手术。已经是非常了不起的速度了。但是，要想用这样的速度完成当天的所有手术显然不够，必须进一步提速。下午和晚上增加了手术间之后，速度明显加快，但经过一整天的劳累，我和科室人员逐渐开始疲惫，速度也慢慢降了下来。尤其到了晚上，当大家一刻不停地工作了十几个小时后，所有人员都极度疲惫。但是，大家始终保持着极高的工作热情。当晚的手术一直持续到后半夜凌晨 2 点多才结束，所有手术都非常成功。我完成了当天的任务，创造了连我自己都感到不可思议的新纪录。

当天的手术包括：漏斗胸手术 7 台，鸡胸手术 5 台，复合型畸形手术 10 台，Nuss 手术失败后的再手术 3 台，沟状胸手术 2 台，鞍状胸手术 1 台，Wenlin 胸手术 1 台，其他畸形 2 台手术。

在所有这些手术中，最简单的手术应该是单纯的漏斗胸手术，除此之外的所有其他手术都是复杂的手术。手术操作复杂，需要的时间就会很长。复合型畸形同时包含两种甚至多种单纯型畸形，做一台这样的手术往往相当于做两三台单纯型畸形手术。这样的手术会很耽误工夫。Wenlin 胸虽然是单纯型畸形，但由于手术涉及胸骨角和胸骨体的特殊处理，做一台这样的手术可能相当于做三台漏斗胸手术。而 Nuss 手术失败后的再手术更是麻烦，不仅费时费力，而且有极大的风险，稍有不慎不仅会导致手术失败，而且可能有生命危险。这样的手术无疑会明显降低手术效率。沟状胸和鞍状胸等其他手术虽然不一定非常复杂，但因为需要特殊的操作而同样会花费不少的时间。总的来说，由于当天的绝大多数手术都比一般的畸形手术复杂，而且包含了不少的高难度手术，这无疑增加了当天纪录的含金量。如果那天我们做的全部都是简单的儿童漏斗胸手术，一定会创造出更加了不得的纪录。

那天的手术完成后，我极度疲惫，但是很兴奋，兴奋的原因就是这个新诞生的纪录。在很多人的眼里，胸廓畸形是一种"极其罕见"的疾病。很多顶级医院的胸外科每年完成的手术数量都只是个位数，很多专家甚至没见过这样的患者，更不要说完成手术了。但是，我们一天完成的手术量达到 31 台。这是很多顶级的医院数年的手术量，更是很多胸外科医生一生都难以企及的高度。作为这个纪录的创造者，我感到欣慰，更感到骄傲。当天晚上休息了短暂的几个小时后，第二天一早我的团队又开始了新一天的工作，这个工作日的手术量是

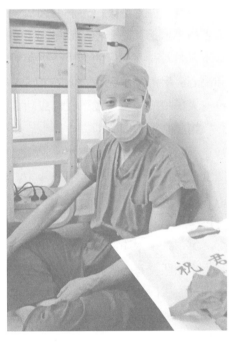

一天完成 31 台手术实在太累了，稍作休息

20 台。团队所有的人员都依然很疲惫，但大家的热情不减，大家继续在创造纪录。

由于工作性质特殊，我的科室经常会在极高的强度下开展工作。但大

家的工作从来没有出现过差错，而且都能以最快的速度完成。总结科室工作的经验，有如下的感悟：

第一是要有敢于迎接挑战的决心。我在胸壁外科领域做出成绩后，为了专业的发展，医院成立了胸壁外科研究所，我出任所长，研究所下辖胸壁外科和心胸外科两个科室，两个科室分别有 40 张病床，全部病床总和为 80 张。每到暑假高峰时，心胸外科工作要给胸壁外科让路，所有病房尽可能用来收治胸廓畸形患者。2021 年暑假，研究所胸廓畸形患者最高日住院人数是 138。这是我们收治患者的最高纪录。研究所自己的病床收满后，剩下的患者被安排在全院多个病区。这些患者绝大多数都是学生，为了暑假能过来手术，很多人提前一年便开始预约。面对患者的请求，我不想让患者失望。但是，如果以一般的速度实施手术，根本无法完成如此庞大数目的治疗工作。这便需要全科人员用极高的工作强度来完成这些患者的手术。但是，手术必须一台一台完成，不能有任何差错。短期内完成这么多患者的手术无疑是个巨大的挑战。我是研究所所长，是胸壁外科的主任，这不仅是对科室人员的考验，更是对我自己的挑战。如果没有强大的信心和决心，手术几乎无法完成。但是，历经大风大浪打造而成的我的团队，没有人惧怕挑战，这成了我们成功最重要的保障。

第二是手术团队的齐心协力。每年暑假到来，整个团队成员都要加班加点，超负荷工作。大家都非常辛苦，但没有人表示出丝毫不满。整个团队空前团结，展现出强大的战斗力。这是最让我感动的。多年以来，正是因为团队成员极其团结，才使我们不断克服困难，创造了一个又一个奇迹。

第三是手术团队良好的工作习惯。我的团队成员都非常精干，要想进入这个团队，每个人都需要接受严苛的考察和考验，还必须接受非常严格的训练。正因为如此，每一位成员都非常优秀。优秀体现在很多方面，总结起来不外乎两条：一是优秀的个人素质，二是良好的团队精神。其中团队精神是每一个成员都必须拥有的素质。由于工作量巨大，每天上班整个团队都需要"军团作战"。大家各司其职，但又要随时穿插与补缺，使整个团队随时都保持极高水平的战斗力。在需要数个手术台同时开刀时，由于不可能为每一台手术配备太多的人员，此时需要所有人员在手术台间流动。作为主刀医生，我不得不在手术台间快速穿插。为了完成手术，所有助手都必须见缝插针，跟着我的节奏而移动。这样的移动有条不紊，每一个成员都密切配合，由此使整个工作维持着极高的效率，手术台的使用效率也发挥到了极致。我的团队有很多良好的工作习惯，团队精神只是其中一条。除此之外还有很多其他良好的习惯，这些习惯不仅使我们拥有很高的工作效率，也使整个工作的质量得到保障。

第四是大家都拥有同理之心。同理之心是彼此之间的相互理解，是设身处地换位思考，是团队成员之间的关心与体贴。作为研究所所长、科室主任，我本可以高高在上，把所有的脏活累活都交给下级医生完成，但那不是我的作风。在处理同事之间的关系时，我一直秉持着平等的观点。在技术上我也许是权威，是老师，是师傅，但在具体工作中，大家应该一律平等，我不想让自己有任何特权。比如术前消毒铺巾这样的工作，按理说是应该由下级医生完成的。但是，在手术衔接过于迅速，下级医生又忙着做其他事情时，我就不可能干等着让他们来做这样的工作。我会亲自消毒铺巾。我不觉得这样做会失去领导的尊严，相反，我倒是觉得那同样是我的本职工作。我的做法经常会令人惊讶，大家会觉得这么大的专家绝对不可以做那样基础的工作。这样的看法可以理解，因为大家认为这种现象"极不正常"。我去过很多医院协助做手术，我是以专家的身份被邀请去做手术的。几乎所有的专家都不可能去消毒铺巾，但我经常做这样的工作。这会让在场的人感到惊讶。有一次在一家医院做手术，在场的护士就发出惊呼："您是我们邀请的专家中第一个亲自做这些工作的。"大家之所以对我的行为感到惊讶，原因很简单，他们是觉得上级医生不应该做下级医生的工作。医疗工作有明确的分工不假，我也非常赞成各种明确的分工。但是，有些工作是不可能分得太清的。手术团队其实就是一个战斗的集体，任何人都有责任随时参与战斗，而不能袖手旁观。作为科室主任，一定要体谅下级医生的辛苦，要懂得他们的不易，要站在他们的角度理解他们的各种困难，只有这样才能团结好团队成员，调动每个人的积极性，最终以最快的速度完成工作。这便是我的同理心。只有当我深刻地理解了他们的感受和心情时，他们才可能理解我，主动为我分忧解难，最终使整个团队能团结成一股力量，大家齐心协力去迎接各种挑战。

第五是一切为了手术。外科医生的工作是开刀，是做手术，这是一切工作的核心。我不反对大家写文章和做科研。但是，如果偏离了做手术这个核心，外科医生就不配在外科工作。这是我一贯的观点。有的人也许会认为我的观点过于偏执，我并不反对他们对我的看法。相反，我倒是觉得这种看法十分贴切。想想看，如果这些年来我不是过于偏执，如果我也像很多其他医生那样把主要的精力都放在手术之外的事情上，我的科室会有今天吗？我可能创造一项又一项的纪录吗？那显然是做梦。没错，我是很偏执，偏执于手术，我把手术当成了一切工作的重心，当成了我自己的生命。我喜欢做手术，我是个手术匠，不做真的不行。

对技术的态度

谈起对技术的态度，相信每一个外科医生都会说自己的态度很认真，很端正。这样的心情可以理解。如果说自己不认真，不仅可能给自己招来麻烦，而且也真的对不起自己的辛勤付出。在关乎生命安危的工作面前，严肃认真的态度是每个医生对自己起码的要求。但是，即使所有医生都认真，亦会有认真程度的差异，如果有人用心去甄别的话，到底是不是认真便一目了然。

对工作是否认真的评价是一个十分主观的过程，由于没有一个客观的尺度，所以只能靠医生自己的嘴说，之后再靠别人的嘴说。相比之下，经别人嘴说出来的评价似乎更能引起共鸣，也许是因为更接近客观的评价吧。那么，如果让我对自己的工作做评价，我也会像大家一样，说自己的工作很认真。但我也经常听到其他人对我们工作的评价。他们的评价甚至比认真更高出一个档次，不过我相信他们的观点都比较中肯，不是逢迎，不是拍马屁，那是肺腑之言，他们做出了客观的评价。这样的评价大家都喜欢，我当然也喜欢。

在很长的时间里，我其实很享受来自别人对我技术的评价。这经常令我心中美滋滋的，欢喜得不行，但我很善于控制自己的情绪，只有在自己认为合适的时候才会把得意表现出来，而在更多的时候我都会努力让自己表现得尽可能谦虚，连连摆手，不住摇头，口里说道："哪里哪里，雕虫小技，不值一提。"其实每次谦虚的时候，我表达的也是一种态度，为的是让大家知道，我的技术虽然一流，却依然有一个谦虚的态度，为的是给自己的人品加分，也是一种认真的态度，是对技术之外的东西格外认真的表现。

总的来说，我对技术的认真态度反映在两个方面：一是对具体的手术认真，一是对手术操作技术的认真。每一位患者接受手术时，手术的成败直接关系到其健康甚至生命。外科医生要做的手术千千万，但患者接受的手术可能只有一次。医生对百分之一的患者不认真，就可能是某个患者百分之一百的伤痛。这样的理解是我对手术重要性的基本看法，正因为有这样的看法，我会要求自己对每一台手术都格外认真。不仅如此，我还会要求我手下的所有医生也要对每一个患者都绝对认真。

对患者具体手术的认真表现在很多细节方面，除了基本医疗常规要求的内容外，重点是手术操作。这反映在很多具体的方面：第一，不偷懒，不走捷径。每一台手术都有基本的操作内容。有的内容是必需的，有的内容可有可无。但是，对于一台严肃的手术来说，如果不该省的省掉，就会给患者带来不必要的伤害。因此，在手术操作过程中，必须有严谨的态度，不能省略必要的操作内容，不能走捷径。第二，动作不能粗糙，该细的操作一定要细致。在具体操作的过程中，很粗糙的操作不一定有恶劣的结果。但是，这将使医生形成一种习惯，也就是不严谨的陋习。在多数情况下也许无关紧要，而在一些重要的操作场合，如果依然不严谨，就可能酿成大祸。第三，操作不能过于随意。任何手术都有特定的操作方式，但不能过于死板，在术中根据病情随机应变是外科医生能力的反映。但是，操作不能太随意或者太花哨。如果医生不对自己的操作做任何约束，就可能超出了正常的操作范围，最终酿成大祸。第四，严格按照矫形标准要求，达不到目的不能罢休。操作的认真还反映在对待手术标准的态度上。每一台手术都有既定的目标。要达到这样的目标才算是手术的成功。如果达不到目标就结束手术，会给患者带来很大的隐患。这显然是一种极不认真的态度。

对手术操作技术的认真是另外一个层面的认真，它不涉及具体的患者，而瞄准操作的基本方法与细节。这样的认真首先体现在技术的设计与改进上。在过去的工作中，我对相关领域的技术做过大量的改进。为什么要做这些改进呢？这其实就是一种态度，是一种严肃认真的态度。比如对

Nuss 手术钢板固定技术的改进，就是这种态度的体现。

　　Nuss 医生设计的手术方式距今已有二十余年，全世界很多医生都在使用这样的术式。客观地讲，这种手术有不少的缺陷，其中重要的一条就是固定技术的缺陷。这种技术不仅设计原理不科学，而且操作也极不方便。另外，很多患者会因为这种固定方式而出现并发症。按理说，这些问题早就应该被人发现并得到改进，但令人感到困惑的是，直到今天为止绝大多数医生依然在用这样的技术。早年我也用过这样的技术，而不久后我就发现，这种技术问题相当严重，于是我针对这种技术做了很好的改进，其结果是形成了一种全新的技术。在后来的工作中，我曾到全国很多医院开展手术帮扶。当各地的专家看到我的技术时无不感到震惊，很多人会当场表示出惊叹。其实，在我自己看来，这并不是说我的技术多么神奇，而是反映了一种工作态度。如果我也像很多同行一样按部就班地用老方法实施操作，没有人会指责我的手术。相应地，我几乎没有可能脱颖而出。由此可见，我的工作态度改变了一切，患者因为我的严肃认真而受益，得到了很好的治疗，我也因为这样的态度而有了好的声誉，这是最让人欣慰的事情。但是，为什么是我而不是其他专家改进了这些技术呢？大家对待工作都很认真，而我之所以做得更出色，也许是比别人更认真吧。这一切成绩的取得其实都来自我的态度，因为我真的很认真。

　　我们对技术的认真态度更多时候反映在技术的细节方面，这是很多看过我手术的人都会有的共同感受。第一次去南方医科大学附属南方医院做手术的时候，我的老师蔡开灿教授带着很多师弟师妹们在手术室观摩我的手术。完成手术后，他告诉大家说："大家看了王主任的手术有什么感想？其实最重要的就是做事情的态度。漏斗胸手术我们也在做，但王主任的操作与我们的操作几乎完全不同，他的很多细节都处理得非常巧妙。这些细节不是一天的工夫就能完成的，应该说王主任下了很多的功夫才把每一个细节都做得如此漂亮，这正是绝大多数医生欠缺的东西。王主任为什么会成功？最根本的原因就在于这些细节，在于他对待手术的态度。离开了严肃认真的态度，就不可能把手术做得如此完美。"类似的评价在我去很多其他医院做手术时也经常会听到。蔡教授当着学生的面如此严肃地说出这番话，让我感到这样的评价有些过誉。但为什么一些最简单的操作细节会给大家留下如此深刻的印象呢？也许真的印证了蔡教授的那句话，是对待手术的态度。

我对固定钢板操作的设计是我最骄傲的设计之一。很多人在对这种设计表示赞叹的同时，更对其中每一个细节的构思表示感慨。在操作中，首先要用一个直角钳跨过肋骨，要想将钢丝的牵引线拉过去环绕肋骨，需要用中弯钳夹住牵引线递过去。此时有多个细节非常关键。第一，是钳子夹线的位置，必须夹住两条线的中间，而线必须位于钳子的尖端，这是对此操作最基本的细节要求。如果不按照这个细节做操作，就几乎没有办法完成手术。第二，要想在极其微小的切口内将线准确地交到直角钳尖并使其被夹住，需要助手将线拉紧，且必须与直角钳的长轴平行。这个细节也是完成操作的要领。如果不注意这些要领，操作同样无法完成。第三，两条牵引线必须对齐，而且钳夹的部位必须在正中，只有这样才能为后续的牵引提供便利。牵引线放置完毕后，需要将钢丝环绕肋骨放入切口内。此时的钢丝必须对折，而且尖端要夹尖。只有这样才能保证牵拉成功。在一些特殊的情况下，如果显露不理想，则需要先将钢丝的尖端弯曲成一定的弧度，这样才能最大限度降低牵拉过程中的阻力，使操作轻易完成。第四，在牵拉钢丝的过程中，牵拉的方向、牵拉的力度都有讲究，也都有一些操作的技巧。如果不按照这些技巧实施操作，同样会出差错。除了如上的技术细节外，还有其他的技术要领需要掌握。比如说，钢板放入后，收紧钢丝的方法、拧钢丝的部位、剪切钢丝的长度、钢丝末端的处理方法等细节，都有很多的讲究。这些细节的处理直接关系到手术的效果，因此都是需要关注的内容。

总的来说，我对手术的操作细节与对待具体患者的手术一样，同样是严肃认真的。正因为有了这种正确的态度，才使我发现了别人没有发现的问题，并找到了合理的解决问题的方法，并最终影响了我的整体技术水平。

我对技术严肃认真的态度给我带来了巨大的成就。这正应了那句话，细节决定成败。我对每一个技术细节都不放过，都想做到精益求精。这样的态度造就了我一流的技术。但是，与我的态度相反，有人会不以为然，认为过于追究细节将影响整个手术的进程。他们将重视细节当作小题大做，或者叫吹毛求疵，认为是婆婆妈妈的表现，甚至以为这样的医生不适合当外科医生。这样的看法显然十分偏激，我不会接受。我的意见是，如果对细节的关注使整个手术的进程因此而加快，如果手术变得更简单、更安全、更有效，这样的细节是需要关注的；而如果因为过分在意细节给手术带来不必要的麻烦，就应了上述的观点，成了多余的操作。我自己也不赞成那样的做法。非常幸运的是，我对细节的关注并没有给我的手术带来麻烦，相反，我对细节的所有处理都得到了大家一致的认可，这给了我敢于将这些细节拿出来与大家分享的底气。

有人会问：关于细节的问题，只有认真的态度似乎并不够啊，我们都很认真，为什么没有发现问题？怎么回答此问题呢？我想除了认真之外，尚需要多动脑吧，其实动脑也是认真的一个方面，如果说有的医生没有发现问题，只能说认真的程度不够吧。

举个例子，打结是医生最重要的基本功。在学校上课的时候都要求学习。多数情况下，新手很难把结打好，这是临床上最常见的事情。一些特殊情况下的结，即使是经验丰富的医生也不容易打成功。到了这样的时候，就是对医生水平的考验了。老医生也必须接受这样的考验。

有一次看别人做手术，缝合的时候使用的是 2 – 0 的 Prolene 线，当时是间断缝合。为了节省缝线，这个医生先将一头的针剪去，然后用剩余的线缝合并打结。为了尽量使线得到利用，需要用线的末端打结。此时如果拉着短的末端打结，由于长度不足，打结很难完成。当时台上的医生用带针的那端进行打结，由于线很长且带着针，打结的过程非常不流畅。本来几秒钟就可以完成的操作，我却眼睁睁看着他花费了差不多一分钟才打完那个结。在很多人看来，这个医生的操作并没有太大的问题，因为教科书上教的打结方法就是如此。但如果多思考一下，就会发现问题所在，就会对这个医生的操作提出异议。

在中山大学第一附属医院做博士后的时候，我见过一个教授打过这种结，他的方法与这种方法完全不同。他用一个小的血管钳夹住短的线尾，先用长的一端在拇指上绕一圈，再用血管钳将线的末端塞进圈子里，用拇指与食指捏住线尾，将其交给血管钳，收紧，再打第二个结，便可以获得很好的效果。

举这个例子的目的，是想说明一个问题。细节的问题往往需要以非常认真的态度观察。只有这样才能发现问题。但是，要想解决问题，更需要动脑筋，需要用更认真的态度去对待，否则只能人云亦云，跟在别人身后瞎起哄，最终一事无成。而在人云亦云之后依然认为自己的态度很认真，就成了天大的笑话。

2021 年 4 月 30 日，我与整形外科的专家联合对一位胸壁缺损的患者实施了胸壁重建手术。由于胸壁缺损过大，且涉及大面积的皮肤缺损，术中需要用转移带蒂皮瓣植皮。在完成一块游离皮瓣移植时，整形外科专家做了一套让人目不暇接的操作。他先将皮瓣放入缺损处，在周边先缝合一圈，缝线暂不剪除。接着将一个凡士林纱布包裹的一团酒精纱布放在皮瓣表面，再将周围未剪除的缝线收紧并打结，最后使酒精纱布牢牢固定于皮瓣的表面。这样的操作如行云流水，一气呵成，但在教科书上是无处寻觅的。我问整形外科专家是不是他们自己的发明，他说不是，是整形外科先驱们的发明。这样的操作让我看得几乎目瞪口呆。我在想，这一整套操作是需要整形外科的先驱们花多少心思去思考，去琢磨，才可能完成的神奇操作啊。他们这种做事的态度令人动容。而在动容的那一刻，我突然联想到了我自己的那些技术，我在想，等到多年后的某一天，会不会有后来的医生也为我设计的技术细节动容呢？我想一定会有的，不为别的，就因为我用更认真的态度对待操作细节。如果别人用心操作而能让我动容，我同样性质的操作怎么会感动不了他人呢？

说心里话，我对自己在技术方面的态度是非常满意的。如果别人对我的态度同样满意的话，一点都不奇怪。毕竟，我设计的东西就在那里，没有人会觉得那些设计不行。这是我全部的底气。

但是，当看了我技术的人都觉得我的技术非常完美、非常认真的时候，大家的评价并没有让我忘形，相反倒成了一种无形的压力。我知道，如果我不继续努力，不拿出更新的东西与大家分享，很多后来的认真者将不断把我超越。正因为如此，我不得不更加认真，更加努力，丝毫不敢骄傲，更不敢忘形。

极简法则

　　极简法则是一种行事的规则，是一种习惯，更是一种人生的信念。我信奉这样的规则，因此不仅在我的生活中，而且在其他很多方面都可以看到极简的影子。而这样的影子在工作中体现得更清晰。

　　极简的内涵是尽可能地简单，在实际操作中需要有所侧重，也就是说，该重视的东西要重视，次要或不重要的东西要尽可能极简化。这是一种重视效率的体现。可以说这样的规则在我工作的每一个方面都表现得淋漓尽致。

　　比如交班，在来现在的单位前我曾经在多家医院学习和工作过。除了广东省人民医院心脏外科的交班外，几乎所有其他医院的科室都会花很长的时间交班。交班是医疗护理常规规定的必要工作，每天早上都要进行交班。由于内容众多，按照内容交下去，时间一定不会太短。而一旦遇到了比较磨蹭的科室主任，交班就可能无限冗长。对于某些科室主任来说，主持会议有可能就是为了过瘾，但科室的医生、护士不得不忍受冗长的交接。我以前是下级医生，因此和很多其他同事一样，对冗长的交班感到无奈。正因为如此，当我自己做了科室主任后，第一件要做的事情就是彻底改革交班制度。我不仅改变了交班的形式，还改变了交班的内容。如此改革后，科室交班的时间大大缩短。一般来说，如果没有特殊事情要讨论，交班时间不会超过5分钟。

在一般医院的交班过程中，最耽误时间的往往是护士的交班。夜班护士本来就辛苦，后半夜除了完成一大堆护理工作外，还要花时间写冗长的交班记录。交班记录多半是流水账，写得太多反而弄不清主次。正是因为看到了传统护士交班的弊端，我重点变革了护士交班的内容。为了使大家彻底从冗长的交班记录中解脱出来，我给护士提出如下要求：第一，不再写交班记录；第二，要交接重点患者的情况，有事说事；第三，不要背诵，可以看着稿子交，当然这样的稿子不是交班记录，而是重点数据或者信息的记录。经过如上改革后，护士大大减轻工作的负担，从而有更多精力去观察患者病情。这样的变革节省了大量时间，受到全科护理人员的欢迎。

医生交班一般都相对简短，不会耽误太长时间。为了更突出重点，我会反复强调尽可能简单。接到医生需要了解的是他们的班上发生了什么，而不是没有发生什么。

交班会上还经常会有一些行政管理方面的事务需要处理，比如传达医院的通知、通报、会议精神等，同样需要花时间。以前在其他医院时，有的医院每逢有通知便一字不差地念完，这无疑耽误了大量宝贵的时间。我一直认为，医院的重要通知必须认真传达，但传达的方法可以变通。这就要求传达人员有很好的归纳总结能力，要把主要的精神传达给大家，而不是一字不差地念。

我们医院每两周开一次中层会议，会议上会对一些重大事件做出决策，因此每次开会结束后，都会有很多内容需要传达。如我所说，几乎所有的科室都会将会议文件全盘念给员工听，医院领导肯定也是这样的意思，领导希望所有的员工都时刻与医院的精神保持一致。但是，医院有很多领导，当所有的领导都希望医院每一位员工都了解所需传达的精神时，耗费的时间就很多了。我曾经记录过，念完所有文件的耗时不少于一小时，而在内容多的时候，一个小时都不够。对于机关各部门来说，主要的工作就是开会，因此早上认真学习文件是其本职工作。但对于临床科室尤其是手术科室来说，早上花这么长时间学文件显然是很不现实的事情。大家要查房、开医嘱、换药、拆线、写病历、做检查、做术前准备，还必须按照医院的规定在9点前上手术台。如果原原本本地念完文件，医生一定会疯掉。我理解大家的心情，所以从来不会按要求全部念完。早期我自己整理后传达，会非常迅速地把主要的事情向大家传达清楚。后来我把这个工作交给护士长，并嘱咐她一定要挑出最重要的信息传达给大家，所有与科室无关的事情可以只字不提，如果有人想了解其他信息，可以在会后自行查询。我对文件传达提出了如此要求后，全部会议传达时间一般不会超过5分钟。时间节省了，开展临床工作的时间增加了，每一个员工都从内心深处赞成这样的变革。

但客观事实是，让员工高兴的事情不一定也能让领导高兴。有一次，一位领导参加我科室的交班，当护士长三言两语把医院周会的精神传达完毕后，领导有些不高兴。后来还专门批评了我的做法，说周会文件中每一项内容都是医院领导做了精心研究后才做出的决策，是需要所有员工了解的大事，领导们那么重视说明事关重大，如果大家不了解，不仅是对领导的不尊重，也不利于医院整体工作的开展。这位领导的意思我懂，我也知道会议精神的重要。但是，文件中的内容未必都是重要的。既然不重要，为什么要全部传达呢？

领导是从当领导的角度看问题的，而作为科室主任，我必须从科室工作的层面考虑，我认为我的做法很合理，适合科室工作的总体部署，所以我依然会要求以最快的速度传达医院的各类文件。

在科室管理方面，我从来都主张简单，会议一定要少开，能不开就不开，开的话也要尽量简短。科室的规定也要尽可能精简，只有抓主放次，工作人员才有更大的操作空间，才能最大限度发挥大家的主观能动性。

在当科室主任之初，为了让大家步调一致，尤其为了防范个别医生的不当行为，我曾制定了一个科室管理制度。制度颁发后，我发现表面上大家的纪律性有所改善，但实际上却给大家带来很多不便。比如劳动纪律方面，有些住处离医院很远的员工为了不迟到会非常辛苦。其他方面也是如此。当制度让员工感到不舒服的时候，这些制度条例也许就不大适合了。我早早地意识到了这样的问题，于是很快废除了这些制度。我从来不会过分强调劳动纪律，也不会批评迟到的员工。我的做法深受大家赞赏，反而让员工们更自觉，如果不是有什么特殊困难，一般没有员工会迟到。其他方面也是如此，我很少会做什么特殊的规定，更没有再制定过所谓的科室管理制度。我需要做的是让大家自觉约束自己的行为，而不是靠强迫。我这样的管理与其说是管理，倒不如说是不管理，或者说是人性化的管理。正因为我设身处地地考虑了员工的感受，才使大家更加自觉，更加团结，科室有了更强大的凝聚力和战斗力，科室的工作也有更高的效率。很显然，我在管理方面做的工作是纯粹的减法，是真正的极简。

在技术方面，我更是严格按照极简法则做事情。比如术前准备，我最不喜欢医生动不动让患者做一大堆检查。检查不但会给患者增加各种负担，而且会耽误工夫，延长术前准备的时间。另外，检查过多还可能给自己的工作增加麻烦。比如说，对一些无关紧要的脏器做的额外检查，一旦检查出某种小的异常，而恰巧遇到业务不太熟练的麻醉医生，很可能因为检查的异常停止手术。所以我一直要求术前检查必须精简，绝对不能太过烦琐。比如一般的胸廓畸形患者，我一般要求只做两种检查：一种是胸部的 X 线检查，一种是心电图检查。我的做法经常会引来一些同行的指责，他们认为至少要做 CT 检查，理由是要获得评价胸壁凹陷程度的 Haller 指数。这样的医生表面上是十分科学、十分严谨的模样，甚至会拿出一些所谓的共识指南给自己的说法做依据，实际上他们的说法是十分陈旧的做法。我经常举例驳斥这样的做法。这就如人脸上长了颗麻子，医生一眼就可以看清楚得了什么病，难道非要做 CT 检查才能明确是不是可以做激光手术去除麻子吗？其实很多胸廓畸形就如人脸上的麻子，由于完全是外表的畸形，仅凭肉眼就可以看得清楚，如果不是医疗护理常规有特殊要求，甚至连 X 线都不需要做，至于 CT 检查就更无必要了。况且大家都知道的事实是，在 Haller 医生提出 Haller 指数之前，全世界的外科医生已经做了很多年的漏斗胸手术，当时并没有所谓的 Haller 指数，手术也能正常进行。所以说，当遇到一些拿着鸡毛当令箭的所谓专家吓唬人的时候，一定要保持头脑的清醒。头脑清醒时自己才有底气，有了底气才可能不受乱七八糟信息的干扰。在平时的工作中，正因为我始终坚持自己的信念，才使我的工作一直保持着朴素的极简习惯。患者少受折腾，我的工作效率也得到大大提高。

除了术前准备外，我对术后处理也做了特殊要求，同样是要尽可能简单。我的观点是，能不输液就不输液，用药也要尽可能简单。术后切口的处理也非常简单，不需要每天换纱布，术后 3 天直接敞开切口，不再做任何其他处理。这样的做法也许会使有些患者及其家人感到不放心，但我所有的做法都有科学依据，所以会告知他们不需要担心。事实证明，我的处理不仅没有问题，反而更有利于患者的康复。

我对极简的理解还表现在术后的复查上。很多医院的患者出院后会有一个极其严苛的复查规划，比如术后一个月、三个月、半年、一年，都需要返回医院复查。这样的做法对医院创收或者做科研是有益的，但对有些患者几乎是难以承受的奔波。很多患者离医院几千公里，由于医生有要求，患者不得不在规定的时间里一趟又一趟地返回医院做复查。路途的艰辛与就诊的无奈不单是患者和其家人清楚，我也很清楚，所以当患者问我是不是要做术后复查的时候，我会非常肯定地说，不需要。我的做法是将我的微信告诉患者，让他们随时在线上与我交流，有问题马上解决，没有问题就正常生活，根本不需要回来医院复查。这样的做法大大增加了我的工作量，但对于患者来说省去了太多的麻烦，也更加舒服。

我对极简法则的追求更多体现在手术的操作过程中，可以总结为两个方面：一个是操作理念的极简，一个是手术操作内容的极简。理念的极简反映在一些具体的概念上，比如前文提到的干净手术、Tubeless 技术、Bleedingless技术等，都是极简法则的体现。关于手术的极简理念可以说顺应了手术发展的大方向。任何手术的发展都是从复杂向简单发展的，这是每一种手术发展的必然趋势。就拿漏斗胸手术来说，与传统的开放手术相比，Nuss 手术无疑简单了很多。而如果将 Wang 手术、Wung 手术与 Nuss 手术相比，肯定更为极简。临床上经常会涌现出一些新技术，如果对这些技术做评价，极简必定是一个更客观的衡量标准。如果一个技术遵循了这样的标准，就一定是个好技术；否则只能说是华而不实。

对于手术理念的认识不仅使我对外科技术有了更深刻的理解，也促使我对很多具体的操作技术做了优化。比如漏斗胸手术中放置钢板的操作。很多人觉得这个操作非常危险，想起来都胆战心惊。为了避免风险，不少医生挖空心思，做了各种神奇的设计。最常见的做法就是使用胸腔镜。这样的装置几乎被所有医生当作 Nuss 手术的标配。但是，出乎所有人意料的事实是，每年所有在手术台上毙命的案例几乎全都发生在胸腔镜下。这说明胸腔镜并不能彻底解决问题。为了使手术尽可能安全，很多医生不仅使用了胸腔镜，而且使用了很多其他的"神器"，但都不能彻底消除风险。自从接触这种手术后，我就发现了问题，我的观点是，放钢板的风险虽然存在，但并不是胸腔镜能够解决的。对于不危险的操作，胸腔镜本身没有丝毫作用；而对于危险的操作，胸腔镜更起不到作用。既然如此，为什么一定要用胸腔镜呢？因此在所有的手术中，我从来没有用过它。然而，我的所有手术都很安全，没有发生过任何意外事故。

看过我手术操作的人都知道，我的操作思路非常简单。而这样的思路正好是我对极简法则深刻的感悟。我的感悟直接指导了手术的实施，最终使所有手术细节都能体现出极简的影子来。比如切口的数量，对于需要放置多条钢板的手术，一些医生会为每一个钢板做一个切口。这样的做法是机械地理解外科学的操作原理，不会有人提出异议。但是，我绝对不会做这样的事情。我会将切口的数量尽可能减少，一般一侧只需要做一个切口便可以完成所有操作。不管有几条钢板，都只做一个切口。这便是极简法则在我的操作细节中最常见的体现。

谈到手术操作细节的极简时，我想重点聊一下 Tubeless 手术。这是我一直非常推崇的技术。胸壁外科手术是全麻手术，这样的手术在一般人的心目中都是绝对的大手术。为了烘托出大手术应有的氛围，很多医院的医生会给患者插上各种管道。医院越大，插的管道会越多，这样的场面会显得格外庄严肃穆且有仪式感。每每看到这样的场面，会让人肃然起敬，大家会对如今高超精尖的科技水平表示赞叹。但是，这样的排场真的需要吗？具体地说，这些管道真的都是必须品吗？我不这么认为。在我看来，至少有一部分管道是可以简化的。我要简单，要极简。我会要求麻醉师不插气管插管，不插动静脉管，不插尿管，不插胃管，我自己也不会给患者插胸腔闭式引流管。当所有的管道都不插的时候，麻醉师轻松了，手术医生轻松了，大家都轻松了，关键是患者也轻松了。如此简单的操作，完全是按照极简法则行事，没有了繁文缛节，没有了酸腐的仪式，手术操作终于回归本质，这是最本质的手术。

极简法则是做减法，意味着精而少。但是，少并不等于偷懒，也不意味着偷工减料。我把手术做得尽可能简单时，并没有因此而影响手术的质量。相反，这样的做法反而提高了手术的质量。这才是最让我欣慰的。

在过去的工作中，不管是在院内开刀还是在院外开刀，所有人对我操作最深的印象之一就是快。快是由很多因素决定的，而理念和操作细节的极简是重要的因素。如果我的手术既繁杂又忙乱，内容多而又不分主次，如何能高速完成呢？

把一件小事做好

2013 年，在我不得不进行第二次创业时，遇到了前所未有的困难。科室以前主要的工作是心脏外科手术，如今却要转型做胸外科手术，我的胸外科技术是一片空白，科室的胸外科技术也是一片空白，我的一切都必须从头开始，这意味着我不得不在一个全新的领域与广州那些著名的老牌医院胸外科同行进行竞争。要知道，广州著名的胸外科同行太多了，那都是国家级的顶级"大牛"，要想与他们展开竞争，可以说是天方夜谭。但是，我没有退路。医院已经做了决定，不远处那栋病房大楼里新的心脏外科已开业，我不可能逆着医院的决定再做心脏手术。

当时我的科室总共有床位五十张，工作人员将近四十个。专业的转型使我首先面临前所未有的收容压力。如果没有患者前来住院就诊，我这个主任真不知道该怎样面对科室的员工们。但是，依照科室当时的情况，要想让患者来住院并不是一件容易的事情。患者就诊住院当然都会选择名声在外的大医院，很少有人会考虑我们这种级别医院的胸外科，毕竟，医院名气不够，我科室的技术不行。残酷的现实明确地告诉我，要想吸引患者，唯一的方法是获取好的口碑，换句话说就是一定要有自己的品牌。只有拥有自己的品牌，才能吸引来患者。

品牌的问题实际上是医生的名气问题。医生要想出名，一般有两种途径：一种是靠出身，一种是靠技术。前者主要指的是自己所在的医院，一旦医院很出名，其中的每一个医生都可能被当作厉害的医生。如果再有个头衔，比如教授、科室主任、副院长、院长之类的名头，那简直就是再世华佗，肯定会受到患者绝对的信任。在来现在的医院之前，我工作以及学习的医院都是广州著名的大医院，当时明显能够感受到医院的名气给自己带来的地位。尽管我对自己当时的技术有自知之明，但患者会认为我很行，就不会怀疑我的技术。这样的情况其实非常普遍。患者是不会怀疑大医院里医生的水平的，即便是个住院医生，甚至实习生都会受人尊敬。患者对大医院的敬仰之情为医生带去了无限的荣光，带去了蜂拥而至的患者，但我非常清楚，这种名气给医生带来的光环并不长久。医生名气的改变有两种基本的情况。第一种情况，比如像我这样经历的医生，一旦离开了大医院，不管自己以前多么出名，那些曾经的光环都会即刻被人遗忘，没有人会再把这样的医生当作不得了的名医。举个简单的例子，很多在大医院工作过的医生会因为各种原因到民营医院工作。为了彰显他们过去辉煌的历史和名气，广告会把他们的历史列举得清清楚楚。这种做法本来是为了突出其个人的技术实力，但适得其反的是，越是过多的描绘，患者越不会买账。患者一般不会怀疑这些历史的真实性，但绝对不会轻易到这种医院就诊。最主要的原因不在于医生，而在于医院。当医院地位改变后，医生的地位也会随之而变。没办法，事关身体，患者就是如此现实。这就如到庙里烧香，小庙里即便有真大师，也会被当作假和尚。医生名气改变还有一种情况，与医生职位的变化相关。比如那些院长或者科室主任，一旦没有了职位，名气会即刻大打折扣。大医院的医生普遍会被认为医术高明，而能在业内为国人熟知的所谓名医一般都是有职位的医生，这些人更是会被当作"国家级"的名医。这些医生在位时风光无限，前呼后拥，患者也会觉得他们是了不起的大专家。但是，他们的名头并不会太持久。一旦没有了行政职务，比如不当科室主任了，"国家名医"的名头就会让位于新主任。新主任们多半是不会允许老主任们延续原有的名头的，于是老主任那一届名医很快会被忘记，没有人会再记得他们的名字。由此可以看出，医院厉害的名气虽然让每一个医生都沾了光，但这些光环不会守着医生一辈子。医生一旦与医院和职位撇清了干系，光环会即刻消散，名气荡然无存。很显然，这种靠出身得来的名气，并不十分可靠。

医生出名的第二种途径与出身没有任何关系，靠的是实实在在的技术。这样的技术往往是真材实料，不存在任何水分，能征服所有人。以技术出名的医生没有虚假的头衔，不靠人设吃饭，是值得敬重的医生。患者对此类医生的敬慕发自肺腑，大家看中的是纯粹的技术因素，与任何虚无缥缈的光环无关。这样的医生是货真价实的名医。他们可能来自大医院，可能来自普通医院，但他们的名气可靠且持久，是一生的荣耀。不管走到哪里，他们的名气都会如影随形，即便离开了他原来的医院，不再当主任，名气都会与他一生相伴，那是只属于他个人的品牌。

在第一种出名途径中，医院让自己的医生纷纷出了名。如果说有品牌，首先是医院的品牌，其次才是医生的品牌。即使医生很出名，也不一定真的有好技术。但第二种途径是医生的好技术为自己的医院争得了荣誉，让自己的医院出了名。这样的名医是货真价实的品牌，这样的品牌首先属于医生，然后才属于医院。

由上述两种出名的途径可以看出，对于当时处境艰难的我来说，要想打造自己的品牌，只有一条路可以走，那便是第二条。我必须通过自己的努力做出属于自己的品牌，把科室的工作做好。

打造品牌并不是一件简单的事情。任何一个医生都想有自己的品牌，但不是任何医生都能拥有。我非常清楚这个工作的难度，而对当时处境中的我来说，我没有退路，便只能迎难而上，奋不顾身地往前走了。

经过长时间的思考后，我最后发现，要想打造品牌必须有一个主攻目标，要找到突破口。胸外科有很多常见病，最直接的做法是全面出击，从每一种疾病入手，这样就会有更多机会，可以在每一种疾病的治疗方面都出名，精通多种疾病治疗意味着有更多的机会可以成功。但要知道，任何人的精力都是有限的，不可能面面俱到。治病都是针对单一疾病进行治疗的，如果花费的精力不够，就绝对不可能精通治病。既然不精通，怎可能在高手如云的竞争中胜出呢？我知道这种路子不行，于是做了相反的决定，我从单一的病种入手，把所有的精力都投入到一种疾病的治疗中。我坚信，只要我把一种疾病钻研透彻了，我就能让患者更好地康复，久而久之自然能树立起我自己的品牌。

路子想好了，接下来我需要选择病种。选哪一种疾病合适呢？常见病肯定不行。常见病患者数虽然很多，但都是每一个大医院争抢的焦点病种。要想在这样的病种中胜出，竞争过于激烈，几乎没有可能。于是我的目标变得越来越清晰，我只能选择那些不大受人关注的病种，也就是所谓的小病种。

小病种关注度低，没有大医院的专家竞争，更容易做出成绩。但是，小病种也有天然的缺陷，那便是相对较少的患者数。对于这样的患者群来说，如果没有相当好的技术，最终的效果恐怕也不会很好。但是，如果把目光放得足够高远，从全国的角度看这类病种，实际的患者数并不会很少。只要自身的技术过硬，最终患者肯定不会少。如此一来，从小病种着手展开工作似乎成功的可能性会更大。

在我真正投身于钻研小病种治疗工作之前，我听说了几个非常励志的故事。第一个来自我以前的医院，说的是泌尿外科一位老医生的故事。这位医生很出名，但并不是因为泌尿外科手术出名，他出名是因为一种非常小的手术——尿道下裂手术。对这种疾病有所了解的人都知道，这种病本身并不是大病，也不是很常见，手术却非常困难，很多患者经过多次手术后依然无法得到根治。这种手术是一般的泌尿外科医生都不愿做的手术。这位老医生是一位真正的高人。他很早就瞄准了这个病作为自己的主攻方向，然后默默查文献，找方法，最后终于摸索出一整套治疗尿道下裂的手术方法。他很快因为这个小手术而出了名，成了这个领域最著名的专家，全国各地的患者都找他看病，他的科室也因此而不再为缺少患者发愁。

第二个故事同样来自泌尿外科，是关于包皮手术的案例。在泌尿外科中，包皮切除可以说是非常普遍的小手术，甚至可以说连技术含量都没有。很多情况下，包皮切除甚至是由实习医生完成的，这种手术更不能与上述的尿道下裂手术相比。如果要创建品牌，很难想象会有医生从这样的手术入手。但是，有一个医生专精的就是包皮手术。这位医生来自东莞，是一间普通医院的泌尿外科医生。为了让更多的患者前来他的医院割包皮，他把有限的精力投入到无限的技术追求中。经过不懈的努力，他获得了巨大成功，成了远近闻名的割包皮高手。这位医生很年轻，但很显然，他比很多老专家都出名。医生一旦因为技术出了名，就等于有了自己的品牌，从此再不缺少患者。他成了一个十分成功的医生。

上述两个故事给我带来深刻的启迪。参照他们成功的经验，我开始审视胸外科的各种疾病。经过长时间的观察后，我留意到一种很不起眼的病，也就是漏斗胸。与胸外科常见的各种大病相比，这种病应该是一种非常小的"小毛病"，几乎没有哪一个著名的胸外科医生会特别关注这种病。有个非常奇特的现象是，由于胸外科医生不关注，国内开展这种疾病治疗的医生竟然多半是小儿外科医生。这让人觉得不可思议，且恰好让我看到了难得的机遇。既然大部分胸外科医生不关注，如果我全力以赴攻克它，就等于竞争对手极少，那意味着我会更容易取得成功。做了如上的分析后，我非常激动，并很快投入到这个工作中，成了专职的漏斗胸手术医生。

为了把这项工作做好，我投入了几乎所有的时间和精力，我非常专注，甚至忘却了我原本是一位专业的心脏外科医生。我的目标明确，我要让所有的人都知道，我王文林是做漏斗胸手术的高手。

我的做法非常极端，风险极大，但事实证明，我走的是一条最可能成功的道路。当我把所有其他的路子都堵死后，我不得不破釜沉舟，置之死地而后生。

漏斗胸本身是一个小病种，与之相关的内容并不是很多。只要稍加努力，就可以全面掌握与这种疾病有关的所有知识。但是，由于我把自己的命运与这个疾病完全绑定在一起，我不甘心只是获取这种疾病已有的知识，我要发现问题，解决问题，围绕这个疾病做更多的工作。于是我在这个领域很快胜出。我不仅对这个疾病有了与众不同的理解，更有了超越别人的技术。

漏斗胸的治疗有多年的历史，以往用的是开放性手术。手术的切口大，创伤明显，术后有明显的手术疤痕，因此不是特别理想的手术。1998年之后，一种全新的手术方式在全世界开始流行，那便是 Nuss 手术。与传统手术相比，这个手术有明确的优点，但同样有很多缺陷，其中手术的风险一直是限制其广泛使用的最大缺陷。为了攻克这些缺陷，我做了尤其深入的研究，难题很快被攻克，我摸索出了一整套安全有效的手术技术，这便是我的 Wung 手术。这个技术的完成，使漏斗胸手术变成了一个真正安全的小手术。但是，我并没有因此而止步，我继续攻关，最终发明了一种更加先进的技术，这个技术就是后来大家都知道的 Wang 手术。这个手术的出现，使漏斗胸的手术治疗发生了翻天覆地的变化，更多的医生学会了我的技术，更多的患者得到了安全可靠的治疗。

我的漏斗胸手术做出名气后，随之而来的是很多其他畸形手术的成功攻克。先是一些单纯的胸壁畸形，然后是复杂的畸形，最后我的科室成了全国著名的胸壁畸形矫治中心。我的患者不仅来自全国各地，还来自其他多个国家和地区。我有了自己的品牌，我的第二次创业获得了巨大成功。

　　在后来的工作中，我又将胸壁畸形手术向其他病种上延伸，最后把胸壁肿瘤、感染、创伤、缺损等疾病全都囊括在我的科室中，我提出了胸壁外科这个全新的概念，并组建了全国第一家真正意义上独立的胸壁外科。我的工作使传统临床外科的格局发生了变化，一个崭新的临床专业出现在现实中。我的工作进行到此，已经超越建立品牌或者积累名气的范围，而成了我的事业，成了我一生的追求。

　　牛顿曾说把大事做小，可以发现定律；把小事做大，可以发现新领域。漏斗胸在医学上只是一个不危及人体性命的小疾病。在我和我的科室走投无路的时候，我只能捡这样的小疾病去做。但我足够用心，足够努力，我把这样一件微不足道的小事做得足够深入，足够细致，我把它当成一件大事去做，最后终于做成了大事，而且做成了一个崭新的临床专业。这应该就是牛顿所说的新领域吧。很显然，我用自己的行动践行了名人的名言。我不仅为自己赢得了尊严，还为我的科室找到了出路。

一万小时定律

在无意中第一次听说这个定律时，我已经在胸壁外科这条路上走了好些年。回顾自己的历程，我忽然发现自己的故事竟然成了这个定律鲜活的例证。于是，在不少场合我都会把这个定律拿出来与大家分享，去诠释这个定律的有效性，去鼓励那些渴望成功而没有路子的人们走向成功。

一万小时定律究竟是什么意思呢？其确切的来历我没有深究，大概的意思是，人在某个领域如果能坚持努力一万个小时，就会成为这个领域的专家。有人算过一笔账，如果坚持做一件事情，每天坚持 5 小时，每年按 300 天计算，那么满 7 年就能做到一万小时。我结合自己的经历做了另一种计算。由于我做胸壁外科工作几乎是全天候的，因此一年中我工作的时间不是 300 天而是 365 天。每天我计算的工作时间不是 5 小时而是 4 小时，我要给自己一个小时放松、休息，这样算下来达到一万个小时也需要大约 7 年的时间。

每天坚持做一件事，每天做 4 个小时，这样的做法如果持续几天或者几个月，一般的人是可以坚持的，但是如果坚持 7 年就不是一件容易的事情了。当然，如果容易，任何一个人都能轻松坚持下来，这专家就太多了，显然是不大可能的。这个定律之所以出名，之所以可以用来激励人们，最根本的原因就是不容易，也就是说，并不是那么容易能成为专家。

在写这段文字之前，我特意在网上查了这个定律的相关资料。让我惊讶的是，竟然有很多人在否定该定律。大家的意思大约是，这个定律并不一定好用。言外之意，即便花了一万个小时做某件事，也可能一事无成。他们举的例子很应景，比如打电子游戏，有些人沉迷其中，即便打两万个小时也不一定能成为世界第一。我知道一位"高人"，是一位"官二代"，从年轻时就开始在家打游戏，不上班，不出门，专职打游戏，从单身打到结婚，从结婚打到生闺女，再一路打到闺女嫁人，依然不停地打，没日没夜，每天打得比上班、工作、做科研都勤奋，他足足打了大半辈子的游戏，已经说不清有多少万个小时，却并没有打出名堂，最终打出来的是一身病。这是一个反驳一万小时定律的最有力案例。还有就是研究股票，很多人喜欢研究，一研究就是一辈子，连钱都没有赚着，更不要说成为股神了。而此定律与医学相关的例子也比比皆是，就拿医生来说，很多医生每天都在看病，看完8小时往往还要加班看，他们随便三五年就可以达到一万小时。在医院工作的朋友们都知道，在如此短暂的时间里要想"看"出名堂几乎不可能，很多的医生看一辈子病都出不了名，更不要说成为世界第一了。类似的例子遍地都是，大家用各种案例否定这个定律时，我知道并不是开玩笑，大家是想用一种科学的态度审视此定律。但这些例子与一万小时定律要求的条件是有出入的。该定律字面上虽然只是强调了时间，其实质却有更多的要求。如果不能达到这样的要求，不要说一万小时，即便忙活一辈子也不可能成为领域内的专家。

那么，怎样才能达到一万小时定律的要求呢？首先要强调的是做的事情，也就是目标问题，这是定律中最核心的内容。该定律强调的是做一件事。如果目标过大，可能就不再是一件事。既然不是一件事，做起来就难成功。所以一定要强调是小事情。事情小了，目标就明确了，人的注意力和精力更容易集中，成功的可能性也就大了起来。其次要强调的是做事的态度，也就是专注的问题。一旦目标确定，就一定要紧紧围绕目标去努力工作，不能随意改变目标。再次要强调的是做事的效率，也就是用心的问题。只强调一万个小时其实任何人都能做到，只要寿命允许，这并不是难事。但是，该定律强调的是用心做事，也就是说一定要有很高的效率。如果做起事来只是不紧不慢地磨蹭，便无论如何都做不出成绩了。最后要强调的是做事的方法，也就是策略问题。做事会有很多的方法，有的方法省时省力，有的方法却吃力不讨好，等于是瞎耽误工夫。要完成一万个小时，必须是那种事半功倍的一万个小时，而不是耽误工夫的一万个小时。

从2013年到2020年，整整七年的时间，我一直在做一件事情，风雨无阻，连节假日都没有闲着，而且每天做事的时间平均下来绝对不少于4个小时。按照上述的计算方法，我应该超额完成了一万个小时的工作。我的工作是不是验证了一万小时定律了呢？我不敢说我做到了世界第一，但至少在很多方面我已经走到了这个领域的前沿。这恰好是对这个定律最好的证明。以下，我把这些年中我做的事情做个简要的回顾，将我的工作与此定律做个比对，看看我的工作能否证明这个定律的科学性。

首先是目标问题。我选的目标很简单，也很小，如前文所述，我的目标是漏斗胸。当初我并不知道所谓的一万小时定律，因此选择该目标是我经过深思熟虑后才做出的决定。当时我的科室面临转专业的问题，从以前的心脏外科转向胸外科。专业转型要求我工作的重点必须彻底变换方向。以前，胸外科手术几乎是我科室的空白，要想在竞争激烈的市场中立于不败之地，就必须有自己的核心技术。胸外科是一个大学科，里面有很多"高大上"的疾病，比如肺、食道、纵隔等部位的疾病，都是每个大医院和大专家彰显自己技术实力的知名病种。我的医院不出名，科室不出名，我自己也不出名，如果以我当时的处境去收治大病种，等于自己给自己找别扭。这不是我应该做的工作。相比之下，漏斗胸在胸外科众多疾病中应该算是一个非常不起眼的小病种。正因为渺小，很多胸外科医生根本不做这种手术。大家都不做，我便少了竞争对手。于是便增加了成功的可能。

目标选定后，接下来就需要围绕目标展开工作了。此时最需要具有的素质就是专注。我的科室有不少医生，其中还有好几位老医生，大家都有各自擅长的手术。为了把漏斗胸手术做好，我在科室做出决定，从此以后其他所有的手术我都不再做，我将只做漏斗胸手术。对于一个科室主任来说，做出这样的决定需要很大的勇气。换了任何一个其他的科室主任，我相信都不敢做这样的决定。从决心做漏斗胸手术这个工作开始，我便把所有其他的手术都推掉，让科室其他的医生去做，我甘愿从零开始，去迎接真正的挑战。当我所有的工作都只剩下漏斗胸这一个小病种的工作时，我成了最专注的医生。我把所有的时间和精力都投入到这样一个垂直领域中的细分目标后，各种有益的因素会聚集在一起发生剧烈的化学反应，于是就很容易成功了。

漏斗胸成了我唯一的工作目标后，为了把这个工作早日做出效果，我必须注重效率。如何能在最短的时间内把这件事情做成呢？这需要从很多方面下功夫，但最基本的工作包括两个方面：其一是必须以最快的速度全面掌握相关理论知识，其二是以最快的速度促成理论转化为实际的技术。漏斗胸是一个古老的疾病，但并不是每一个胸外科医生都了解这种疾病。开始接触这种疾病时，我除了最基本的印象外，细节问题几乎一无所知，连当时最流行的 Nuss 手术都不知道怎么做。为了把这个工作做好，我开始查文献，无论是国内的，还是国外的，我把所有能查到的文献都找到之后，开始如饥似渴地阅读所有文献。这些工作不仅使我在最短时间内了解了这种疾病的详细知识，知道了当时最新的研究动态，而且还让我掌握了手术的所有操作要领。这些工作完成后，我在理论方面有了充足的底气，为接下来开展手术奠定了扎实的基础。

理论知识相当于行动指南。当所有的理论知识学习完毕后，我很快开始了接下来的更重要的工作，那便是进行手术。我以前是一位专业的心脏外科医生，虽然不得不最终改行做了漏斗胸手术，但这个手术并不难攻克。相反，心脏外科的基础让我有了把控风险的信心和技术。当我把理论与手术操作紧密结合在一起后，不仅手术做得很成功，而且有了新的思路。这些思路很快促成了我在技术方面的创新。后来设计出来的 Wung 手术，就是这种思路的结晶。除了这个手术外，我还对传统手术的每一个细节做了重新的设计，最终形成了很多人都知道的 Wang 手术。与传统的 Nuss 手术相比，Wung 手术和 Wang 手术无疑都是很小的手术。经过我的改良和改进后，漏斗胸的手术发生了翻天覆地的变化，不仅变得更安全、更简单，而且极其高效，这些技术的应用大大提高了我整体的工作效率。效率提高了，我离成功的那一天就更近了。

为了把事情做得更完美，还有一个很重要的问题需要我去关注，那便是做事的整体方法。方法有很多，但并不是所有的方法都省时省力。要想在最短的时间里获得更好的效果，就必须找对方法。

做漏斗胸手术这件事情成功的标志有三个：其一是做最多的手术，其二是做最难的手术，其三是在理论方面有所成就。前两件事指的都是具体的手术，要手术就必须吸引来足够的患者。如何才能让患者前来就诊呢？

我所在的医院声名不显，且患者们也不清楚我对漏斗胸有研究，自然不会主动前来。以往每年通过门诊来我的科室看漏斗胸的患者偶然也有，但数量极其有限，每年这些患者的数量全部加起来也只是个位数。这样的数目显然不能满足开展工作的需要。这种坐着等患者上门的方法显然不够高效。如何才能使更多的患者前来就诊呢？经过反复思考后，我发现方法只有一个，那便是宣传。宣传是开展每一项工作都必须做的事情。大医院的大专家都非常注重宣传，依照当时我的医院和我个人的情况，显然更需要在这方面下功夫。宣传有很多种方法，但并不是每一种方法都会奏效。经过深入观察后，我发现了一条行之有效的捷径，那便是自媒体。当时微信公众号刚兴起，这无疑是最好的宣传手段。我知道很多医生都在用这种手段做宣传，而且获得了不小的知名度。这让我非常心动。于是我专门对这个东西做了充分的了解，觉得很适合当时我宣传的需求，于是创建了自己的公众号。这个公众号就是后来很多朋友都知道的"胸廓畸形手术专家"。公众号建好后，我开始在上面写文章、做科普、做宣传，让我感到惊喜的是，竟然真的很快有了成效。我的技术很快被人知晓，患者开始源源不断地前来问诊。自媒体宣传成了我成功的捷径。

我的公众号从 2013 年 9 月 8 日开始推送第一篇文章，到写这本书截稿时，已经推送了 4 000 多篇文章。从开始推送的第一天起，在过去这么多年，我几乎没有间断过推送文章，每天一篇，风雨无阻，节假日也不例外。这些文章全部由我自己亲自撰写，每一个标点符号都出自我之手，是绝对的原创。但这些工作只是我作为科室主任做的所有工作中的一小部分。我还要收治患者，做手术，做研究。当我所有的时间和精力都花在漏斗胸这个专一的目标上时，我肯定比别人更容易接近成功。这本身就是一条真正的捷径。

通过宣传，我获得了不少患者，再加上自己的钻研与努力，我不但做了全国最多的胸廓畸形手术，而且可以毫不夸张地说，我做了这个领域难度最高的手术。很显然，我离做成漏斗胸这个目标还差最后一步，那便是理论方面的成就。对我的出身有所了解的朋友都知道，我是博士后出身，因此理论方面的研究无疑是我的强项。在过去这些年当中，我围绕漏斗胸做了很多工作，这些工作全都是崭新的内容，比如关于继发性漏斗胸发病机理的理论、漏斗胸与脊柱侧凸关系的理论、恶性漏斗胸的基本理论、模板塑形理论、Nuss 手术的杠杆原理等，都成了领域前沿的理论，它们都是我研究的成果。

经过多年的努力，回头再看我在漏斗胸领域取得的成就，我是不是已经走到了这个领域的前沿了呢？

在写这部分文字之前，我无意中看到一篇文章，介绍的是阜外医院著名心脏外科专家吴清玉教授的故事，标题是"一辈子只做一件事"。吴教授在复杂先心病的治疗领域非常出名，做了很多开创性的工作，很多手术世界知名。如果说在某些手术方面他是世界第一，估计不会有人反对。那篇文章发表时，吴教授已经七十多岁。一辈子肯定不止一万个小时，他的努力早已超出了一万个小时。但是，他的故事依然是这个定律很好的例证。

从 2013 年到 2020 年止，我在漏斗胸领域中已经努力了超过一万个小时。我不想对自己的工作有什么评价，是不是世界第一已经不再重要。我想说的是我对这个工作的态度，说心里话，我已经深陷其中，不能自拔。如果让我在完成了一万个小时后就彻底放下而去做其他的事情，那几乎不可能。正因为如此，我对一万小时定律有了新的认识。我的理解是，人一旦在某件事情上花费了一万个小时，他绝对不会在做满一万个小时后便收手，他一定会像吴清玉教授那样，一直做下去，做一辈子。

第一次到外院做手术

第二次创业开始后，我找到了很好的目标，接着瞄准这个目标持续做了很长时间的努力，最后取得了不小的成绩。我用自己的行动践行了一万小时定律，走到了整个行业的前列。这个圈子里或许没有人像我这样痴迷于这些东西，于是我成了这个行业里公认的手术做得很好的医生。我有了自己的手艺，有了自己的品牌，有了属于我个人的人气。我再不用为患者来源发愁，科室的工作也再一次发生翻天覆地的变化。在当时的医疗环境中，对于身处于非著名医院中的我来说，能做出这样的成绩尤显不易。我的出身无法为我加分，我的单位无法为我带来光环，我周围的任何人都无法让我成为一个名医，我能做的只有靠我自己，靠我的手术，靠我的手艺。我只能通过一台台成功的手术去说服别人，除此之外我没有其他法宝。而对于患者来说，他们相信的就是医生的诊治技术。所以在很长时间里，我的一切精力都放到了钻研手术上，所有其他的一切在我心中都是浮云，唯有我的手艺才是我最看重的东西。当时，整个外科界都非常"内卷"。大医院的胸外科医生无法用手艺征服别人时，就开始"另辟蹊径"，比 SCI，比科研基金，比各种指南的撰写，比各种共识的解读，但唯独不比手术。他们不是不想比，而是因为常规的手术已经到了极限，真没有什么东西可以比。大医院的行为方向等于是行业的导向，当大医院的胸外科医生"不务正业"

时，其他医院的胸外科医生会跟着走，弄不了 SCI，弄不了基金，创造各种条件也要弄。结果所有胸外科圈子里的同行们都开始钻研手术之外的东西了，这显然是一种很不好的风气。身处这样的风气中，很难不受感染。但非常幸运的是，我始终都清醒地认识到自己的处境与别人不同，因此会有与众不同的想法。我没有随波逐流，心中只有手术。我把自己看成一个靠手艺吃饭的手艺人，把自己定位成一个手术匠，于是在做手术这件事情上竟然少了很多的竞争对手。有时候我甚至不敢相信自己身处逆境中却真的取得了眼前的成绩。但冷静地想想，也并不稀奇。医疗圈子里有很多励志的故事，很多人的成功也是在非常艰苦的条件下取得的。别人能成功，为什么我不能？

我终于出名了，因为我的手艺而出名。外科医生一旦有了名气就会有人仰慕，就会有人想学习其技术。于是按照行内惯例，我接到了来自其他医院同行的邀请。他们请我去做手术，传授技术。就这样，我到其他医院开刀的历程从此开启，一发不可收拾。

在过去的这些年当中，我的足迹遍布全国各地，去了数百家医院。医院去多了，每个医院工作的细节不可能完全记起来。有时我会努力回忆外出做手术的事情，但实在是太多了，记不清，尤其对于第一次外出做手术的情景，更是记不起来。这是个不小的遗憾。其实外出做手术的经历非常宝贵，不仅可以从中总结出很多经验，还可以记住很多有趣的事情。当我意识到这些后，我开始做笔记并很快养成了这个习惯。从 2018 年开始，我会把去过的每一家医院做手术的情况都记下来，于是有了很厚的笔记。这些笔记成了非常珍贵的回忆。但很可惜，之前外出的工作一片空白，很多无法再忆起。

到外院开刀对于外科医生来说意义非同寻常，那是最高的荣誉，因为自己的技术得到了同行的认可。而这样的认可是最实在也是最可信的，没有任何功利的目的。如今每个行业里都会有不少所谓的大咖，这些大咖会频频出没于各种学术会议和光鲜的场合，表面上让人十分仰慕，但这样的仰慕并不真实。就拿手术来说，很多医生都认为自己的手术比那些所谓的大咖做得更好，至少大咖们会做的手术他们也都会。如果说仰慕这样的大咖，也只是地位或者出身上的仰慕。从外科医生的实力上，尤其是从开刀的本领来讲，很多大咖是让一般的医生仰慕不起来的。但是，我相信请我去做手术绝对是冲着我的技术而来的。要知道，我来自一个不出名的医院、不出名的科室，我本人也没有什么光彩夺目的头衔，没有十分超然的学术地位，更没有什么了不起的文章、了不起的科研项目，我一直说我不是个文化人，而是个手术匠，更像个手艺人，只会做手术，不会其他。所以当大家请我前去做手术的时候，大家唯一的理由只是因为我会开刀，只是因为我的手术比较厉害。很显然，这样的理由无疑是最珍贵的理由。

在我的读书和工作经历中，当时的科室也会请外院的专家前来协助手术。比如在第一军医大学南方医院读博士的时候，为了开展心脏移植工作，王武军主任就曾请过福建协和医院的廖崇先教授前来协助手术。当时我全程陪同，作为学生的我对廖教授敬佩得五体投地。廖教授是我国心脏移植领域的先驱，到国内很多医院协助过手术，他是这个领域最有实力的专家。在我的心目中，他的手艺就是他最重要的标签，他是值得我学习的榜样。等到我毕业工作之后，我的科室先后请过不少专家前来协助手术，其中包括柏林心脏中心的翁渝国教授，北京的许建平教授、高长青教授等，他们都是顶级的专家，都有各种了不起的头衔，但在我心目中他们首先是外科大夫，他们最让我动容的不是他们的身份而是他们的手术，他们是我心中真正的大神。我仰慕他们，是因为他们到我们医院开展的手术都是我们不会的手术，或者远远超出我们水平的手术。对于一个外科医生来说，有这样的技术才是真正的荣誉。

在我全面转行到胸外科工作之前，我曾被邀请到一些小医院协助开展手术。当时做的不是胸壁外科手术，而是心脏手术或者其他的创伤手术。那样的经历有过不少，但我并不觉得十分开心。

一次我们医院开中层会议，领导曾语重心长地对各位科室主任说："我们的某些主任受邀请到一些下级医院开了刀，总以为自己的技术得到了别人的承认，觉得自己非常了不起，于是便开始骄傲自满，这其实根本不值得骄傲。要知道，到别的医院开刀和到别的大医院开刀是两回事。我们的医院虽然不是最好的医院，但起码也是省级医院，本来就应该比下级医院的能力要强，所以到下级医院开刀是我们分内的事情，不应该拿出来当炫耀的资本。但是，如果我们的专家能到更大、更著名的医院开刀，那才算得上是了不起的事情，那说明我们的技术得到了更厉害的专家的承认，说明我们的技术比他们的医生水平更厉害，那样的经历才值得大家骄傲。"

领导的话说得很不客气，但都是大实话。那天我坐在台下听着领导讲话的时候，我还是个心脏外科医生，想想自己以前出去开刀的那些医院，我脸就开始发红，感觉很惭愧。我在想，在我的有生之年里估计是没有机会到更大的医院开刀了。心脏外科高手如云，我顶多算是个小医生。正因为有这样的自知之明，所以在很长时间里即便我继续多次到下级医院协助开展手术，我都从不会拿出来炫耀，因为那些手术实在不值得一提。但是，等到我在胸壁外科这个领域崭露头角的时候就完全不同了，国内绝大多数医院都不会开展这样的手术，或者都比不上我的技术。此时各种邀请纷至沓来，我是被当作权威专家邀请去开刀的，他们看中的是我的技术，是我的手艺，那是绝对实在的东西，我有了真正值得炫耀的资本。

我虽已记不清第一次到外院做胸壁外科手术的情景，但我能够想象出当时的感受。当地医院的医生肯定是把我当作了非同一般的专家。这些医生一定都是做普胸手术的高手，他们做肺、食道、纵隔手术，个个出乎其类拔乎其萃，在这些手术方面都可能十分娴熟。但是，他们不会做我擅长的手术，于是专门将我邀请过来，一方面是为了看我的技术，另一方面是为了学我的技术。那样的情形已经不再是小医院的医生请专家的情形，而应该就是我们领导说的那种景象，我终于可以为自己感到自豪了。但即便自豪，也仅是暗自高兴，而不敢表现出来。

以往我一直羡慕那些被邀请去做手术的专家，如今我也成了被邀请的对象，这感觉十分奇特。但是，我不敢膨胀，相反，我更加谨慎、更加谦逊，不想让别的同行以为我真的很骄傲。

我到外院是以专家的身份前去手术的，既然是专家，就一定要有专家的水平。我要求自己的一言一行首先要与专家的身份相符。大专家我见过很多，我知道大专家应有的形象。但非常遗憾的是，我在我的医院工作久了，从来不敢把自己当作专家，于是便给人留下了不一样的印象。大家都说："王主任很随和，一点架子都没有。"大家的言外之意即是说我不像个专家。这样的评判并不让我生气，相反倒会很受用。我本来就是一个开刀的大夫，却要时刻拿捏着自己的形象，让自己表现得十分儒雅、伟岸，那样真的太累了，我不想那样做，不想当这种专家。当我把所有的心思都用在提升手术水平上时，反而会获得更完美的评价。我并不是靠我的形象或者身份征服大家，我是靠我的手艺说话。那才是最幸福的。

我不在乎所谓专家的形象，但我尤其在乎手术的质量。手术是一项极具挑战性的工作，关乎疾病的治疗效果，关乎患者的性命安危，这样的性质不允许我有任何的马虎。而外院请我做的手术多半是高难度的手术，这样的手术更具挑战性。如果稍有疏忽，不仅会砸了自己的招牌，而且会带来严重后果。

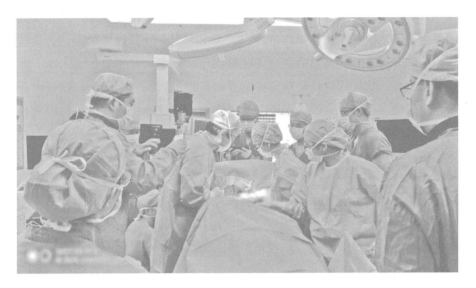

在兄弟医院协助开展手术

到外院做手术与在自己医院做手术完全是两回事。在自己的医院时，我有一个强大的手术团队，成员间配合娴熟，有熟悉的器械材料，有成熟的技术，因此所有手术都做得很顺手。但是，在外院则完全不同，不仅没有熟悉的助手，而且经常会缺少这样或者那样的条件。这无疑对工作的开展提出了更高的要求。为了把工作做好，我必须做好如下几件事情：

首先，必须把控好风险，不能出现任何意外。任何手术都不是儿戏，都是性命攸关的工作，手术安全是头等大事。我曾听说过专家到外院开刀闹出人命的传闻，不但弄得专家名誉扫地，而且酿成大祸。我很清楚类似事件的严重性，因此首先必须保证我的手术绝对安全，不能出任何差错。漏斗胸一直被很多人认为是小手术，但真正做手术的时候大家会发现其中的风险，也就是损伤心脏的风险。正是因为有这样的风险，很多医生甚至不敢尝试做这样的手术。漏斗胸的风险是公认的一件大事情，我自己非常清楚。为了避免风险，保证手术绝对安全，我每次都会采取最安全、最有把握的方法完成手术，绝对不允许有任何差错发生。到外院做手术时，由于各种条件都不如我所在的医院，因此各种风险出现的可能性更大，这让我更加小心，不能出任何问题。

其次，必须把手术的细节处理好，不能因为小的瑕疵导致大问题。邀请我去做手术的专家并不是外行，他们都有自己的长处，只是不擅长我做的手术罢了。因此在具体操作过程中，大家为了不让我过于劳累，会主动承担一部分工作。比如术后缝合皮肤的操作，都是大家抢着做的事情。在一般人看来，这样的操作是最无关紧要的工作，在我所在的医院也都由下级医生完成。可以这么说，在所有的操作中，这样的操作应该是最没有技术含量的内容。但是，这只是表面现象。这些操作本身其实都有严格的技术要求。如果不按照要求完成操作，就会后患无穷。一般的医生意识不到缝合的重要性，他们多会先缝合皮下组织，然后直接或间断缝合皮肤。虽然多数医院都会采取这样的做法，但对我的手术来说这是绝对禁止的，因为如果没用肌肉对钢板做包埋，就会影响切口的愈合，导致严重的后果。为了避免这种后果的产生，我会非常耐心地教当地的医生完成每一个细节的操作，虽然辛苦，但很值得，毕竟，我不想因为当地医生缝合切口出问题而最后将账算到我头上，砸了自己的招牌。

最后，必须保证手术效果。到外院做手术，当地医生学习技术是一个方面，但更重要的是看结果。如果没有好的结果，医生不看重我的技术不说，也不好给患者和家属交代。正因为有这样的认识，我非常重视手术效果。但好的效果与很多因素有关，首先需要我具备扎实的理论基础和经验。长期以来，我的手术之所以出名，与我的理论和经验有很大关系。在外出手术之前，当地的专家会把患者的所有检查资料发给我，我能答应过去做手术的，都表明我有十足的把握把手术做完美。所以对于手术的效果，我有十足的把握。

总的来说，外出做手术是一个不小的挑战，要想顺利完成这样的工作必须处处小心。外出次数太多了，人的思想会很容易麻痹，麻痹就会造成疏忽。我知道疏忽的危害，正因为如此，每次外出我都会提醒自己，把每一次外出都当成第一回，除了小心还是小心。正因为我倍加小心，才使我的工作得以顺利开展，受到大家的尊敬。

第一次外出的经历非常珍贵，我想努力回忆起那次宝贵的经历，可惜再也回忆不起来。不过当我把后来的每一次外出都当成第一次之时，我能够真真切切地感受到第一次的滋味。那是一种非常幸福的滋味，虽然我忘却了真正的第一次却依然感到欣慰。

到广州医科大学做手术

胸外科是个古老的学科，有很长的发展历史。早年胸外科做的手术都是开放手术。20世纪90年代，微创的概念全面进入外科领域，胸外科受此概念影响也逐渐进入微创手术时代。微创手术的标志是胸腔镜的使用，广州医科大学第一附属医院的何建行教授是我国最先将胸腔镜应用于手术的胸外科专家。在后来的工作中，何教授一直大力推广胸腔镜技术，为我国胸外科的发展做出了突出的贡献。正因为如此，何教授是公认的当代中国胸外科的鼻祖，也是微创胸外科手术的奠基人。

何教授的学术地位令人景仰。因为我也在广州，所以很早就知道何教授的贡献。而早年我在心脏外科，由于和胸外科关系不大，因此接触何教授的机会并不多。后来，当我真正转行到胸外科之后，才有更多机会接触何教授。但多数时候都只是远距离观望，根本无法靠近，因为每次开学术会议何教授都是会场的焦点人物，我想过去打个招呼都不可能。另外，我也有自己的顾虑，怕自己名不见经传而胆怯，不敢过去。但我非常崇拜何教授，因为听说过他在工作中的很多事迹。他的敬业精神、他对事业的执着，都让我感动，他是让我真正发自内心敬佩的大专家。

在广州地区，何教授的学术地位和技术可以说无人不知，他的科室在全国的学术地位大家也都清楚，所以很多医院都会派医生到他的科室进修学习。我曾经派我科室好几个医生到他的科室进修过。而在平时的工作中，我的科室遇到一些疑难患者时，也会请他科室的专家前来协助手术。这是非常常见的事情，他们的技术一流，把他科室的专家请过来，大家可以更好地学习他们的技术。

在请专家过来做手术这方面，我们的心态与其他所有医院请专家的心态基本相同，都是因为他们有很好的技术。如果没有足够好的技术，谁都不敢请也不愿意请，那等于是给自己添麻烦。何教授和他科室的技术水平是天花板级别的，能请到他科室的专家过来做手术，那是我们的荣幸，因为那将是难得的学习技术的机会。

专家们过来做手术的时候，大家都毕恭毕敬，我能体会到那种被邀请的滋味。作为外科医生，没有人不羡慕被邀请的。那时我自己也有了被邀请的经历，但我从来不敢想自己被何教授的医院邀请去做手术。尽管我自信，在广州甚至更大的范围内，我做的工作绝对是一流的。但对于何教授的医院和科室，毕竟太让我崇拜了，对于过去做手术，我不敢有任何奢望。

但是，这个机会很快就来了。有一天，我突然接到一个陌生的电话，打电话的人自称是何教授的助理，他告诉我，何教授想请我去做一台鸡胸手术。听完这话我不敢相信自己的耳朵，还特意再问："是广医一院吗？"当得到肯定回答后，我开始激动，脑子里一片空白。经过持续几年的付出后，我在这个领域确实做出了成绩，而且也到过不少的大医院做过手术，其中不乏非常出名的医院。但是，受到广州医科大学第一附属医院胸外科邀请的含义完全不同，这是胸外科最巅峰的科室，是何建行教授这位胸外科鼻祖的单位，能被他邀请去做手术，我实在无法淡定。

手术当天，我怀着朝圣般的心情进入广医一院的手术室，手术室内有十几个人，大家都在等着看我的手术。他们有本院的医生，有进修的同行，有研究生，有实习生，当时的场面出乎我的意料。我在想，如此著名的医院，高手如云，大家为什么会对我的手术如此感兴趣呢？

在那之前，尽管我的手术做得非常出色，但总有些不自信，不敢太把自己当回事。但是，当何建行教授这种重量级的专家都认可我的技术时，我便意识到，我真的没有必要不自信了。所以当我看到那么多人围观我的手术时，我并没有心慌，我知道他们只是想学我的技术而已。

那天的患者并不是非常典型的鸡胸，除了前胸壁明显凸起外，尚有一侧的轻度凹陷——这其实是一个复合型畸形患者。治疗这样的畸形，有好几种可以选择的方法。以前流行的方法是开放手术，需要做一个大的纵向切口，从脖子一直切到剑突，然后将两侧的肋软骨全去掉，再将肋骨与胸骨缝合在一起。那样的手术损伤大，术后疤痕长，并不是理想的手术。何教授和他科室的专家肯定知道这种传统手术，他们之所以请我过来做，一定不是为了看我做这样的手术。那天我做的是我设计的 Wenlin 手术。虽然这个手术在当时几乎是最先进的，但它使用的次数并不多，尤其在其他医院，那似乎是第一次。由于我的技术与以往文献中报道的所有技术都完全不同，所以围观的医生都很感兴趣，大家一边看一边提问，我一边做一边解答。手术很快做完，效果非常完美，大家赞叹不已。那天何教授本人不在现场，我不知道后来他对我的手术做了怎样的评价，但很快接到了再一次做手术的邀请，这清楚地表明，何教授彻底认可了我的技术。

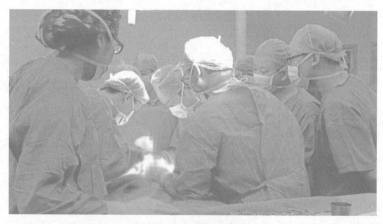

与广州医科大学第一附属医院的专家同台做手术

他们第二次邀请我做的手术是一台漏斗胸手术后的再次手术。患者为中年男性，两年前曾因漏斗胸在外院做过一次 Nuss 手术，但术后出现了畸形的复发，凹陷再次出现，需要取出钢板后再做一次矫形手术。这次手术是一个巨大挑战，因为患者本身非常健壮，骨质坚硬，且钢板已经偏离正常位置，取钢板的操作本身都极其困难，在此基础上要想实施二次手术，不仅有巨大风险，而且有很大难度。

那天的手术开始后，我从两侧胸壁的陈旧性疤痕处做切口，先寻找钢板。当时由于钢板位置偏离，钢板的右侧端已经陷入肋间，表面有一层厚的骨痂形成，不仅寻找困难，显露也有很大的难度。为了把钢板右侧端显露出来，我们不得不用咬骨钳将骨痂和部分肋骨完全清除。这是个很费力气的工作。钢板右侧端显露完毕后，就要寻找钢板的左侧端，这一端显露难度相对较小。等准备工作完毕之后，我从左向右抽动钢板，想以这样的方向把钢板取出。但这个过程出了问题，当左侧端的凹齿部分经过心脏表面时，凹齿被组织卡住，拉的过程遇到很大阻力。稍微用力后，心脏就开始出现室性早搏，这是个危险的信号。如果强行拉拽，轻者出现心律失常，重者可能导致心脏破裂酿成大祸。种种迹象表明，继续向右拉钢板已经不现实，唯一的路子就是将钢板送回去，从左侧切口取出。按照这样的思路将钢板送回胸腔，本以为可以顺利取出，却发生了更麻烦的事情。钢板左侧端不但根本无法送出左侧胸壁切口，而且前行阻力巨大，稍一用力心脏就又开始出现室性早搏。凭借我的经验判断，钢板的左侧端并不在胸腔内，而一定是到了心包里。这种情况极其危险，钢板从右侧拉不出来，左侧端又在心包内，左右移动都不行，这使取钢板的操作面临巨大的挑战。

经过仔细思量后，我果断做出决定，使用胸腔镜从左侧放入胸腔进行观察，寻找钢板的左端。由于患者的心脏已经完全被凹陷挤到左侧胸腔内，心脏紧贴左侧胸壁。当胸腔镜放入胸腔后，稍微触碰心脏便出现了室颤，我立即将镜子取出，心脏跳动才恢复正常。这使得胸腔镜的使用无法继续。此时只有一条路，那便是开胸直视检查钢板位置，并将其取出。为了避免切口过大影响美观，我将第一次手术切口做了适当延长，然后撑开切口，此时右侧心包呈现在眼前。我让助手在对侧晃动钢板，此时看到钢板的左侧端果然在心包内。问题找到了，事情也就好解决了。我将心包切开，将钢板从右向左牵拉，轻易取出。钢板取出了，风险解除了，接下来的操作非常简单，我为患者实施了 Wang 手术，从骨性结构表面进行塑形，获得了很好的效果。

这次手术是对我技术真正的考验，但整个过程的处理没有任何问题，尤其是取钢板的操作，更是让在场的同行们佩服不已。

经过两次真正的考验后，我迎来了更大的挑战。不过这次挑战与其说是考验，不如说是信任。这次我要与何教授一道创造一项世界纪录，为一位特殊的患者实施双肺移植加胸廓畸形矫正的同期手术。

患者29岁，患病多年，双肺组织严重病变，呼吸功能无法维持，需要做双肺移植。而她同时还有严重的胸廓畸形，必须同期给予矫正。何教授此次亲自点名让我和他同台完成手术，真让我受宠若惊。我做梦都没有想到能和胸外科这么厉害的医生同台做手术。但是，既然何教授信得过我，我肯定会把最佳的技术奉献出来，必须保证手术成功，不能辜负何教授的信任。手术开始了，何教授先完成双肺的移植操作，手术非常顺利，接下来由我完成胸壁畸形的矫正，同样很快完成，手术很顺利，最终获得了非常好的效果。

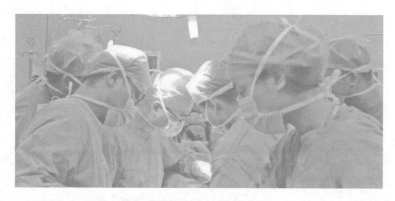

与何建行教授同台做手术

手术成功了，这个消息很快被公布，轰动了整个胸外科界。何教授的技术有目共睹，做出如此高难度的手术会被认为理所应当。但对于我来说，却有着不可估量的意义。通过这个手术，更多人了解到我的技术。

还有一次，是一个患肋骨肿瘤的小女孩，家长专程找到何教授，希望他能用最先进的方法治疗。何教授联系了我，希望我能与他一起完成手术。手术的当天我到办公室后，何教授组织大家讨论如何做手术。我的意见是直接切除肿瘤，然后用MatrixRIB做修复。这是最普通的做法，也是我觉得唯一可行的办法。那天讨论的时候有很多医生在场，不少是他的学生。他问在场的学生有没有查文献，有没有更理想的方法，得到的回答却是没有查。这让他很不高兴，当着我的面狠狠训斥了在场的学生。何教授那天之所以发脾气，是因为学生没有按照他的要求去做功课，因此才发的火。这次经历对我来说触动很大。我一直听说何教授对技术要求极其严格，以往只是耳闻，这一次当面见到之后才知道真是如此。这令我肃然起敬。

批评完学生后，何教授与我商量有没有可能用微创的方法完成操作，比如用胸腔镜完成手术。胸腔镜技术是他最拿手的技术，他的意思是通过胸腔镜从胸腔内完成操作。他的构思非常巧妙，但我没有做过这样的手术，对此没有信心。而我非常清楚，如果能用微创手术完成此操作，将具有划时代的意义，那将会开启一条全新的治疗胸壁肿瘤的路子。

何教授的想法让我感到震撼。很快，我们进入手术室开始手术。手术完全按照何教授的思路进行操作。所有操作都在胸腔镜下进行。切口非常微小，显露效果很不错。先进入胸腔后，从胸腔面探查肿瘤，显露病变和周围肋骨，在镜下将肿块切除并取出，然后用 MatrixRIB 重建肋骨。手术操作相当顺利并很快结束，获得了圆满成功。

我到何教授的医院先后做过很多次手术。除了胸外科的手术外，还到心脏外科协助做过手术，那是台心脏病合并胸廓畸形手术。这些手术有轻有重，有的还具有非同寻常的意义。但是，在所有的手术中，这次肋骨肿瘤切除的手术无疑是意义最为重大的一次手术。因为这次手术将全新的理念带进了胸壁肿瘤治疗的领域，彻底颠覆了类似手术的以往观念，开了全胸腔镜下胸壁肿瘤手术的先河，为后来的相似的手术奠定了基础。

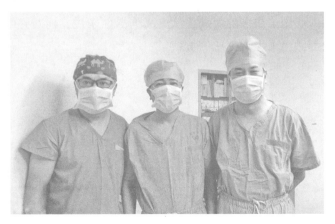

与广州医科大学第一附属医院心脏外科专家合影留念

这次手术给我留下了极深的印象，也让我感触很深。每次在外院做手术，都是别人学习我的技术。但是，在何教授的医院做手术，却让我学到了太多的东西。比如他们缝合切口的技术，还有最著名的 Tubeless 技术，都是我亲眼见到以后，回到我们医院开展学习的技术。从何教授身上更是让我学到了很宝贵的东西。第一是他忘我的工作精神。他是广州医科大学第一附属医院的院长，是级别相当高的干部，但每次见到他的时候，他都穿着一身手术服，他给人的印象从来不是一个高高在上的领导。我每次见到他时，几乎都是在手术室，他一直做着一个外科医生应该做的工作，从来没有远离过手术台，这样的精神最让我感动。第二是他的创新理念。我与他接触过很多次，每次见面他都会和我聊手术技术，而他的思维极其超前，每次和他交谈后我都会受到启发。尤其那次胸腔镜下肋骨肿瘤的切除手术，是让我感到极其震撼的一次交流。第三是他超一流的手术技术。我见过不少顶级的专家，也听说过很多大专家的技术，但并不是所有专家的技术都能让我佩服。而我看过很多次何教授的手术，甚至还有幸与他同台手术。他的手术绝对是真正的艺术，不愧为中国当代胸外科的鼻祖。能有机会到何教授的医院做手术时，我从来不会把自己当成专家，相反，我会把自己当成学生。在何教授面前，我永远是一个谦逊求学的学生。

与何教授交往的次数多了，他的人格魅力不断地激励着我。我越来越敬重这位胸外科界的伟人。而后来我逐渐发现，何教授一直在通过他的影响力向外推广我的技术，这让我格外感动。我从一个无名之辈走到今天，可以说遇到了不少的贵人，而何教授绝对是我一生中最大的贵人。他不仅对我本人的事业做了很多的帮助，从更高的层面来说，他对整个中国的胸壁外科事业都做出了无与伦比的贡献。

到第一军医大学做手术

　　第一军医大学是我的母校，现在改名了，叫南方医科大学。我在学校的第一附属医院也就是南方医院度过了6年研究生生涯。那里有我的老师和我的师兄弟，还有我的朋友们，我对那里有太深的感情。这些年来，我的硕士导师和博士导师都已经退休，现任的胸外科主任蔡开灿教授也是我的老师，读研究生的时候他是科室的教学秘书，随时指导我的工作和学习，在生活上也非常关心我，他是我关系最密切的老师。毕业后，我与蔡教授始终保持着联系。由于都在广州，我经常会见到蔡教授，因此对科室的发展情况比较了解。那里毕竟是我的母校，所以会非常关心。

　　南方医科大学南方医院（简称"南方医院"）是广州最大的医院之一，也是全国著名的医院。我读书的时候心胸外科没有分家，科室普胸技术一流，心脏技术也很出色，但由于总的手术例数不太多，因此在国内一直没有太大的名气。王武军主任退休后，蔡开灿教授任主任。蔡教授看清了专业发展的必然趋势，为了使心脏技术和普胸技术同步发展，于是果断将心脏外科分出去。当时来自广东省人民医院的郑少忆教授过来当了心脏外科的主任，心脏手术的数量逐年增加，也开始有了不错的名气。心脏外科分出去后，蔡开灿教授专心做胸外科工作，科室工作飞速发展，很快成了全国著名的科室。

蔡教授本人也是心脏外科出身，早年科室指派他专门负责胸外科工作时，他也曾不情愿。我的情况与他有些相似，所以非常理解他的感受。但后来他改变了看法，每次谈起这件事他都说很幸运。他说改行胸外科对自己的发展不见得不好，唯一遗憾的是，胸外科与心脏外科分家的时间太晚了，胸外科白白错过了很多年的黄金发展时期。我懂他说的遗憾，正因为有遗憾，当胸外科真正独立后，他才开始奋起直追。他工作很卖力，科室人员也非常团结。在他的带领下，科室各项业务都飞速发展，很快跻身于国内知名的专业科室行列。

蔡教授手术技术非常出色，工作极其勤奋，管理能力超强，最重要的是他身上有一种让人难以抗拒的人格魅力。他的业务能力和人格魅力都是他成功的经验，也一直是我学习的榜样。我转行做胸外科后，我们见面的机会更多了。我经常会拿他的经历来劝慰自己，从内心深处放下心脏外科，彻底释怀。蔡教授经常会开导我，让我对胸外科树立起信心，并给我分享了很多工作方面的经验，这一切都让我受益匪浅。

像国内所有著名医院的胸外科一样，蔡教授的科室收治的病种也都是最常见的热门病种，主要包括胸外科的几个大病种，比如肺、食道、纵隔等疾病。这些患者出于种种原因而不愿到一般医院看病，而蜂拥到南方医院这样的大医院。正因为患者太多，他们每天都会有做不完的手术。当然，这些手术的种类较为集中，多数是胸腔内疾病的手术。由于这些患者几乎占据了他们全部的医疗资源，以至于其他少见的病种很难在这里被收治。这些少见的病种就包括了胸壁疾病。

很早以前，蔡教授就意识到胸壁疾病的重要性，希望科室的医生能够给予充分的重视。但是，客观的条件不允许他们花太多的精力做这样的工作，因此相关工作进展不明显。为了做好胸壁外科的工作，蔡教授与我商量，希望我能到他们医院协助手术，帮助大家提高认识，使相关工作逐渐开展起来。作为他的学生，我没有理由拒绝。

正式到南方医院做手术之前，我已经受邀去过很多其他医院做过手术，这些医院包括很多很出名的医院，包括了何建行教授的医院。到大医院开刀次数多了，见的世面广了，所以我对蔡教授的邀请并没有感到过度兴奋，相反，少了以前那种虚荣心。那是我的母校，而蔡教授又是我的老师。到这样的单位做手术，与到其他医院做手术的心情完全不同。而从另外一层意义上讲，我倒是感觉自己有责任和义务帮助他们尽快把这个工作做好，因为我热爱自己的母校。

很快第一个患者安排好了，是漏斗胸。蔡教授亲自打来电话，我如约而至。手术开始了，蔡教授亲临手术室旁观，周围有一大堆医生和学生，都是我的师弟师妹们。那天的手术与我往常的手术相比并没有什么太大区别，但观看手术的医生都非常好奇。在做手术的过程中，大家提出了很多的问题。我一边做一边讲，很有耐心，相当于做了一台教学手术。由于我的手术切口很小，一些关键操作不容易被看到。为了让大家理解清楚，我有意放慢速度，给大家做了非常详尽的讲解。讲解结束后，医生们才知道我手术的与众不同，纷纷表示赞叹。大家尤其对我用导引器直接过纵隔的操作表示钦佩，甚至发出不可思议的惊呼。当时一位师弟直接说："天啊，原来过纵隔这么简单啊，下一次我们也这么过吧。"这位医生说出来的话让我感到欣慰，因为我知道，他从我的操作中学到了操作的技巧，至少有了胆量和勇气。这是最难能可贵的。但我非常清楚，要想真正掌握好这个技术并不是看一眼就会的，如果过于草率会酿成大祸。果然，蔡教授立即开始训斥这位师弟："胡说，你看着简单，王主任为了这个动作不知道研究了多久，花费了多少的功夫，其中的技巧看着容易，但绝对不是看一眼就能学会的。以后你们做这个手术，一定要老老实实用胸腔镜做，现在还不到直接捅的时候，万一捅破了心脏，哭都来不及。"蔡教授不愧是心脏外科出身，他知道操作的风险与要害，所以说出的话非常中肯。

说实话，蔡教授说的话也正是我想说的东西。表面上看我的操作非常简单，似乎毫不费力，实际上并非如此简单。每次过导引器的时候只有自己才知道其中的风险和挑战，所以每次我都会格外谨慎。平时经常与全国各地的专家进行交流，我知道不少捅破心脏的悲剧。这些事情知道得越多，我对这个操作就越小心，唯恐出现任何差错。年轻医生不经事，把问题看得太简单了，这也是我的一个顾虑，我其实一直担心大家看我做得简单便开始随意做，那等于是害了大家、害了患者。

我是蔡教授的学生，他不把我当外人，所以当我面数落师弟并不过分，大家都虚心接受了。我很喜欢那种气氛，像一家人，让我仿佛又回到了学生时代，感觉非常亲切。

蔡教授对我的欣赏发自肺腑，对我的技术更是给予极高的评价。看我做手术时，他经常会告诉学生们说："王主任的手术为什么会如此与众不同？大家看得很清楚，他成功的关键就是细节，有道是细节决定成败，没有对这些细节的深入研究，手术就会成为最普通、最一般的手术，不可能胜人一筹。其实他做的每一个细微操作都动了脑子，这是最值得大家学习的东西。不仅要学具体的技术，更要学这种意识。外科医生如果没有这样的意识，就只能当一辈子的普通医生。"

蔡教授对我的技术总不吝啬赞誉之词，每每我都感到脸红。但我知道他是由衷地欣赏我，并为我这个学生取得的成绩感到欣慰。能得到老师对我的认可，作为学生，我也很开心。

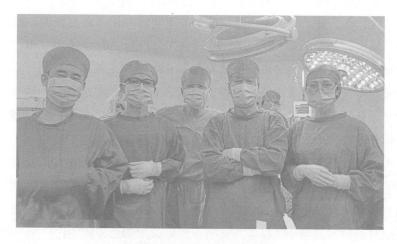

在南方医院手术后与专家合影

南方医院我去过许多次，毕竟是我的母校，大家都很熟，每次回去做手术都很亲切，有回家的感觉。蔡教授希望我经常回去，帮助大家把胸壁的工作做起来。科室的医生也都想借此机会学习操作技术，我很乐意。

由于我的工作确实与他们开展的工作截然不同，所以大家都很感兴趣。年轻医生正在学知识的阶段，感兴趣并不让我感到奇怪，但让我感到吃惊的是，有一天竟然有一位白发苍苍的老教授专程来看我的手术，这让我意想不到，也甚是感动。这位教授就是大名鼎鼎的杨锡耀教授。在我读研究生期间，杨教授是科室的副主任，虽然没有直接带我，却同样是我的老师。杨教授主要做普胸手术，手术水平相当高超，当时很多患者会慕名找杨教授做手术，所以我对他的技术印象非常深刻，他是我心目中那种真正靠手艺吃饭的好医生。多年以来，我对杨教授都极其敬重，我认为那才是外科医生应该有的模样，所以他一直是我学习的榜样。

我毕业已经很多年，杨教授的年龄也大了。我回去做手术的那一年，他已经七十多岁，但身体很好，还经常上手术台，他是科室所有的教授中在临床工作时间最长的一位，他这种精神更值得我学习。

那天他专程过来看我的手术，进了门就告诉我说："文林啊，你干得不错啊，今天我是特意从家里过来向你学习的啊。"杨教授如此谦虚地向我招呼，我感觉很不好意思。但我知道，他是非常真诚地说这番话的。手术中，杨教授同样非常谦虚，问了很多问题，完全没有一点教授的架子，这更让我感动不已。

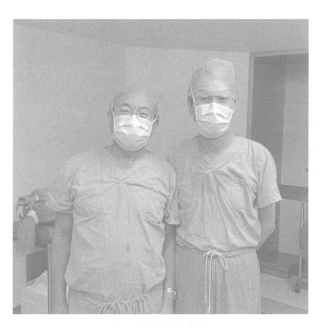

与杨锡耀教授合影

其实每次回去手术时，围观我手术的医生不仅有年轻医生和学生，也常有教授。大家看得很认真，完全没有高高在上的表现，相反倒都很谦虚。在大家的关注中，我能感到大家对我的尊敬。

这些年来，我的手术做得越来越有名气，请我做手术的医院也越来越多。到别的医院做手术，我虽然没有把自己看成多么神圣的专家，但我自信自身确实是所在领域的权威。正因为如此，对大家的谦逊，我并没有觉得不合适。但是，在南方医院不同，因为我自己曾是这里的学生，而且蔡教授和其他教授都是我的老师，因此在这里做手术我从来不会把自己当成权威。这是一种十分神奇的感觉，正因为有了这种感觉，我经常会忘记自己是在演示手术或者传授技术，而感觉似乎是和自己科室的人探讨或者分享手术经验。尤其在与一些教授交流时，更会用一种非常真诚的心态和大家进行谈论和交流。这种感觉真的非常美好，仿佛让我一下子回到了学生时代，感觉自己依然是他们中的一员，只有技术讨论，没有其他任何干扰。其实很多事情都是相互的，当大家不把我当作外人时，我自然也不会感到拘束，我常常会发出感慨：回家的感觉真好。

不过有一次手术我遇到了一件令人感觉不快的事情。那天负责麻醉的医生是一位年轻人，从她的话中我猜想她可能是才毕业不久的博士。进了手术室之后，与在场医生寒暄时，大家知道了我工作的医院，开始对我的医院做议论，说广东省第二人民医院自从改了名字后发展得非常迅速，有人甚至说"以前的177医院很差，不能与现在相比"。这样的说法很实在，我听着并没有觉得丢人，因为他们说的都是事实。但我很快意识到这话的负面影响，因为我分明感觉到，那位负责麻醉的医生开始藐视我。在我帮助摆体位的时候，麻醉医生还对我毫不客气地呵斥了两句。说实话，我去过三百多家医院做手术，被麻醉医生呵斥还是第一回。我心里十分不舒服，但我对她的心理活动心知肚明，那是她知道了我的单位后心中油然而生的优越感使然，她的心目中177医院的医生来南方医院做手术约等于笑话，根本不值得她对我有丝毫的敬重。

我是一个脾气不太好的医生，遇到不公平的事情我不会忍着。但那天我忍住了。我能怪谁呢？那是我的单位，我改变不了，我本来就来自那家医院，那家医院以前确实不是太好，遭受冷眼无可避免。何况，我还要做手术呢。

我把自己安慰好之后，很快忘却不快开始做手术。当天的手术是复合型畸形，手术难度大，风险高，观看的人很多，人群中有好几位教授。大家一边看我的手术一边问问题，还一边夸我的技术如何出色，如何为南方医院的胸外科和老师们争了光。围观的医生和教授们对我赞誉不断，我依然保持谦虚。手术做完了，效果非常棒。大家对我的技术表示惊叹，并感谢我向大家传授技术。我脱了手术衣，准备与教授们一起走出手术室。此时让我惊诧的事情发生了，那位对我毫不客气的麻醉医生突然过来叫住我，把我拉到一旁，脸上带着红晕，十分不好意思地向我道歉："王教授，今天真的对不起啊，我太不懂礼貌了。请您一定要原谅啊！"

这是一个很有意思的插曲，把这个事情说出来，也是想从侧面反映出大家对我的态度。这其实也是很多人都会有的心态。虽非以貌取人，却是以出身论英雄。出身好点的医生尤其会感觉自己高人一等，我以前在那些大医院工作和学习时，曾经也有过这种优越感，所以我不能怪那些因为我现在单位不太有名气而对我不尊重的医生们。而正因为如此，我反而更想让我的技术更上一层楼。我想让别人因为我的技术敬重我，我要靠手艺出名，而不是靠出身和单位。

上面聊的这些是到南方医院做手术的情况。第一军医大学有好几个附属医院，除了南方医院外，我还到其他附属医院做过手术。一是第五附属医院，位于从化，当时是受李立勇教授邀请，做的是一台外伤后导致的继发性胸廓畸形。那位患者是中年男性，一年前因车祸导致前胸壁严重损伤，胸骨、肋软骨、肋骨等结构多处骨折，当时在某医院接受手术，对骨折处做了固定，但术后出现畸形愈合。前胸壁中上方凸起，下方凹陷，患者有严重压迫症状，不得不接受再次塑形手术。我与李教授合作对这个患者实施了胸壁的塑形手术，手术圆满成功。

另外一个医院是深圳医院。到这个医院做手术的时候第一军医大学已经改了名，因此应该叫南方医科大学深圳医院。到这个医院手术是受科室主任张建华教授的邀请。张教授本人是非常著名的胸外科专家，对胸廓畸形的治疗有十分丰富的经验。那次邀请我做的手术是一台很复杂的畸形手术，手术非常成功。

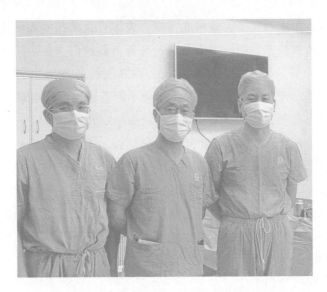

在南方医科大学深圳医院手术后与专家的合影

还有一家医院是南方医科大学第三附属医院（简称"南医三院"），他们邀请我不是让我帮着做手术，而是请我讲课，想了解我做的工作，为他们将来的工作提供帮助。南医三院是非常出名的骨科专科医院，出面邀请我的是小儿骨科。他们在平时的工作中会接诊很多胸壁畸形的患者，希望我能协助他们把相关工作开展起来。

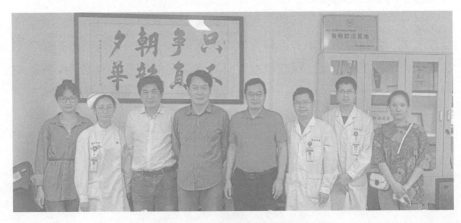

与南医三院小儿骨科的专家合影

我在第一军医大学读书的时候，学校尚没有那么多附属医院，上面提到的这几家附属医院都是后来才建的。所以从感情上来说，我对这几家医院的感情都比不上对南方医院的。在南方医院学习的时间长，留下了太多的回忆，所以聊起母校时，首先想到的还是南方医院。

　　毕业之后，我与蔡开灿教授一直保持着密切联系，因此他一直非常关注我的工作。我这些年能在一个不太出名的医院做出成绩来，他知道这些成绩的珍贵，也更知道我的实力。也许是对我这个学生太欣赏或者太溺爱了吧，有一天，蔡教授打电话告诉我说："文林，跟你商量个事情，不能拒绝我，不要在你们医院干了，回来吧，这里才是你的家，是你的归宿。"

　　读研究生、博士生的6年里，蔡教授一直在教育我、关心我、帮助我，他是我一辈子的老师。我的老师说出这番话的时候，我心中悲喜交加，五味杂陈。

到第三军医大学做手术

自从读大学开始，我先后到过三所大学学习。本科在第三军医大学，硕士、博士在第一军医大学，博士后在中山大学。三所大学应该都算是我的母校，但从感情上说，本科时代的大学才是分量最重的母校。这也许是很多人共同的感受。正因为如此，社会上存在一种叫作第一学历歧视的现象，那些读了硕士、博士的人，如果本科就读的大学不太出名的话，仿佛其随后的学历都会打折扣。当然我就读的三所大学都是一流的大学，能在这样的学校里完成我的学业，让我由衷感到自豪。但相比之下，如果谈感情，显然我对第三军医大学有更深的感情。那是我第一次出远门，还是个懵懂的孩子，进校门的时候才 17 岁，在那里读书五年，那是我人生的第一站，也是最重要的一站，我无法忘怀我的母校。

第三军医大学后来改了名，叫陆军军医大学。这些年发展相当迅速，依然是全国著名的医学院校。这个学校有三所附属医院，而这三所医院在重庆几乎可以说是顶级的医院，每个医院都有自己的强项。第一附属医院是西南医院，其烧伤科和肝胆外科是国内顶级的，烧伤科的黎鳌院士和肝胆科的黄志强院士是这两个临床专业的创始人，他们都是真正的开山鼻祖。第二附属医院是新桥医院，这里的心脏外科和其他几个专业都是国内非常出名的专业。第三附属医院是大坪医院，最出名的专业是王正国院士创立的野战外科，可以说是全球闻名。我实习的医院是大坪医院，我在那里学习生活了整整一年，因此对这个医院有很深的感情。每次提到母校，我首先想到的不是其他医院，而是大坪医院。大坪医院对我有着非同一般的意义。正是因为在大坪医院实习的经历，才让我热爱上胸外科这个专业，并最终如愿以偿成了一名胸外科医生。所以我对这里的感情尤其深厚。

我的启蒙老师是著名的胸外科专家蒋耀光教授，他是当时的胸外科主任，是学校德高望重的老专家。他是那种最老派、最正统的学者，儒雅、谦虚、真诚、知识渊博。他的学识和人格魅力深深感染了我，让我在实习时便发誓要成为一名胸外科医生。后来的科室主任是王如文教授，我实习的时候是我们的主治医生，也是一位德高望重的著名专家。当时直接带我的老师是向杰老师，对我更是关心又关照。这些老师都像家人一样对待我，他们的爱护让我热爱上这个科室，更热爱上这个专业。

大坪医院位于大坪，属于市中心，与另外两个附属医院相比，这里的地理位置更优越。大坪医院被重庆人直接称为大坪三院，是当地最大的医院之一。医院的每个专业都很强，胸外科虽然不是医院最强的专业，却在国内有着极高的声望。这里最出名的手术是食道化学烧伤的手术，这主要与重庆人爱吃火锅有关。重庆人离不开火锅，火锅又离不开一种最重要的食材——毛肚。毛肚买回来的时候是风干的，不能直接食用，需要用烧碱浸泡变软，而烧碱溶液无色无味，外观看与冷饮没有任何差别。重庆人吃火锅时会把火烧到最旺，如此热烈的火锅每每让人感觉口渴难耐，遇到有些不讲究的食客可能会随手抓起灶台上的冷饮一饮而尽。但是，如果一不小心误将泡毛肚的烧碱溶液当冷饮喝下去的话，灾难就发生了。食客的食道会出现严重化学烧伤，痛不欲生。这种患者过了危险期之后，食道会发生严重狭窄，需要更换食道才能活命。吃火锅是重庆的特色，由此，食道烧伤成了这里的特色病。重庆很多医院都在做这方面的工作，而蒋教授是做这种手术的绝对权威，他有一整套非常著名的手术方案。我读书的时候，他们做这类手术的数量都已经达到全球第一。我记得非常清楚，早年间蒋教授就去英国做过学术交流。这无疑是科室最骄傲的技术。到后来，谭群友教授当了新主任，学科发展更进一步，在多项技术方面都做到了全国知名。尤其是机器人微创手术，科室的手术量一直位居全国三甲。他们始终走在这个专业的最前沿，作为那里曾经的学生，我一直为他们的成绩而自豪。

我把胸壁外科手术做出名气后，全国各地陆续有多家医院邀请我前去做手术。去的医院多了，我曾想过回到大坪医院开刀的可能，但这种愿望似乎很遥远，于是不敢有那样的奢望。

但让我感到意外的是，母校另外一家医院的专家突然联系我。他来自西南医院胸外科，向我介绍了患者，希望我给这位患者进行手术。

西南医院地处高滩岩，就在母校隔壁，那是重庆人心中最神圣的医院。那里胸外科的地位不用我多说，绝对是顶级的水平。他们胸外科的教授竟然联系到我，让我受宠若惊。教授介绍的患者是一位重度胸廓畸形患者，畸形非常复杂，而且之前做过心脏手术。这样的畸形是最具挑战性的，不仅风险巨大，而且处理起来相当棘手，难度很大。患者很快来到广州，我为他做了检查，做了术前准备，很快安排了手术，效果令人非常满意。手术结束后我把治疗的情况反馈给这位教授，他也很高兴，而且对我的技术表现予以由衷的赞叹。最后还特别告诉我说："您是我们第三军医大学的骄傲！"

在很长的时间里，我几乎没有做过其他的手术，我所有的精力都在胸壁外科手术中。我付出的心血有了回报，所以我对自己的技术是有足够信心的。我听了太多赞誉的声音，已经很少为别人的夸赞而动容了。但是，那天接收到西南医院教授的赞叹后，我感动了好半天，也许我太在意母校了吧。他将我的成绩与母校的骄傲联系到一起，让他的赞扬有了不同一般的意义。能获得母校教授如此高规格的鼓励，我非常激动。

但让我感到疑惑的是，我不知道我的技术是怎样被这位教授知晓的。难道我真的很出名了吗？不过这位教授能将患者介绍给我，本身就证明了一切，这说明我在这个领域真的是出名了。想到这里时，我有些自豪。但我依然不满足，因为我的梦想还没有实现，我还没有真的回去母校做手术。

介绍患者的事情并没有到此为止，后来也有新桥医院的专家给我介绍患者，而且他们也都知道我是第三军医大学出来的学生。这种特殊的联系让我分明感到了一种责任，同样也是义务，我必须更加认真地完成手术，不仅为了患者，为了这些教授，同样也为了我的母校。

当一个人把自己的荣辱与某个具体的人或者集体的荣誉联系在一起的时候，责任和义务就会随之产生。我刚到现在的单位上班的时候，科室一片空白，像一张白纸，谈不上荣誉。为了鼓舞全科人员的士气，也为了激励我自己，我提出了一个特殊口号——"为荣誉而战"。我提到的荣誉不仅是我个人的荣誉，也是大家的荣誉，是科室的荣誉，更是我们医院的荣誉，我一直鼓励大家，要努力工作，为所有人和单位的荣誉而拼搏。当时我没有想到我的工作会与母校的声誉有关。但是，当我有了成绩后，忽然发现有太多的人和集体与我的荣誉密切相关，我头一次意识到我的责任竟如此重大，很多天然的纽带是无法割裂的，比如与母校的关系，不管我承认不承认，都客观地摆在那里。人的名气越大，自己的一言一行就会与母校扯上关系，这是我无法回避的。正因为如此，我意识到自己责任的重大，也更激励自己要不断努力，为母校争取更大的荣誉。

除了母校的医院外、重庆还有很多著名的医院，它们的医生也会与我联系，不仅向我介绍患者，还会向我请教手术的方法，有的甚至还表示要到我的科室来进修手术。大家的交流越来越多，我的直觉告诉我，一个重要的时刻即将到了，我很快会回到母校做手术。

2020年的1月，我接到一个陌生电话，电话那端是一个陌生的声音，他说他是谭群友，来自重庆大坪医院的胸外科，想请我到他们医院帮助做手术。

谭群友教授的名字我再熟悉不过了，我一直关注着他，不为别的，因为他是大坪医院胸外科这个对我有着特殊意义的科室的主任。谭教授的电话让我做梦都想不到，但接到电话的那一刻，我真的很激动。这一刻我等待已久，我渴望回到母校，回到我实习过的那个熟悉的科室，渴望回去做手术。

每年的1月是我最忙的时候，由于学生放假，我会迎来胸廓畸形手术的高峰。我们科室有很多的手术要做，全国各地很多医院也会在这个时候邀请我过去手术。这段时间我会非常忙碌，外出手术的行程总是安排爆满。但是，大坪医院在我心中的地位和分量是其他任何医院无法替代的。那里是我的母校，是培养我成为胸外科医生的摇篮。正因为如此，我还是安排好了时间去那里做手术。何况，我一直在默默地等待这个日子的到来，那是我的梦想。

很快安排好行程，我回到了重庆，回到了大坪，回到了那个位于山坡上的医院，我的心情无比激动。

从1990年毕业离开大坪医院后，我在外漂泊了这些年，如今再回到这儿，眼前的一切都已陌生。我只知道医院的背后可以看到嘉陵江，但已经看不到任何过去的影子，这让我心中飘过一丝惆怅。但这里所有的一切依旧很亲切，虽然看不到过去母校的影子，却能闻到母校的气息，感觉到母校的温度，那是我的第二故乡。

以前的大坪医院就是一个很大的医院，不管从哪个方面都可以看到其规模的宏大。经过多年的发展，它不断壮大，成了一个规模更大的现代化医院。以前的胸外科只有一个病区，现在已经发展为四个病区，成了名副其实的大科室。

这次回到大坪医院，我虽然一心为了手术，其实还有一个重要的心愿，那便是看望我的老师们，尤其是恩师蒋耀光教授。但非常遗憾的是，蒋教授于数月前去世了。这消息让我心如刀绞，非常难过。王如文教授年纪也大了，退休多年，也不在科室上班。向杰老师早就离开了科室，在做其他的工作。科室比以前大很多，兵强马壮，但所有人都是新面孔，我成了真正的外人，不再属于这里，我的心情极其沉重，哀伤且失落。

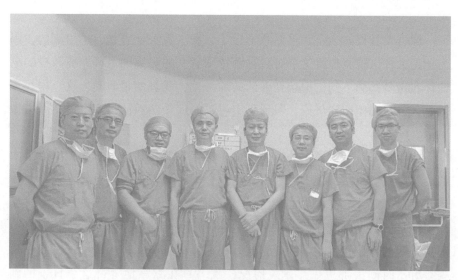

在大坪医院完成手术后，与各位专家合影

好在谭群友教授一直陪着我，介绍科室的情况，介绍科室最先进的技术。看到科室工作开展得如此有声有色，且取得那么多成绩，我由衷替他们感到高兴。谭教授陪我看了科室，然后到手术室做了手术，并极力挽留我，想让我停下脚步，感受一回母校的热情。但行程安排甚紧，无法停留，于是我做了手术便匆匆离开大坪，离开重庆。

离别30年后，匆匆回母校又匆匆离去，像做了一场梦。那确实是一场梦，是我一直的梦想。但回到现实后，我并没有为实现了梦想而激动。相反，很长时间里我的心情都很沉重。我会经常想起蒋教授，想起实习时的情景，再想起过去30年中的艰辛，自豪之情消隐无踪，反而会很难受。

到中山大学做手术

我在三所大学里学习过,因此严格说来三所学校都是我的母校。尽管每一个母校在我心中的分量不同,但无法否认的事实是,这些学校都是我的母校。当我先后在第一军医大学、第三军医大学做了手术后,我有了另外一个设想,觉得应该回到中山大学做手术。这样的想法与去另外两个学校做手术的想法完全不同。第三军医大学是我医学生涯的第一站,大坪医院给我留下了太多的记忆,并直接让我走上了胸外科这条路,因此在我心中有着尤为重要的地位。第一军医大学是我度过时间最长的地方,我在南方医院学习工作了6年,我由一个普通的医生逐渐成长、成熟,最终成为一个合格的胸外科医生,所以南方医院在我心中同样有着极其重要的地位。中山大学,我是以博士后的身份前去学习的,与其说是学习不如说是工作,至少官方的称谓就是博士后流动站工作。既然是工作,肯定就与学习的体会完全不同。当时我有自己的单位,在博士后流动站时的身份只是临时身份,因此并没有太强的归属感。但是,也许是因为这个医院在广州有着特殊的地位吧,我倒很想再回去做手术,这应该是另外一种"虚荣心"的表现吧。

中山大学在广州人的心目中地位崇高,它是广州城里最著名的学府,也是国内顶尖的学校之一。中山大学第一附属医院是一个老牌医院,在广州也被当作是最好的医院,没有之一。中山大学有很多附属医院，这些医院都非常出名，尤其是很多专科医院，不管是肿瘤医院、眼科医院、口腔医院、肛肠医院，全都是全国很有名的医院。但是，和其他所有的大医院一样，中山大学所有医院的胸外科都没有把精力放到胸壁外科疾病的治疗上，因此我擅长的手术同样也是他们的短板。这让我一直坚信，有朝一日他们肯定会像其他医院的胸外科一样请我去做手术。

邀请真的来了，是来自中山大学第二附属医院的邀请。这个医院也叫孙逸仙纪念医院，在中国现代医学史上有着举足轻重的地位。该院创建于1835年，据说是中国的第一所西医医院，被认为是中国西医医学和西医教育的发源地。这里拥有着好几项中国医学史上的纪录：第一台西医手术、第一台西医的麻醉、第一个西医专业的医学生、第一部医学杂志等。我之前虽然在第一附属医院学习，但对第二附属医院的情况也很了解。这里相当于中国西医的圣殿，因此到这里来做手术几乎相当于过来朝圣。当我怀着极其虔诚的心情走进这个医院的手术室时，完全把自己当成了一个学生或者晚辈。我是去学习的，而不是指导他们做手术。

那天的患者诊断是 Poland 综合征，是一种非常少见的胸廓畸形。之前患者曾在外院经历过一次手术，但手术失败，造成了更加严重的新畸形，患者非常痛苦，因此不得不再次手术。

这个患者的病变主要位于右侧前胸壁，骨性结构和软组织都有明显的病变。从外观看，患者右侧胸壁局部明显凹陷，软组织缺失，左侧胸壁相对隆起，左右明显不对称。这种病理改变非常典型，诊断并不困难。但是第一次接诊的医院将其误诊为不对称型的鸡胸，这显然是一种极不准确的诊断。诊断不准确，手术就会出大问题。他们使用一条钢板针对左侧胸壁的前凸畸形做处理，想用最普通的鸡胸手术方法完成治疗，但毫无效果，畸形不但没有被消除反而增加了损伤，导致了更加严重的后果。患者经历了第一次手术后，由于胸壁外观非常难看，再加上肉体的痛苦，因此对手术效果很不满意。后来患者找到了中山二院的专家，经过检查后，为了更有把握地完成手术，专家与我联系，希望我能协助完成手术。当天的手术难度很大，由于是二次手术，前胸壁皮肤非常薄，而且还多出了新畸形，因此具有很大的挑战性。术中我先将第一次手术的钢板小心取出，然后再对右侧胸壁的凹陷做了重点处理，最终对整个胸壁重新塑形，手术顺利完成，效果令人满意，术后患者胸壁外观基本恢复正常。这个手术是我与中山二院合作的唯一一次手术。虽然不是我曾经学习工作过的中山一院，但因为同属中山大学，因此依然算是母校，再加上这个医院非同寻常的历史，于是有了不同寻常的意义。

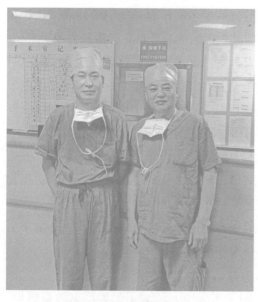
与中山二院教授在一起

之后的邀请来自中山大学第五附属医院（简称"中山五院"）。中山五院地处珠海，是当地最著名的大型三甲医院之一。胸外科主任是曹庆东教授。曹教授是我国著名的食道外科手术专家，他最拿手的也是最出名的技术是充气式纵隔镜食道癌根治手术。他被称为这个领域的第一人，是我非常敬重的专家。我数年前就知道了他的技术，对他一直非常崇拜。

这次手术是曹教授亲自打电话邀请的我，他说明了情况，希望我能过去协助手术，我很干脆地答应。前去手术时，曹教授亲自迎接，陪我到手术室，陪我把手术做完，十分客气。其实曹教授的名气比我大多了，但他很谦虚，让我甚是感动。在与曹教授的交流过程中，我对他的专业有了更深的认识，他向我介绍了科室开展工作的情况，让我深受启发，学到了很多宝贵的经验。

第一次手术完成后，曹教授又陆续请我去做了好几次手术，每次他都非常重视，交代年轻医生一定要好好学习，争取把胸壁外科工作开展起来。他对这个新兴专业工作的重视，让我看到了他敏锐的目光以及宽阔的胸怀，不愧为一个卓越的外科专家。后来南方医院的蔡开灿教授成立了一个全国性的胸外科组织，当时会议在他们医院召开，曹教授专门请我做了大会发言。我发言的题目是"复杂胸廓畸形的手术治疗"。那是我第一次在广东省内做这个专题的报告。在发言中，我把之前完成的顶级的手术案例全部拿出来分享，很多国内的专家参加了那次会议。我的发言引起巨大反响，我的手术案例让很多专家感到震撼。会后不少专家私下与我联系，在对我的技术表示赞叹的同时纷纷表示希望能尽快开展胸壁外科的工作。

曹教授是一个性格开朗的人，技术一流，但为人很低调谦虚，因此在胸外科界有很好的声望和口碑。他经常被邀请到全国各地开刀做手术，也经常参加各种学术会议。我与他经常见面，每次与他交谈时，都会从他身上学到很多东西。

去过中山二院与五院做手术后，我的下一个目标是中山一院，那是我完成博士后工作的地方。在我去了很多医院完成手术之后，这所医院对我有了格外重要的意义，但这个梦想一直没有实现。虽然没有直接回去手术，我却通过另外的途径间接实现了这个愿望。他们的教授把患者介绍给我，相当于实现了我的梦想，满足了我的"虚荣心"，因此同样让我非常开心。

曾经有好几位中山一院的教授介绍患者给我，地位最高的教授是一位领导，他曾是中山一院非常著名的教授，后来北上当了行政领导。他给我介绍的患者是他的亲戚，那是一位身高195cm的高个子年轻人，患有大面积漏斗胸。由于身材甚高，前胸壁凹陷面积也大得惊人。在来找我之前，他已经在很多著名大医院就诊过，但一直没有医生敢接这个活，最后找到了我，希望我能完成这个工作。这个患者手术的难度不言而喻，最大的问题是凹陷面积过大，而且很深。对于这样的畸形，主要挑战不仅来自材料，更来自技术，手术会有很大的风险，我感到不小的压力。但是，我有绝对的信心，我的信心来自我的技术。经过充分的准备后，我很快给患者安排了手术。术中我用了最大号的钢板，且足足用了四根，这已是这类手术使用钢板数量的极限。经过努力，手术获得圆满完成。患者很开心，同事们也很开心，我更是由衷为他高兴。

除了这位重量级教授外，还有好几位教授也给我介绍过患者。他们不是胸外科专业的医生，而是来自别的专业。我不知道他们通过什么途径知道的我，他们甚至直接打电话给我，让我非常意外。有一次一位教授竟然通过一个慈善机构联系到我，把一个非常严重的胸廓畸形患者推荐过来手术，我印象深刻。

其他专业的教授介绍患者给我，这样的情况在很多医院经常发生。大家属于不同的专业，能直接做这样的介绍，说明我确实具有了一定影响力。但我并没有为此感到骄傲，也许是因为他们不是我的同专业同行吧，我觉得他们不可能真正了解我的实力。直到中山一院胸外科主任罗红鹤教授也来找我。罗教授也是我的老师。当时在中山一院做博士后的时候，罗教授亲自带过我。他是我最敬重的老师之一，因此我一直与罗教授有很深的感情。

罗教授是我国最顶尖的胸外科专家之一。有意思的是，以前他也曾是心脏外科出身。在我做博士后期间，他还在做心脏外科手术。到了后来，心脏外科与胸外科分家时，他转行到了胸外科当科室主任，从此专门做胸外科手术。他的情况类似蔡开灿教授，当然，我的情况也一样。胸外科独立后，他的科室发展迅速，很快成为全国知名的重点专科。

罗教授擅长各种胸外科手术，我的印象中，他的手术做得极其娴熟，他是一个非常优秀的外科医生。我一直喜欢把手术做得漂亮的医生称为"手术匠"。罗教授就是那种典型的手术匠。但他的能耐绝对不仅仅是做手术，他很早就获得了博士学位，是中山大学培养出来的高才生，留美多年，是中山大学非常出名的才子。

罗教授的科室收治的患者主要也是肺、食道和纵隔手术患者，他们最著名的强项是纵隔肿瘤手术，其胸腺瘤手术量居全球第一，尤其擅长重症肌无力的手术治疗，他们的手术和非手术患者数量同样是全球第一。罗教授本人是这方面绝对的权威。罗教授的科室中，患者来自五湖四海，每天都有做不完的手术。由于治疗的重点并不包括胸壁疾病手术，偶然遇到这样的患者时，罗教授会想到我这个学生。

有一次我接诊了一个很特殊的患者，患者畸形甚是严重，是重度的复合型畸形。患者的母亲见我之后告诉我说："我是中山大学第一附属医院胸外科罗红鹤教授介绍过来的，他说您是他的学生，让您帮忙好好做一下我儿子的手术。"罗教授能把如此重要的患者交给我，不仅是对我技术的信任，也是对我工作的信任。他虽然没有邀请我去他们的医院做手术，但把患者介绍过来，与到他们医院做手术并没有本质区别。我为我的技术能得到老师的认可而高兴。我很快给患者安排了手术，手术非常成功。

另外一个向我推荐患者的教授是顾勇教授。顾教授与我同龄，当年我俩一起在中山一院晋升的副高职称，他晋升的是副教授，我晋升的是副主任医师。我俩关系很好。他的技术同样非常出色，是我敬重的胸外科专家，也是很好的朋友。

顾教授向我推荐过几个患者，病情都很严重。第一个是一位手术失败的患者，患者本来患的是漏斗胸，在其他医院接受了 Nuss 手术，但手术失败了，不仅没有治好畸形，反而形成了极其严重的新畸形。顾教授接诊了这个患者后，非常同情患者的遭遇，于是打电话给我交代了患者的病情，希望我能想办法为患者实施手术。这个患者的病情异常严重，且畸形相当复杂，几乎是我完成的所有畸形手术中最具挑战性的手术。接诊了患者之后，我先对他做了全面的检查，然后分析了手术失败的原因，接着针对畸形设计了新手术。经过充分的术前准备后，我对患者实施了再次手术。术中先将第一次手术的钢板取出来，然后使用特殊的技术对畸形做了全面的矫形。这个患者的病情最后获得了很好的治疗，畸形基本上完全消失。手术过后我把治疗的情况反馈给顾勇教授，他非常高兴。除了这个患者外，顾教授介绍的其他几个患者的病情同样很严重，但他非常相信我的技术，因此遇到困难的手术都希望我能亲自完成。这种信任让我很感动。

与中山一院的协作除了他们介绍患者给我手术外，还有一个内容，是基础研究方面的合作。中山大学之所以出名，除了临床工作出名外，最根本的原因还在于基础研究的出名。几年前，胸外科的陈振光教授调到东院区当副院长，他主持了一个很大的基础研究项目，这个项目是关于漏斗胸手术 3D 打印材料的研究。当时他邀请了广州的多家单位一起参与这个项目，也希望我能深度参与。他多次表示，我的病例数量和质量是完成这个项目的至关重要的因素。陈教授是胸外科的元老，技术出色，为人厚道坦诚，在做博士后的时候我们就是很好的朋友。后来他当了东院区的领导，能把我拉入如此重要的研究项目，也是对我技术的认可。这同样让我感动。

在中山大学做博士后的时候，张希教授是我的导师，他的专业是心脏外科，前些年分科后，他一直在心脏外科工作。他是中山大学首席心脏外科专家，也是国内著名的心脏外科专家。由于我中途转了专业，不再做心脏手术，与他见面的机会极少。2020 年的一天，我受邀赴潮汕地区做手术，当地的胸外科主任告诉我说，张希教授也常到他们医院做手术。张教授做的是心脏手术，我这个学生做的是胸壁外科手术。没有想到师徒二人会在这样的地方隔空相遇，让我感慨万千。

曾几何时，我在广州最大的几家医院学习或工作，医院很出名，我在那样的环境里即使只是个学生，也同样受人敬重。但是，当我离开了我原来的单位后，我体会到了世态炎凉。我没有别的选择，我只有靠自己闯出属于自己的天地，靠自己的技术赢得别人的尊重，赢得自己的名气。在过去的那么多年中，我做了很多的努力，付出了很多的心血，最终靠自己的实力赢得了别人的尊重。我终于和我的老师们一样成了著名的外科医生，甚至与他们一起受到别人的邀请。这样的结果让我感到很幸福。

在全国各地的医院做手术

在我读大学以及刚开始到医院工作的时候，都遇见过外院医生过来协助手术。到现在的医院后，我也邀请其他医院的专家来帮我们做过手术。我总以为，对于一个外科医生来说，最大的荣誉莫过于被其他医院的同行请去做手术。尽管被邀请的原因有可能并不单纯，但最重要的一条肯定是其手术技术高超。正因为有这样的认识，我一直非常敬佩那些被邀请到其他医院开刀的医生。

前面我说过，在做胸壁外科工作之前，我曾到外院做过心脏手术，也偶然会被邀请去做一些外伤手术。既然被请去了，说明我的技术是被认可的。但很显然，我去的医院都不大，甚至都是比我们医院小得多的医院。这从侧面也反映一个事实，说明我的技术只是比那些医院的医生好一些罢了。这其实一点也不值得拿出来炫耀。正像我们领导曾经说的那样，只有当被更大的医院请去做手术的时候，才能真正说明自己的水平得到了业界认可。

很长时间里，我始终对到其他大医院做手术不抱有任何幻想，是因为我有自知之明。我一直认为，被请去做手术的医生必须具备三个基本的条件：首先必须来自大医院，其次必须有职位，最后必须有技术专长。在我没有精研漏斗胸手术之前，我不认为自己有太多的技术专长，我虽然是科室主任，但我的医院并不出名，而正因为医院不出名，才彻底打消了我出去手术的念想。我一直坚信，去外院做手术是中山医院、南方医院、广医一院那些主任、教授的事情，我只有请他们来开刀的份，没有被请去开刀的荣耀。我到了现在的医院后，其实早就认命了，我不想过分地看重那些名誉，因为在这样的医院即便很努力，名誉也几乎与这里的医生无关，这就是江湖。我始终这么认为。

但是，我做梦都没有想到的是，很多不可思议的事情在我的科室发生了，在我自己身上发生了。我本是一个做心脏手术的医生，竟成了做胸壁外科手术的专业医生。我接到了来自全国各地的手术邀请，邀请来自广东省，来自长江以南、长江以北，来自东北、华北、华东、西北、西南，我的足迹遍布全国各地。我成了这个领域最忙碌的医生之一。

各地的同行为什么想请我去做手术，我经常会反思，反思让我有更清醒的认识，让我不致被虚荣心迷惑，让我对自己的实力有了更多的了解。

是因为我的医院出名吗？不是。我的医院经历过多年的飞速发展后，确实有了巨大的进步。但直到今天为止，很多当地人提起我的医院时，依然会说"噢，就是以前的177啊"。那是他们心中挥之不去的偏见，就像他们永远认为中山医院、南方医院一定是好医院那样根深蒂固。要是说大家是因为我的医院很大很出名而请我去做手术，显然不太可能。

是因为我是个科室主任吗？也不是。我的医院有数十个科室，每个科室都有主任。其他成千上万的医院也有很多的科室和主任，天下的科室主任那么多，而且很多都是更大医院的科室主任，大家有太多的科室主任可以选择，为什么偏偏会选择我这个科室主任？所以，这种可能性也不大。

很显然，最可能的答案是，因为我的技术。自从我投身于漏斗胸手术后，我对自己的技术是有信心的。我是个专业人士，我对技术的好坏很有把握。在过去的工作中，我几乎是在这个领域涉足最深的医生，我发明了很多手术，完成了很多手术，而且是很多其他医生不敢做、不会做或者做坏了的手术，我的技术遥遥领先于别人。

邀请我手术的人太多了，安排档期是一件很麻烦的事情。所以很多医院都会提前很长时间向我预约。最忙的时候，我不得不推辞很多的邀请。但让我很感动的是，经常会有专家告诉我说："王主任，没事，患者愿意等，您有时间了告诉我，我随时可以安排手术。"我完成的很多手术都是提前向我预约了很久才排上的手术。患者等待手术我可以理解，他们是想找一个自己信得过的医生。但这显然是来自当地医生的介绍。当地医生为什么宁愿等很久也要请我去做手术呢？还是那个原因，是因为我的技术。每次到其他医院的时候，我的手术都会被很多人围观，经常是整个胸外科的医生围着看我的手术，有的时候还会有其他医院的同行前来看手术。大家的热情特别让我感动。每到这时，我总会把手术最精华的部分展现给大家，大家一边看，一边问问题，一边交流。我能深深地感受到大家多么渴望学到技术。

在外出手术时，也有专家提醒我说："王主任，教徒弟要留一手，别教会徒弟饿死师父。"这话说得很真诚，我当然知道其中的含义，相反，我倒想更彻底地向同行们展现我的技术，因为只有那样，才能证明我的技高一筹。也许正是因为我从来不保留，更因为我的真诚，真正打动了太多的同行，大家更愿意请我去做手术。

到院外手术是一种至高无上的荣誉，在我默默地享受这样的荣誉的同时，也时常会感到压力。这样的压力来自责任。我首先要保证手术安全，其次要保证手术成功，最后要保证手术获得最佳的效果。要达到这三个目的，我不得不格外谨慎。

其实，任何一次外出手术都是挑战，原因有很多，总的来说包括如下几个因素：其一，外院请我做的手术普遍都是难度很高的手术，大部分都比我在自己医院做的手术更难；其二，外院的器械和材料可能不太好用，有时甚至还会出现准备不足的情况；其三，外院的同行在手术台上与我的配合并不娴熟，会耽误手术；其四，外院的同行术后管理患者的能力参差不齐，有时会影响手术的效果。

手术的难度其实大家都清楚。以前我自己请其他专家到我的医院手术时，也是把自己没有把握完成的最困难的手术留给他们，所以对于手术的难度我必须有心理准备。我遇到最多的困难手术主要包括两种：一种是本身非常复杂的手术，另一种是之前做失败的手术。手术难度大，本身就是挑战，就需要我用最好的技术去应对。

手术器械和材料的准备是我经常遇到的麻烦。胸壁外科手术一般都需要特殊的器械和材料，但多数医院在准备方面都会存在问题，这无疑会对手术造成严重影响。在去外院做手术的经历中，我遇到太多次准备不充分的情况。最多见的是钢丝或者一些简单器械准备的问题，这些问题不太严重，解决起来比较简单。最麻烦的问题是钢板和与钢板放置相关器械的准备出现问题。有时钢板可能很长，有时候又很短，有时还有数量不足的问题。还有的时候器械护士竟然会把唯一一条消好毒的钢板掉在地上。这是最令人绝望的失误。与手术器械相关的问题会更多，最多见的是器械术中突然失灵，这同样让人头疼。而最让人哭笑不得的一次，眼看第二天早上要手术，医生竟然任何材料和器械都没有准备。这让我几乎要昏掉。

还有手术人员配合的问题。在手术中，器械护士的配合比较次要，最关键的是医生的配合。对于一些特别严重的畸形手术，有的操作需要助手与我一起操作才能完成手术，但很多同行掌握不好操作要领，这会严重影响手术进程。还有一个因素就是麻醉。一般来说，胸壁外科手术只需要最基本的麻醉即可保证手术顺利完成。但是，如果遇到技术不行的麻醉师，同样会出问题。有一次，我到某个省的省人民医院做手术，那天的患儿年龄3岁，诊断是漏斗胸。手术其实非常简单，如果一切顺利，半小时内绝对可以完成手术。而那天是星期六，值班麻醉师只有一个，是一位年轻的女医生，据说才从某知名大学博士毕业。当时的麻醉需要做一个最简单的操作，也就是插一个单腔插管就可以开始手术了。我本以为她能在很短时间内完成操作，但我显然高估了她的水平。她反复用各种管径的管道尝试，其间还让实习的医生来帮忙，我看她把自己的洗手衣都弄湿了，却依然没有成功。后来改放喉罩，按理说喉罩是最好放的东西，但又尝试了各种大小的喉罩依然不成功。时间又过去很久，她又改插管，依然不断尝试，最后终于将一个不带气囊的新生儿专用管道插了进去，这时距离她开始操作足足过去了两个小时。管道插好了，她舒了口长气，然后告诉我可以开始手术了。一个3岁的孩子用新生儿不带气囊的管道通气让我做手术，简直是在开玩笑。我果断告诉当地的同行：今天的手术做不了，不为别的，因为麻醉不行，我实在没有胆量做这台手术。这是我遇到的最麻烦的经历，我感到十分内疚。

最后一个问题是术后患者的管理问题。一般来说，胸壁外科手术相对安全，术后少有特殊的问题要处理。但是，再简单的问题也需要专业的知识。在很多时候，一般的胸外科医生都能胜任术后的管理，不过有时也会遇到很不专业的医生。他们不但没法妥善处理，还可能添乱，这无疑增加了术后恢复的风险。有一次到湖南做手术，手术结束后我就离开医院去机场，准备回广州。而刚过了安检，医院的主任打来电话，气喘吁吁，我一听心里即刻吓了一跳，主任告诉我说，患者回到病房后出现呼吸困难，经检查发现有"反常呼吸"，于是紧急给患者做了气管插管，上了呼吸机，患者病情危重，问我接下来怎么处理。

当天做的是一台青年男性的漏斗胸手术。手术非常顺利，术中没有发生任何情况，怎可能这么快就出现这样的问题呢？而听了他的叙述，我马上有了疑问。他提到"反常呼吸"，这是个非常奇怪的体征。这样的体征只有当胸壁大面积损伤且软化的时候才能发生。我的手术只是个 Wung 手术而已，非常微创，也没有伤到胸壁的其他结构，怎可能有反常呼吸呢？我问他到底是怎样的反常呼吸。他开始支吾，后来告诉我说，他当时也没有看，只是监护室值班的年轻医生看到有反常呼吸才插了管子的。我问他年轻医生懂不懂什么是反常呼吸？他又接着支吾。我大概猜到了当时的情况。漏斗胸手术后，如果患者没有完全清醒，会很紧张，接着可能会挣扎，并诉说疼痛，此时患者会非常躁动。如果观察体征，会有呼吸和循环系统的异常表现，比如心率加快、呼吸急促等。此时最简单的方法是镇静加止疼，这样处理后患者会很快安静下来，生命体征也会很快恢复正常。这个患者术后显然就是这样的情况，可惜监护室的医生没有经验，看到患者紧张，他自己比患者还紧张，甚至把"反常呼吸"这种极其高深的体征都看出来了，结果还做了气管插管上了呼吸机，好像做了一件惊天动地的大事。我哭笑不得，没想到当地的医生竟然会如此"精心"。

问题找到了，我告诉主任："下面需要做的事情是立即停掉呼吸机，拔除气管插管，让患者好好休息，好好睡觉，该吃吃该喝喝，等待康复出院。另外，要好好问一下你们监护室那位医生，问他到底什么是'反常呼吸'。"

主任自己也是资深的胸外科专家，我说的意思他也都懂，他当然知道那医生犯了怎样的错误，连连道歉，说一定照办。我挂了电话，两个小时后，回到广州再打电话回去问主任，主任说已经按我的嘱咐照办，患者一切安好，生命体征平稳，没有任何异常，最后特别告诉我，已经狠狠批评了那个医生。

我到任何其他医院做手术，同行和患者看的不仅是我的手术，更重要的是术后的结果。只要患者不出院，发生任何事情大家都会联想到我的手术。所以术后患者的管理是我非常关心的事情。为了防止出现差错，我都会一遍又一遍地叮嘱当地的同行，并且还要在离开后打电话询问患者恢复的情况。这是件很让人操心的事情。

在外院陌生的环境下做手术，是对医生技术的绝对考验。这要求医生不仅要有一流的技术，而且要有超强的应变能力。比如说，钢板准备出了问题，如果没有应变能力，手术就无法完成，那将可能导致极其严重的后果。不过，遇到的问题多了，应变能力也会变得极其强大，这反而使我的本领得到更好的历练，技术也更加成熟。

当然，除了技术因素外，还必须有其他方面的素质，比如一定要有很高的情商，这同样非常重要。到外院开刀，什么人都可能遇到，当大多数人都仰慕我的技术时，一定不能忘乎所以。人必须摆正自己的位置，不能太把自己当回事。要知道，每一个外科医生其实都是专家，都在某个领域有自己的长处。尤其对于每一个科室主任来说，如果没有一技之长也不可能得到重用，因此在这些同行面前我从来不会摆谱，大家对我的印象普遍是觉得我这个人很低调、很谦虚，没有任何架子。那不是我故意伪装出来的形象，而是发自内心的对同行们的尊重。

在外出做手术的路上

连续数年来，我每年都要受邀到百余家医院做手术。这些医院分布在全国各地，要去就多半要坐飞机，偶尔会坐高铁。做手术的时间一般都不会太长，大部分时间都花在路上。偶尔赶路是一件惬意的事情，可以当成旅游、兜风。但过于频繁地赶路而且必须掐着时间点，感觉就很不舒服了，还不是一般的辛苦。

我外出手术多是一连去几个城市，很少有单独去一个城市做手术的情况。从广州出发到国内很多城市都有直达的班机，但若是第一站是个交通不够便利的地方，那么，再从此处出发前往别的地方，航班选择很少甚至没有，这就麻烦了，要么必须赶很早的航班，要么必须赶很晚的航班，更多的时候必须搭乘需要转机的航班。由于必须考虑行程的衔接，所以航班的选择会很麻烦，很多时候几乎没得选择，不管时间多令人不爽都必须搭乘。

我最不喜欢的航班是早班机，9点前的航班几乎都是这种类型。由于担心误点，多年来我已经养成一个习惯，一定要提前三个小时出门。搭乘9点前的航班时，我一般会在6点前出家门。这意味着我必须5点左右就要起床。这个时间起床并不困难，但每次要出发的前一天晚上我都会担心睡过点，结果整夜都会睡得很不踏实。遇到6、7点起飞的航班就更麻烦了，由于3、4点就要出发去机场，我几乎整夜都无法安稳入睡。晚上休息不好，到了目的地又几乎都是直奔手术室，这对身体简直就是煎熬，所以我最怕乘坐早上的航班。晚上的航班我也不喜欢，不管是出发还是回家，都会在很晚的时间才到达目的地，这意味着很晚才能睡觉，非常影响休息。外出手术必须有好的精神状态，休息不好会让人非常疲惫，我不得不利用一切可以利用的时间休息。乘早班飞机时我一般会在飞机上休息，但在飞机上无法很好入睡，不过是打个盹而已。再就是赶路的时候休息，从机场到医院的路上，我会抓紧时间在车上眯一会儿。这样时间虽然短，但很有效，可以让我精神焕发地走进手术室。

赶飞机的累还经常体现在机场候机时。准点起飞的航班不需要等太久，一旦航班延误就不得不耐心等候了。这种等候让人既疲惫又煎熬。遇到没有期限的等待，尤其可能导致一系列手术延误时，那种感觉真让人崩溃。最无奈的等待是等了很久后忽然被告知航班取消，那时的感觉会让人觉得相当无助。

对我来说，不喜欢搭乘飞机的另一个原因是害怕。我以前严重恐高，不敢坐飞机。很多年里我都怕得要命。每次外出我都选择坐火车或者汽车，从不坐飞机。到了 2012 年，医院组织有关人员去西藏林芝开展帮扶工作，作为科室主任，我不能不去。去林芝没有火车，如果坐火车到拉萨再坐车到林芝，就会耽误工夫，影响整个集体的行程，当时实在是没有办法，于是在同事的鼓励下，我终于硬着头皮坐了头一次飞机。让我意想不到的是，那次飞行经历竟然治好了我的恐高症，这是那次西藏之行最大的收获。不过，我对飞机这种交通工具一直心存畏惧，能不坐就尽量不坐，总觉得不怎么安全。但是，要外出手术，时间都比较紧，坐高铁要么来不及，要么没有合适的高铁，于是飞机便成了唯一的选择，只得硬着头皮去坐。

前面说过我不喜欢坐晚班机，除了休息不好外还因为特别害怕。我说不出来为什么那么恐惧，反正感觉非常不好。我还怕坐小飞机，大的飞机比较平稳，但小飞机不同。到一些小城市做手术时，我不得不坐支线飞机，这些飞机往往都是小飞机，一走进机舱我就会紧张，一直紧张就会整个航程都提心吊胆，极其不舒服。另外我还害怕不好的天气。天气很差时，飞机会非常颠簸，使人一路揪心，那种感觉同样很不舒服。

虽然飞机已是最快的出行方式，但长时间的飞行还是很辛苦。比如从广州到乌鲁木齐，或者广州到沈阳，再就是广州到一些西北城市的飞行，一般都会超过三小时，全都是漫长的旅途，很不舒服、很疲惫。

如今高铁越来越方便了，有时我会选择高铁。但坐高铁同样会有很多的不便，几乎与坐飞机没有什么两样。而坐高铁最大问题是时间更长。为了赶时间，又不得不坐飞机。

经常外出还有一个比较麻烦的问题，就是饮食没有规律。赶路的时候不用说，要么在机场，要么在高铁站，要么在飞机上，要么在高铁上，虽然吃的东西都有，不会饿着，但很难做到按时吃饭，味道就更别提了。到了目的地，为了节省时间，一般一落地我就直接进手术室。为了节省时间，要么饿着肚子直接开刀，要么吃几口工作餐就进手术室。我不计较吃什么东西，所以只能对不起自己的胃。

做完手术后，当地的同行一般都会请我品尝当地的美食，但由于时间匆忙，我很少能静下心来认真品尝这些美食，而且我是一个对美食不太感兴趣的人。没有这样的喜好，就更对不起自己的胃了。

很多人觉得外出手术是一件令人羡慕的事情。如果每次外出的时间不是过于紧张，如果我能把行程安排得稍微宽松一些，我也想在完成手术后到当地游玩一下名山名水，那是多么神清气爽呀，但我外出手术的经历从来没有如此轻松过，每一次时间都很紧迫，非常辛苦，吃不好，睡不好，既疲惫又满怀担心，丝毫谈不上享受。我本来是个很喜欢旅游的人，这些年，我去过太多的城市，这些城市都有让我神往的名胜。但是，我都没有到过任何一处去旅游。我不是不想去，而是没时间。我一直在路上，根本停不下来。

每年的暑假是我最忙的时候。不但我自己科室的手术做不过来，还必须到全国各地做手术。最忙的时候每天都穿梭在不同城市做手术。我最高的纪录是，2019 年暑假一天之内去 5 个城市在 3 家医院开刀完成 5 台手术，总行程超过一千公里。这样的工作强度虽然不是每天都有，却经常遇到。我也想慢下来，让自己稍微喘口气，但有句话叫身不由己。大家提前半年甚至一年就开始约我的手术，患者也已经等了太久，我没有选择，无法推辞。

长期过于劳累，我一直担心我的身体吃不消。在 2020 年的春天，我的身体真的出毛病了。那段时间，我每天都感觉很疲惫，怕冷，而最大的麻烦是剧烈咳嗽，咳起来就没完没了。当时是疫情最严重的时候，我担心是感染了病毒，赶紧做检查，没事，但依然咳嗽，极其顽固，各种治疗方法都无效。另外，我还很容易出汗，在手术室里即便开着空调都大汗淋漓。每次做完手术我都会面色惨白，手术衣被汗水浸湿。当地的同行们看了总会非常担心，怕我身体吃不消。在沈阳医学院附属中心医院做完手术后，周志明主任看我身体实在不行了，让我马上坐下来休息，还专门开了药给我。在山东和甘肃做手术时也遇到过这样的情况。我也担心自己的身体，不过还好，只是太累的缘故，没什么大问题。这让我庆幸不已。

但是，咳嗽一直是个大问题。每次出行的过程中，我总担心被周围的人怀疑得了新冠肺炎。为了防止这种事情发生，我会随身带着核酸报告、诊断证明，好让他们对我彻底放心。但在飞机上很麻烦，尽管我使劲忍，有时还是会拼命咳嗽。有几次空姐带着笑容向我询问是不是需要帮助时，我分明感觉到她们心中的怀疑。我怕惹来麻烦，首先立即声明我不是新冠，我只是慢性咳嗽，而且有医学证明。怕空姐不信，我会亮明我的身份，有时还会拿出核酸报告和证明让她们看。

这几年的新冠肺炎疫情也给我带来了巨大的不便，每次外出我都极其小心，严格遵守疫情管控的相关规定，该扫码扫码，该测核酸测核酸，老老实实，唯恐违反任何规定。

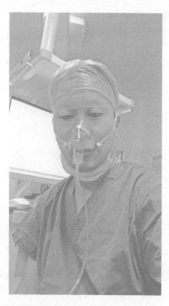

在西藏手术期间出现高原反应，不得不临时吸氧

我外出手术去过最远的地方有两个：一是新疆，一是西藏。飞乌鲁木齐需要五个小时左右，最远的地方是和田，差不多六个小时。从和田回广州要经停兰州，两段行程都要三个半小时，极其辛苦。去西藏一般都是去拉萨和日喀则，日喀则次数最多，需要从成都或者重庆转机。由于我有高原反应，所以每次去都是真正的考验。2019年12月去日喀则的时候，当天到了马上开始手术，共做5台手术，但晚上我出现严重的高原反应，高烧、缺氧，几乎丧命。那是最危险的一次，不堪回首。后来再去西藏，我都格外小心，唯恐再次出事。

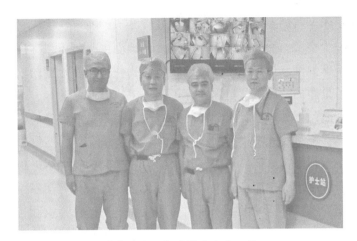

在新疆和田与当地专家在一起

我在西藏去的最远的医院是萨伽县人民医院，离珠峰大本营仅60公里，那是很多人向往的地方，我也很向往，但我没法前去，我是去工作而不是旅游。萨伽县海拔4 500米，极度缺氧，到达之后我连坐着休息都感到缺氧，所以不得不吸氧，那是最辛苦的一次经历。

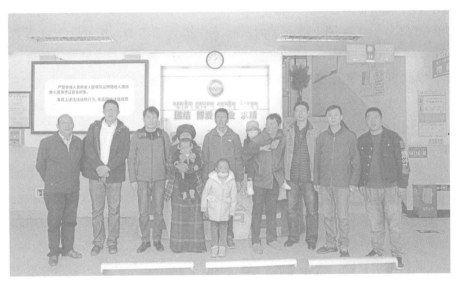

与西藏萨伽县的专家和患儿合影

外出手术辛苦的经历还有东北，尤其在冬天。有一次去吉林，从广州出发时是二十多度，而到吉林下了飞机，当地温度是零下二十度。那是我经历过的最低温度。为了保暖，一进航站楼我便把所有能穿的衣服都穿上了。我穿了最厚的鸭绒服，里面还穿了两件毛衣，两条秋裤，本以为会很暖和，但到航站楼外时，我感觉穿的鸭绒服几乎只是一件背心，我的头都被冻得生疼，那是我无法描述的冷，冷得刻骨铭心。

外出手术很辛苦，但又不能有丝毫的怠慢，因为我还要做很多事。这些事情不但关乎手术，而且还包括很多手术之外的事情。

第一是安排行程，安排手术。由于每次外出经常要去不止一个医院，也不止一个城市，我必须根据手术的需要安排好所有的行程。有朋友曾经建议我带一个秘书或者助理，专门负责行程安排。这样的建议当然不错，但又几乎不可能，因为安排的内容不仅是行程那么简单，更重要的是安排手术。安排手术需要我根据每个患者的具体情况做决定，我不仅要决定手术方式，还要告诉当地医生准备什么样的材料，什么样的器械。由于这些内容全部都与手术技术密切相关，助理做不了这样的工作，因此我用不了助理，必须亲力亲为。安排这些事情是一件很庞杂的工作，尤其当需要连续在多个城市多家医院做多台手术时，我必须做一个非常周密的计划，任何一个环节出了问题，接下来的所有工作都会受影响，因此我要非常操心，非常谨慎，不能有任何差错。

第二是做手术记录。外科医生做手术，几乎都会亲自写手术记录。这是外科医生基本的素质要求。每次外出手术时，我都要自己做手术记录。这样的工作一般会在等飞机的时候或者在飞机上完成。这样的工作非常重要，每次手术后不管多忙多累我都一定会完成。

第三是做外出笔记。外出笔记相当于我的工作日记，与手术记录不同，主要记录外出期间的各种见闻。早在 2018 年开始，我的每次外出都有详细的记录。这份文件非常宝贵，我非常重视。正是因为我看重它，所以与手术记录一样，我都会非常认真地完成，从来没有错过任何一次。

第四是做科普。从 2013 年开始，我每天都会在公众号"胸廓畸形手术专家"上推送文章，这么多年来几乎风雨无阻，从来没有缺勤。外出期间工作忙，似乎有理由停下来，但我从来没有那样做。不管每天多忙，我一定会把当天的文章写出来推送。那是我心中的头等大事，必须完成。

246

第五是与患者交流。我工作非常忙，没有时间出门诊。我所有的患者都会通过微信与我联系。患者会有各种各样的问题向我咨询，我必须一有时间就与他们交流，回答他们的各种问题。这是一件非常费时的工作，但我每天都必须做。即便在赶路，在等飞机，在高铁上，都必须与大家进行交流。

外出手术本身就是一件非常辛苦的事情。但是，在路上，不管是去还是返，我都有很多事情要做，我的行程被安排得满满当当，非常辛苦，然而细想起来又会感到很充实。因为我做的每一件事情都很有意义，而且很有意思，很好玩。我非常喜欢我的工作。如此想来，也就不觉得辛苦了。

来自世界各地的患者

　　我科室的住院患者多半来自国内各地，还有不少来自国外，来自世界的各个角落。有不少人是从其他国家和地区不远万里来到中国，来到广州，来到我的科室找我做手术。

　　我的第一个国外的患者来自印度尼西亚的泗水，是一位华侨的女儿，当时我还是个心脏外科医生，她得了细菌性心内膜炎，由于心脏的症状不典型，先后在东南亚多个国家就诊都没有查出问题，后来通过朋友与我联系，分析病情后我怀疑她患了心内膜炎。我问她有没有心脏杂音，她很快去做了检查，果然发现杂音，于是她的病得到确诊，就是心内膜炎。患者很快来到广州，我为她做了瓣膜置换手术，她的病终于被治愈，她本人很感激，后来她全家人专程来到广州感谢我，如今已经过去十几年，我们依然保持着联系。

　　我做的心脏手术数量虽然并不少，但国内高手如云，国外的心脏外科技术也不差，因此并没有太多国外的患者被吸引过来。后来我开始做胸壁外科手术后，情况发生了很大变化，由于我的技术出了名，甚至很多技术都只有我自己才能开展，于是逐渐吸引来了不少其他国家和地区的患者。

　　我接诊的东南亚地区患者比较多，几乎每个国家的患者都遇到过。一位来自马来西亚的小伙子经历了手术失败，他曾经与台湾地区的患者进行交流，并从他们那里知道了我，于是来到广州找我做手术，他的病情不是太严重，但他非常在意胸壁外观，因此让我一定要给他手术。后来他接受了手术，手术很成功，效果很理想。

我接诊的新加坡患者只有一个，是一位年轻女孩，她的问题是胸骨角前突，也是鸡胸的一种。她的问题并不严重，但她非常痛苦，因为穿低领衣服的时候前胸壁很高、很难看，她想得到我的帮助。她曾经在好几个国家看过病，医生给出的意见都一样，说她没有病。这个病确实可以不当成病，但很显然，这样的患者都会患上"心病"。"心病"如果无药可医，手术便成了最后的选择。她来到广州，我用最简单的手术帮她做了治疗，她感激得热泪盈眶，说我救了她的命。女孩对于美的追求有时会超过对生命的追求，所以当她说我救了她的命之时，我感受到了她的真诚。

我印象最深的是一个来自越南的年轻人，扁平胸，有严重的症状，呼吸困难。他不会中文，带他来的是一位华人女孩，我以为是他女朋友，后来才知道只是一般的朋友。他的手术很成功，虽然他不会中文，但每次见到我都很激动，对我充满感激。

除此之外还有西亚的患者。那边的患者有三个，第一个来自伊朗，第二个来自叙利亚。这两个患者是通过电子邮件与我取得联系的，他们是看了我在国外发表的文章而得知我的邮箱的。他们患的病一样，都是桶状胸，这让他们很痛苦，想得到治疗。这种手术全球只有我会做，他们很希望前来广州找我手术，但因为各种不便，他们没有办法马上过来治疗。第三个患者来自伊拉克，联系我的是他的父亲，这位父亲告诉我说，他是一个牙科医生，他的儿子患有严重的胸廓畸形，希望能得到我的帮助。但因为同样的原因，他没有办法马上带他的儿子过来手术。

再往西走，是欧洲的患者。欧洲大陆有两个患者。第一个来自比利时，与我未曾谋面，是通过电子邮件与我联系的。他是重度畸形患者，在欧盟的好几个国家看过病，均没有好办法，他想过来找我看病。第二个是意大利女孩，先通过邮件与我联系，然后飞来广州。她是个非常漂亮的女孩子，但胸壁畸形极其严重，左右完全不对称，手术具有极大的挑战性。正是因为有挑战，她在欧洲没有找到能帮助她的医生，最终来到广州。她的手术难度极大，但与我完成过的最严重手术相比并不是最难的，我有把握成功。她很信任我的技术，也想尽快接受手术，但因为费用问题而不得不先回去做准备。

澳大利亚的患者有很多个，具体数量我记不清了，都是华人，有留学生，也有当地华人，都是通过微信与我取得联系的，他们先后来广州做了手术，效果都很理想。

新西兰的患者有两个，一个是华人，另一个是西方人，患的都是漏斗胸，比较严重。华人是通过国内的亲戚知道了我的技术，西方人是通过这个华人患者知道了我的情况。他们先后来到我的科室做了手术，手术效果非常令人满意。

美洲的患者全部来自北美，有加拿大的，有美国的，也都是华人。有两位留学生女孩的情况与上面提到的那个新加坡女孩情况一样，其中一个专程来广州接受手术。另一位祖籍在东北，老家还有一些亲戚，为了方便照顾，专门请我到她老家为她做了手术，手术非常成功，患者和家属都很满意。

后来，一位来自美国的华侨与我联系，说她的儿子患了一种非常可怕的病，在当地很多医院就诊都没有好方法治疗。她发了孩子的资料给我，我们很快诊断出来，是重度的 Poland 综合征，这个病以往都是整形外科医生在做治疗，而全球范围内做这个手术的胸外科医生只有我一个人。她看过我的资料，也了解过我的工作。她是一位十分谨慎的母亲。后来她带着孩子来到广州，我给孩子做了手术，手术非常成功，孩子和母亲都非常感激我。

在与这位母亲交流的过程中，我对美国的医疗体制有了大致的了解。她告诉我说，在美国看病真的太不容易了，说起来都是泪，说到心酸之处她泪流满面。

非洲的患者有两个，两个患者都很特殊。第一个患者来自南非，中年男性，鸡胸。患者于 2021 年 11 月 29 日入院，由于疫情的原因，来之前已经在广州隔离足够的时间。考虑到疫情管理的特殊规定，收治这个患者的时候我和科室人员都很小心，完全按照医院的有关规定进行收治。但在他住院期间我们从新闻上获知，新冠病毒新的变异株恰好来自南非。当时全国上下都很紧张，我更是紧张得不得了，马上把这个患者的情况向医院反映。医院负责防疫的人员立即前来科室检查，在确保没有任何防疫方面的漏洞后，才让这个患者继续治疗。这个患者的手术非常成功，治愈之后经过休养返回南非。

另外一个来自非洲的患者是一位女孩，她来自利比亚，名叫 Nosa，

2021 年 9 月 6 日她加了我的微信，说的是英文。寒暄之后告诉我："王医生，我来自利比亚，是一个胸廓畸形患者，几年前无意中看到了您的文章，觉得对我很有用，所以就一直追着看。我觉得您是世界上最好的医生，我非常信赖您。去年本来想来中国找您做手术，但因为疫情的原因没有成行，只好继续天天关注您的文章。我只会说英语，不懂中文，每一次看您的文章都是翻译成英文后再看的，这对我有很大的帮助。但是，最近这段时间您的文章没有更新了，这是以前从来没有发生过的事情。我好担心，不知道是什么缘故，怕您不再做手术了。如果真是那样就太可怕了，我的病就没有办法治疗了。"

在我所有的患者中，这个患者给我留下的印象最深，也让我非常感动。她提到的那些日子是因为有特殊情况，文章虽然写了，但没有推送。她一直在万里之外关注我，牵挂我，让我不能不感动。

这些年来，不断有国外的患者联系我，找我看病、做手术。这让我感到奇怪。我自己从来没有在国外做过任何的宣传，更没有刻意推广过。但这些人最终都找到了我，而且对我的技术非常信任。这让我想到了一句俗话：酒香不怕巷子深。莫非国外的朋友们就是因为闻到了酒的香味来找我看病的吗？

国外的患者一般通过三个途径与我联系：第一个是微信，第二个是通过国内的亲人，第三个是通过电子邮件。微信在全球华人圈子里得到广泛使用，微信没有国界，找到我很容易，因此并不稀奇。而很多华人在国内有亲人，这些亲人对国内的医疗状况比较了解，因此通过这种途径找到我也不稀奇。而通过电子邮件找到我就让人感觉不一般了，通过这种方式与我联系的患者一般都是西方人，他们不懂中文，不用微信，也没有华人亲戚，所以只能用这样的方式与我联系。他们是如何找到我的电子邮件的呢？那是因为看了我发表在国外期刊上的文章。对我有一定了解的人都知道，我非常反感外科医生把所有精力都放到写这种文章上而不是提高自己的手术水平。我不是反对医生写文章，而是因为很多外科医生写这些文章完全是另有所图，也就是说为了写而写，而不是为了分享自己先进的外科技术，帮助更多患者。有些外科医生还会发表一些与手术无关的东西，比如基因方面的，干细胞方面的，要么就是一些放化疗、新辅助治疗方面的文章。这些一旦被发表，多会被外科医生们当作了不起的资本用来到处炫耀，甚至拿去当作获取名利的资本。他们的每一篇文章后面都有他们的联系方式，通常是电子邮件。试问有几个国外的患者会通过这些联系方式与他们联系、找他们看病做手术呢？我相信很少。但是，国外的患者通过这样的方式找到了我。这说明了什么问题呢？起码有三点：其一，说明我写的 SCI 与别人写的 SCI 不同。我是在写技术，别人是写作品。技术与作品不是一类东西，因此效果不同。其二，说明我做的工作与别人做的工作不同。我在开刀，而别人做的东西让人看不懂。其三，也是最重要的东西，说明外国的患者从我的文章中看到了与众不同的技术，他们对我的技术有了不同一般的认识，认为只有我才能更好地为他们解除痛苦。我的文章带来了大家对我技术的信任，也让大家有了更大的信心。我可以自豪地说，我的患者来自世界各地。

谈到医生的水平时，以前一位同事说得非常实在，大概意思是，医生水平的高低，有一个很简单的衡量标准，那就是看他的患者覆盖范围。如果患者来自全国各地，他就不再是小专家了，而是货真价实的大专家。如今我把国外的患者都吸引过来了，我是不是更像一个大专家了呢？

那些伟大的手术

从做漏斗胸手术开始，我接诊了很多很复杂的胸廓畸形患者，经过治疗后，他们都获得了很好的疗效。到了后来，我完成的手术不再局限于畸形，而囊括了所有胸壁外科的疾病。为了将治疗这些患者的经验进行总结，与同行朋友们进行交流，每次遇到这种特殊的患者我都会将治疗的经验推送出来，放在公众号"胸廓畸形手术专家"上。开始的时候，这些病例是被零星推送的，并未形成系列。后来这样的病例多了，为了更好地编辑，也为了方便我自己做总结与研究，我做了一个决定，将同一时期内的重要手术做一期特别内容整体推送出去。这相当于一个杂志的专刊。专刊取什么名字呢？经过反复斟酌，最后定下来，题为"那些伟大的手术"。

刚开始我有些犹豫，这些病例都是我自己的手术患者，我将自己做过的手术称为"伟大的手术"，似乎太不谦虚了，再加上我姓王，可不真成"王婆卖瓜"了吗？但后来我想，这些手术之所以被挑选出来，是因为它们与众不同，它们的难度导致极少有人能胜任，如果这样的手术都不算伟大，便对不起我多年来付出的辛勤劳动了，于是这个名字便确定下来。

第一回我推送了 12 台手术，往后每完成 12 台极具挑战性的手术就推送一回，如此接连不断。到了 2022 年初，我一共推送了 36 回，全部加起来有

432 台手术。这些手术是在我完成的数千台手术中精选出来的代表。

既然将这些手术定义为伟大的手术，必须保证入选的手术能真正配上这个名字。为了达到这样的目的，我制定了严苛的入选标准。只有当手术符合这些标准时，才能进入这个系列。我制定的标准大致包括如下内容：

第一，极其危险的手术。胸壁外科疾病虽然位于胸腔外，但手术同样会涉及一些胸腔内的操作，影响多种重要脏器，比如心脏、肺、纵隔等结构。对于多数手术来说，只要操作用心，这些结构基本不会受到损伤。但是，有的手术有较大可能伤及这些脏器，从而带来巨大风险。比如漏斗胸的 Nuss 手术，就有可能伤及心脏并造成严重后果，每一台手术都会有手术风险。这样的风险非常普遍，且可以通过一般的方法消除，不需要专门拿出来讨论。我强调的危险手术指的是很难通过一般方法消除风险的手术，这类手术包括如下几种：①心脏手术后的胸廓畸形手术。多数心脏手术都通过正中胸骨切口完成，在这种切口中，胸骨从正中被劈开，前纵隔彻底打开，术后在此处会形成非常严重的粘连。这样的粘连会将前胸壁与心包甚至心脏组织紧密黏在一起。如果术后存在胸廓畸形，比如最常见的漏斗胸，此时完成畸形手术必须经过前纵隔实施操作，而此处的粘连无法直视，要想从其中放置钢板或者完成其他操作都将具有极大的风险。如果没有可靠的技术，很容易损伤心脏，那将是最致命的风险。②胸廓畸形的再次手术。与心脏手术后的情况类似，这类手术也多有严重的粘连，粘连可能位于纵隔，也可能位于两侧胸腔。由于多数手术都需要经过纵隔和胸腔完成，因此手术风险非常大。另外，由于之前的手术可能使畸形更为复杂和严重，这无疑会形成额外的风险因素。③极其严重的凹陷类畸形手术。当前胸壁存在严重凹陷时，胸壁严重压迫心脏，二者之间的间隙不复存在，且接触面积非常广泛。此时要想在二者之间放置钢板，将非常危险。④恶性漏斗胸手术。恶性漏斗胸是一种非常特殊的漏斗胸类型，由于前胸壁凹陷底部直接压迫于心脏表面，且二者之间可能存在结构上的密切联系，这不仅相当于重度的凹陷畸形，而且相当于存在有严重的粘连。这样的手术无疑是非常具有挑战性的手术，一旦操作失误，就很可能造成心脏损伤。⑤某些继发性的胸廓畸形。在一些外伤或者手术导致的继发性畸形中，心脏与胸壁间会存在严重粘连，手术本身会有很大的风险。而考虑到外伤手术导致的其他病变，同样会增加手术的风险。⑥围手术期处理有巨大风险的手术。一些凹陷严重的畸形，平卧时前胸壁压迫心脏，会导致心律和心功能的改变。给这样的患者实施麻醉诱导会非常危险。在实施手术前要格外谨慎，否则还没有来得及开刀就可能有生命危险。另外一些患者的风险来自手术后。比如新生儿患者，他们的手术后往往需要非常特殊的监护。由于监护条件要求高，自身有很大风险，这将增加整个治疗过程的风险。总的来说，在具体手术操作过程中，很多因素会给手术带来风险。当一些风险无法用一般的方法消除时，手术就会带来极大挑战。如果没有十足的把握，极少有医生敢于做这样的手术。但这样的手术在我的科室全都是常规手术，因为风险高，充分体现了我们的技术水平，也是需要推送的内容。

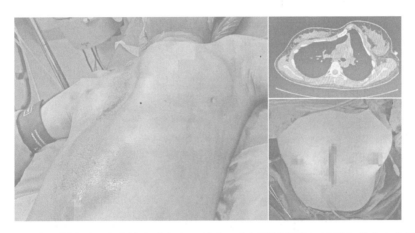

极其严重的畸形。患者前胸壁左右不对称，左侧明显隆起，呈锐角前凸，右侧凹陷。术中先进行预塑形，然后使用 Wenlin 手术 + Wung 手术 + Wang 手术对畸形做矫正，最终使畸形得到彻底矫正

第二，极其困难的手术。胸壁外科手术的操作位于胸壁表面，由于多数情况下都可以清晰显露，因此很多手术的操作难度都不大。但是，有的手术做起来会非常困难。这些手术包括：①一些特殊类型的漏斗胸手术。比如高位的漏斗胸、严重不对称的漏斗胸、有锐角畸形的漏斗胸、合并扁平胸的漏斗胸、重度的成人漏斗胸、面积极大的漏斗胸等，都是操作难度很大的漏斗胸手术。这些手术与经典的漏斗胸手术有很大的不同，处理起来相当困难，需要特殊的技术才能完成操作。②继发性胸壁塌陷手术。这

种畸形都伴有胸腔内的脓肿、胸膜增厚、钙化等病变，清理这些病灶本身就很困难，在此基础上再进行胸廓成形的话，手术难度更大。③一些特殊畸形的再次手术。由于畸形本身极其严重，一般的手术方法根本无法完成矫正，如果还涉及再次手术的因素，就必须采取更为特殊的技术才能获得成功，因此手术非常困难。④一些特殊部位的手术。多数胸壁外科手术都有很好的显露，因此手术难度一般不大。但是，有的部位并非如此，由于周围有特殊结构，不仅使显露难度增大，而且会导致整个手术操作的难度都随之增加。比如肩胛骨深面的病灶、第一肋骨正中的病灶、女性乳腺深部的病灶等，这些部位的显露都有很大难度，因此手术难度巨大。另外，操作的难度还与病灶周围特殊的结构有关，比如锁骨周围的病变，也就是胸廓出口或者胸廓上口的病变，由于有重要的血管和神经经过，不仅风险巨大，而且有很大的难度。⑤一些极其顽固的胸壁外科手术，比如乳腺癌放疗术后的胸壁缺损手术、正中开胸术后胸壁切口感染的手术，都是极具挑战性的手术。上述的这些手术操作都极其困难，一般医生无法完成这样的手术，因此也被我选为推送的内容。

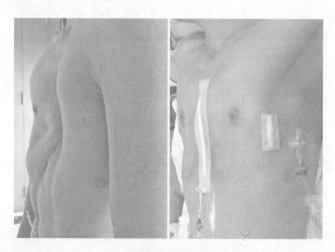

一台极其困难的手术。患者诊断为继发性重度胸廓畸形，由于损伤面积大，畸形复杂，且骨折异常坚硬，因此手术难度极大。术中使用 Wang 手术 + Wung 手术先对主要凹陷畸形做了矫正，然后又用 Wenlin 手术对凸起部位做了矫正，最终获得了令人满意的效果

第三，极其复杂的手术。一些胸壁外科手术涉及很多特殊的操作，处理起来非常复杂，这也使它们具有很大的挑战性。这些手术包括：①一些少见的畸形手术。比如 Poland 综合征手术。这种手术不仅要处理骨性结构的缺损、畸形，还要对软组织的发育不良或者缺失进行处理，由于涉及的操作内容众多，且很难一期完成手术，因此每一台手术都不容易。再比如胸廓发育不良综合征手术，由于同时涉及脊柱和胸廓的问题，手术同样非常复杂，有的患者需要多次手术才能矫正成功。最复杂的手术来自窒息性胸廓发育不良（Jeune 综合征）手术，这是胸廓畸形领域的天花板手术。手术操作不是一般的复杂，是最具挑战性的手术。这种手术是我们完成的最难的手术之一。国内只有我们做得了这种畸形的手术，而且我们完成的手术数量在全球最多，比所有其他医生完成手术量的总和都还要多，这不仅是我们自己的骄傲，也是中国医生的骄傲。②一些特殊的复合型畸形手术。复合型畸形都是同时包含有多种简单畸形的复杂病变。这类畸形需要同时采用多种方法才能完成矫正。由于具体的操作并不是不同操作方法简单的相加，因此手术过程极其复杂，需要格外用心才能获得好的效果。③一些特殊的胸壁重建手术。这类手术之所以复杂，是因为不仅涉及胸壁病变的切除，还必须对切除后的胸壁缺损做重建。而不管切除还是重建都不可能是一般的简单手术，因此尤显复杂。④一些具有特殊并发症的手术。有的胸廓畸形手术比较特殊，经过常规处理后会出现一些特殊的并发症。这些并发症往往需要做特殊处理，如果不做处理，会明显影响手术效果。但是，这些并发症的处理需要特殊技术，因此整个操作都比较复杂。比如一些特殊的漏斗胸畸形，当采用一般的 Nuss 手术做了矫正后，有些患者会出现肋弓的前凸，这是一种较为特殊的并发症。多数医生不会再对这种畸形做处理，会将其当作手术合理的代价。但是，这种并发症并不是不可以处理，只要用心设计，完全可以消除，只不过手术较复杂罢了。操作复杂的手术本身对医生的技术具有极大挑战，极少有医生能完成这样的手术。为了让更多人了解这种技术，我也将其纳入推送的范畴。

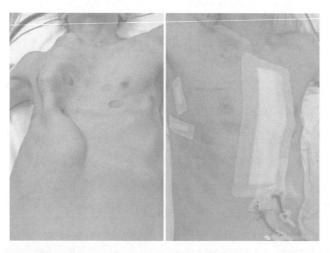

极其复杂的胸廓畸形再次手术。患者曾为单纯的漏斗胸畸形患者，数年前在当地接受 Nuss 手术失败，导致了极其严重的新畸形。患者前胸壁凹陷面积增大，右侧边缘隆起，呈锐角畸形。这样的畸形处理难度极大，而且非常复杂。我为其实施了二次手术。术中先用预塑形技术做预处理，然后用 Wang 手术 + Wung 手术 + Wenlin 手术三种技术进行矫正，最终获得了非常理想的结果

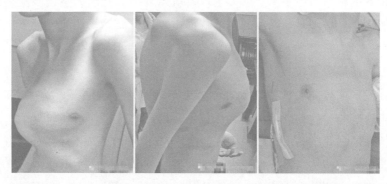

极其复杂的复合型胸廓畸形手术。患者前胸壁大面积前凸，最前沿为锐角畸形，下方相对凹陷。术中采用 Wenlin 手术 + Wang 手术进行矫正，获得理想效果

第四，采用特殊技术的手术。一些胸壁外科疾病虽然局限于胸壁，其具体的处理却可能涉及多个学科，因此需要特殊的技术。这些手术包括：①需要整形外科协助的手术。很多胸壁外科手术需要切除大范围的病灶。当皮肤和软组织被大面积切除后，如果胸壁外科医生不能有效完成这些组织的重建，就需要与整形外科医生联合实施手术治疗。这样的手术包括巨

大的胸壁肿瘤的切除手术、巨大的胸壁缺损修复与重建手术等，很多情况下，胸壁外科医生无法靠自己的力量完成手术，必须寻求帮助。②需要心脏外科协助的手术。胸廓畸形经常会合并心脏病发生。这类患者最佳的手术方案是同期手术。如果胸外科与心脏外科不分家，这样的手术较容易完成。但如果这种手术由独立的胸壁外科医生或者胸外科医生完成治疗，就需要心脏外科医生帮忙了。这无疑增加了手术的特殊性。③需要胸外科协助的手术。一些胸壁外科疾病同时会合并胸腔内的疾病发生。这些疾病一般也需要同期实施手术。胸壁外科来自胸外科，多数胸腔内的手术可以由胸壁外科医生完成。但是，如果胸壁外科医生不具备处理胸腔内疾病的能力，就需要胸外科医生协助了。④需要新生儿外科协助的手术。一些先天性畸形患儿在出生后不久会发病，由于新生儿时期手术具有特殊性，往往需要新生儿外科医生协助完成治疗。⑤需要脊柱外科协助的手术。脊柱外科与胸壁外科联系紧密，很多胸壁外科疾病都会导致脊柱的变化，而脊柱外科的疾病也会引起胸壁的病变。正因为如此，很多疾病的手术都需要二者进行配合才能获得好的效果。比如累及胸椎的胸壁肿瘤手术、脊柱病变导致的胸壁感染手术等，都是需要两个专业密切配合的手术。除了这样的手术外，临床中还存在有一类特殊的手术，即需要两个专业先后在不同时间内完成的手术，比如脊柱侧弯合并胸廓畸形的手术。单纯看脊柱侧弯和胸廓畸形时，这些手术也许都不复杂。但是，如果整体看疾病治疗，这些手术就具有了非同一般的难度和意义。总的来说，以上这些手术中涉及胸壁外科技术的，虽然挑战性不一定很高，但涉及其他专业的处理时，手术便有了特殊的难度和风险，因此意义不同寻常，我也将这些手术纳入推送的范围。

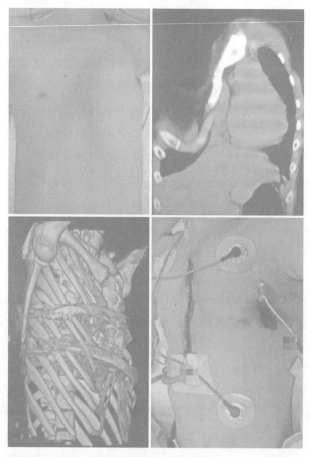

重度胸廓畸形合并先天性心脏病一期手术。患者为青年男性，重度胸廓畸形，左侧严重凸起，右侧凹陷，左右不对称，伴室间隔缺损。术中先于体外循环下完成心脏手术，然后再采用 Wenlin 手术对畸形做矫正，获得令人满意的效果

第五，具有特别意义的手术。有些手术不一定非常复杂也不一定非常高精尖，但具有重大意义。比如第一台 Wang 手术、全球第一台双肺移植合并胸廓畸形手术、全球最大年龄的鸡胸手术、全球最小年龄的漏斗胸手术、全球第一台使用 MatrixRIB 完成的胸腔镜下的肋骨骨折微创手术等，都是具有特殊意义的手术，所以我也会选来推送。

总而言之，我推送的所有手术都严格按照上述标准进行筛选，绝对不会用一般的手术充数。正因为有了严格的筛选，使所有内容的质量都得到保障。

"那些伟大的手术"开始推送后，每一回都会引起强烈反响。朋友们对我的工作给予极高的评价，很多同行开始持续不断地关注我的技术。这样的评价和关注更坚定了我挑战高难度手术的决心。但是，任何事情都可能有正反两方面的影响，这些手术的推送同样如此。

第一个负面影响是招来了某些同行的妒忌。对我的技术成长历程有所了解的朋友都知道，我其实是半路出家，严格说来并不是"根正苗红"的胸外科医生，尽管我一直说我是一个胸壁外科医生，但多数胸外科医生会把我说成是他们的同行。胸廓畸形或者其他胸壁外科手术都是胸外科医生的工作，我半路杀出来之后，顿时让很多老牌的胸外科医生极其排斥。在我涉足这个领域之前，很多老牌医生已经在这个领域做了很久，而且做得声名显赫，他们俨然以一副权威的身份自居，他们制定指南，编撰共识，他们希望通过这些操作左右行业的走向，把持话语权。而我的出现显然坏了他们的规矩，这让权威们很生气。我不仅抢走了他们的患者，更是全方位超越他们，还坏了他们在指南、共识中定下的规矩。而当我又十分高调地将我完成的高难度手术宣传出去后，这无疑更刺激了权威们的神经，于是各种不开心的情绪便释放了出来。他们起先是眼红，接着是愤怒，最后干脆以实际行动对我进行声讨。起初我非常在乎这些人的做法，而到了后来，当我彻底意识到他们早已经不是我的对手时，我便再也不屑于在乎这些人的看法。我有更多的事情要做，我需要腾出时间和精力完成更多伟大的手术，哪会有功夫和这样的人斗气呢？所以不管他们怎样议论我、诋毁我，我都不会在乎。

第二个负面影响是技术被大量抄袭。在推送我完成的手术时，为了让大家清晰地看懂我操作的技术要领和步骤，我会把几乎所有的操作要点都介绍出来，并附上翔实的图片。我善良地以为，大家会在了解我的技术后给予充分的肯定。但我很快发现，一些富有心机的同行会潜伏着，阅读我的公众号后，随时盗取我的技术。我将技术介绍出去，本身就是供大家交流的。他们的关注无可厚非，但让我吃惊的是，一些人会很快用我的技术完成他们自己的手术，然后极其高调地宣称他们用独创的国内甚至世界一流的技术完成了他们的手术。这种做法很不厚道，由此也让我对这些同行有了戒备之心。为了避免自己的技术被盗取，在后来的工作中我做了一件很有趣的事情，我对我的技术做了大量命名。大家熟知的 Wang 手术、

Wung 手术、Wenlin 手术等名称，都是为了防盗而做出的举措。我很清楚，这样的措施不一定有用，但至少可以让人知道那是我自己付出劳动后的成果。在后来的岁月中，我发现这些名称的实际作用并不大，因为有人依然在不断窃取，窃取者甚至采用了更高深的做法，比如直接将 Wang 手术命名为悬吊术，并称之为独创。作为手术的发明者，我本可以名正言顺地声讨他们，但我早就不在乎这样的事情了。我逐渐明白一个道理，一个好的技术发明出来本身就是为了让更多的人掌握。我推送"那些伟大的手术"的目的其实正是这样。如果有人绞尽脑汁窃取我的技术，不恰好也达到了我的目的吗？这才更说明"那些伟大的手术"之伟大。所以我要由衷地感谢那些窃取者，他们是我那些伟大技术的推动者，是我那些伟大理念的传播者，是我那些伟大理论的践行者，他们不是我的对手，更不是敌人，而是我最忠实的朋友。

那些有代表性的手术

　　"那些伟大的手术"之所以敢叫如此"胆大妄为"的名字，是因为其中的每一台手术都是精挑细选，都有伟大之处。所以我从来不担心有人会质疑这些手术的伟大。但是，伟大之中还有更突出的手术，为了尽可能显得低调，我把它们称为代表性手术，是因为它们代表了这个行业中非同寻常的技术水平。这些技术多数是填补空白的手术，不仅是国内的空白，而且是全球的技术空白。这里将其中的部分手术拿出来与大家分享。

　　（1）窒息性胸廓发育不良（Jeune 综合征）手术。关于窒息性胸廓发育不良的详细情况已经在前面的章节中单独做过介绍，由于发病率极低，很少有医生见过这种患者。这种疾病还非常凶险，很多患儿在出生后不久死亡。这更增加了这种疾病的稀缺性。这种疾病最先由国外医生报道，由于极其罕见，因此报道数量极其有限。国内后来也有了报道，几乎全是个案报道。这种疾病的治疗非常困难，国外曾有几个医生尝试过手术治疗，但由于报道的数量有限，手术一直不成熟。我于 2018 年开始开展该疾病的手术治疗，到 2021 年底，我共完成了 28 台手术。我的科室是国内唯一开展此手术的单位，也是全球开展此手术最多的单位。我完成的手术数量比全球所有其他医生手术数量的总和都多，而且获得了非常理想的手术效果。在这个疾病的手术过程中，我创造了多项全球纪录。其中包括年纪最大的手术纪录以及自然存活年龄最大患者的手术纪录。我使用了最先进的独创手术技术，这是最值得我骄傲的技术，不光是我自己的骄傲，也是中国医生的骄傲。

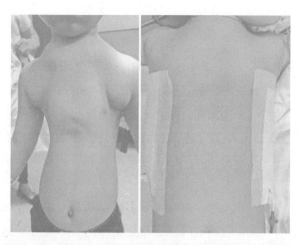

窒息性胸廓发育不良手术。我的科室是国内唯一开展此手术的单位，我完成的手术数量比全球所有其他医院完成的手术数量总和都多

（2）年纪最大的漏斗胸手术。漏斗胸是一种先天性疾病，很多患者在出生后便发病，因此会在早期得到治疗。过去由于人们对此病的认识不足，不少人会排斥手术治疗。我接诊的最大漏斗胸患者为87岁，患者因肺癌住院就诊，由于漏斗胸不严重，未做治疗。我完成漏斗胸手术的患者最大年龄为59岁，这是文献中记载的最大手术年龄。该患者早年曾接受过左侧的肺叶切除，但由于没有理想的漏斗胸治疗技术，当时未做治疗。该患者畸形严重，后来出现了明显症状，严重影响了患者的生活，因此不得不进行手术。我采用的方法是Wung手术，获得了很好的效果。

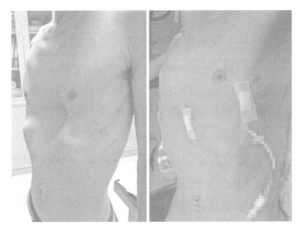

全球年纪最大的漏斗胸手术患者，年龄为 59 岁

（3）年纪最大的鸡胸 Wenlin 手术。鸡胸与漏斗胸一样，其手术治疗有多年的历史。以往鸡胸的治疗均为开放性手术，近年来微创手术成了治疗该畸形的主流手术。但由于流行的开放性手术难以把握，使鸡胸的治疗相对滞后。我设计的 Wenlin 手术是一种极其简单的手术技术，这种技术目前已经得到大范围推广。我完成的最大年龄手术患者为 56 岁，其主要的诉求是不美观。我为其实施了 Wenlin 手术，获得了令人非常满意的效果。这个患者是文献记载的年龄最大的鸡胸手术患者。

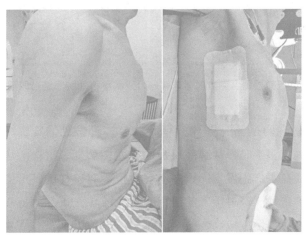

文献记载的全球年纪最大的鸡胸手术患者，年龄为 56 岁

（4）全球第一台双肺移植加胸廓畸形同期手术。这个患者 29 岁，女性，为广州医科大学第一附属医院的患者，受何建行教授的邀请，我与何教授同台完成手术。该患者双肺组织严重损坏，前胸壁下方呈沟状凹陷，肋弓前凸，为复合型胸廓畸形。由于肺功能严重受损，无法维持正常生命活动，最终不得不接受手术。术中先由何教授完成双肺移植，再由我完成胸廓畸形矫正。手术获得巨大成功。这是文献记录的第一台类似手术。这个手术一经报道后，曾有人专门打电话质疑我，十分不客气，甚至非常愤怒地说我完成的这台手术不是全球第一台，真正的第一台是由他们完成的。我很客气地告诉他，我做的是复合型胸廓畸形，用的是 Wung 手术，而不是漏斗胸，更不是 Nuss 手术。他十分不好意思地道歉，挂掉了电话。

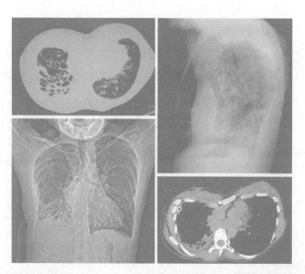

与何建行教授同台完成的全球第一台双肺移植加胸廓畸形同期手术

· （5）桶状胸的 Wenlin 手术。桶状胸是一种常见的胸廓畸形，但最常见于老年人群，多半是慢性肺部疾病的继发性病变。这样的病变是不可以手术的。而我在工作中发现，很多年轻人也会有这样的畸形，他们非常痛苦，渴望得到帮助。经过深入的研究后，我将 Wenlin 手术成功用到了桶状胸的治疗中，获得巨大成功。截至 2022 年初，我已经完成了大量桶状胸的 Wenlin 手术，手术数量不少于 50 台。我的科室是国内唯一开展桶状胸手术的单位，也是全球唯一开展此手术的单位。

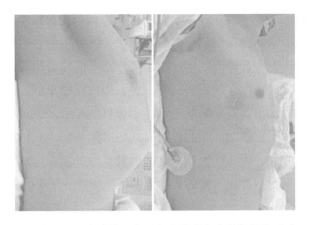

到目前为止，全球范围内只有我的科室在做桶状胸手术

（6）Wenlin 胸手术。早年所有前凸类畸形都被称为鸡胸，命名极不规范，其中有一类特殊的畸形被当作了一般的鸡胸，没有得到相应的重视。这种畸形的特征是胸骨角水平前凸，凸起向两侧延伸，两侧下缘向下低垂，于正下方形成凹陷。这种畸形虽然被当作鸡胸的一种，实际上却是一种复合型畸形。由于特征鲜明，又与一般的复合型畸形不同，我对其做了命名，即 Wenlin 胸。在开放手术时代，这种畸形偶有治疗，但均被当作鸡胸进行治疗，没有人对此畸形的手术做过专门描述。由于畸形与典型的鸡胸完全不同，我对手术方式做了专门设计，并获得巨大成功。在过去的工作中，我共完成此类手术二十余台。我的科室是目前全球范围内唯一开展此手术的单位。

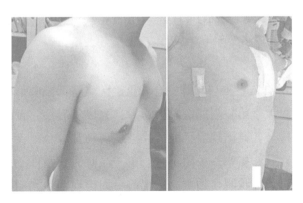

Wenlin 胸微创手术。目前全球范围内只有我的科室专门针对此畸形做过微创手术治疗

（7）继发性侧胸壁塌陷手术。继发性胸廓畸形种类很多，可以继发于创伤、手术或者疾病，我遇到最多的是继发于胸腔内感染病变的侧胸壁塌陷畸形。这类患者多有慢性脓胸，由于治疗不及时，会出现严重的胸壁塌陷。针对这种疾病，以往的做法只有一种，即清除感染灶，做单纯的胸膜剥脱。这样的做法不能消除胸壁畸形，术后可能导致严重的脊柱侧弯，对患者的生活造成严重影响。我的做法与其他医生不同，具体操作有两个内容：其一是清除胸腔内病灶，其二是做胸廓成形。我在全球范围内率先开展了此手术，到目前为止，我的科室依然是全球唯一开展此手术的单位。

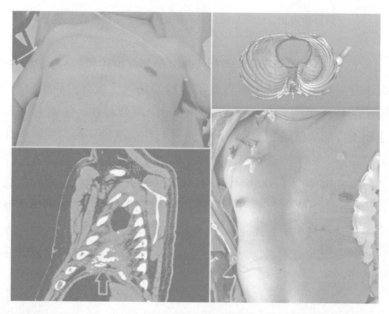

继发性胸廓畸形手术。我的科室是全球范围内率先完成此手术的单位，也是目前唯一开展此手术的单位

（8）马凡综合征、夹层动脉瘤合并重度前胸壁凹陷畸形同期手术。该患者为广西医科大学第一附属医院的患者，为成年男性，自幼发现重度漏斗胸，未做治疗。儿时出现症状，经检查发现马凡综合征，具体表现为升主动脉瘤、主动脉瓣扩张并关闭不全。由于当时医疗条件不允许，未做治疗。成年后，患者症状明显加重。入院前一周出现剧烈胸痛，经检查发现胸主动脉夹层动脉瘤。由于前胸壁严重压迫心脏，升主动脉瘤紧贴前胸壁，手术具有极大风险和难度。我受邀与当地专家同台手术。先由我开胸，保证术野安全良好地显露，然后由当地专家完成心脏和大血管手术，最后由我完成胸廓畸形矫正。术中我使用了 Wang 手术实施治疗，获得了完美效果。该患者的胸廓畸形和心脏病变都是最为复杂的病变，不管对于胸壁外科医生还是心脏外科医生都极具挑战性。在过去的工作中，我与心脏外科医生合作完成过不少手术，这台手术无疑是难度最大的手术。我对全球范围的相关文献做过查阅，这台手术也是最危险、最复杂的手术。

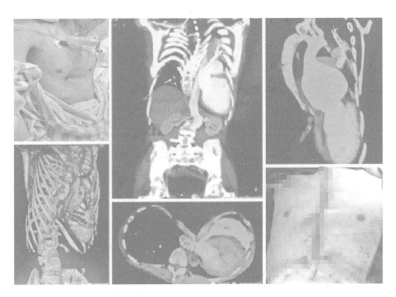

与广西医科大学第一附属医院联合完成的前胸壁重度凹陷畸形合并马凡综合征、胸主动脉夹层动脉瘤一期手术

（9）使用数字材料完成的直背综合征胸壁重建手术。该手术是全球第一台使用数字材料针对直背综合征患者实施的胸壁重建手术。这个手术的详细情况已经在前文做了介绍。在我做这台手术之前，全球范围内没有任何一个直背综合征患者因为胸腔内脏器受压接受过手术。我的手术是第一台，由此开启了这种疾病实施胸壁重建手术的新历程。这个手术的经验后来发表在国外的专业杂志中，受到了高度赞扬。这篇文章不仅介绍了这台全球首创的特殊技术，而且在全球范围内第一次正式提出了数字材料的概念，因此具有非同寻常的意义。

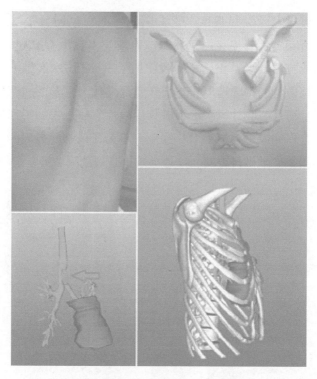

全球第一台数字材料直背综合征胸壁重建手术

（10）使用 MatrixRIB 完成的直背综合征胸壁重建手术。这台手术是全球范围内第二台直背综合征患者的胸壁重建手术。但使用的不是数字材料，而是一种特殊的材料——MatrixRIB。这个患者是一位青年女性，来自广西南宁。患者儿时曾因室间隔缺损接受手术治疗，术后发现残余漏，很快做了第二次手术，二次手术后患者曾出现心衰，长期用药物维持，后来患者出现严重呼吸困难，不得不用呼吸机维持呼吸。经过详细检查后，当地医生最后认为是胸壁压迫双肺导致的呼吸症状，保守治疗无法治愈疾病，于是转我院接受手术治疗。患者入院后，我为患者做了详细检查，结果发现了直背综合征，患者左侧支气管主干严重受压，气管主干也有受压征象。分析患者的病情，其症状发生的机理应该来自气道的狭窄，而病变根源是脊柱生理弯曲的消失。患者的病因最终被查明，我很快为患者准备了手术。术中先将胸骨的主要部分连同肋软骨一并切除，然后使用 Ma-trixRIB 对前胸壁做重建。重建过程中，前胸壁被设计成有意向前方拱出的形状，使纵隔空间尽可能增大。这台手术非常成功，术后患者症状完全消除。这台手术意义同样重大，与第一台手术不同，我在术中采用的是新材料，具体方法也不同，因此同样是一台开创性的手术。

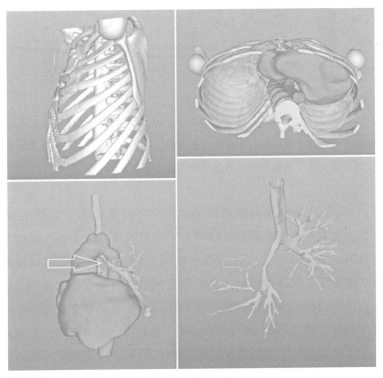

全球第二台直背综合征胸壁重建手术，这也是第一台使用 MatrixRIB 完成的直背综合征胸壁重建手术

（11）扁鸡胸手术。扁鸡胸是我命名的一种特殊胸廓畸形。这种畸形患者的前胸壁整体前凸，但正中有局限性凹陷，是一种特征鲜明的复合型胸廓畸形。以往人们对这种畸形认识不足，要么当作鸡胸，要么当作漏斗胸，因此用针对此两者的治疗方法毫无作用。我率先认识到这种畸形的特殊性，不仅对其做了新命名，还设计了特殊的手术。我采用 Wenlin 手术 + Wang 手术对其实施矫正，获得了令人非常满意的效果。目前我的方法是治疗这种畸形最有效的方法。

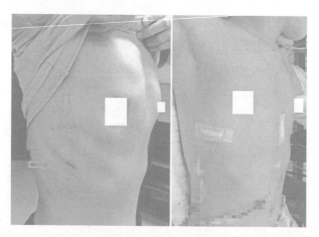

扁鸡胸手术。患者曾在外院被诊断为漏斗胸，接受过一次 Nuss 手术，手术后畸形无变化，我为其实施了再次手术，术后外观完全恢复正常

（12）先天性继发性胸壁畸形手术。这类畸形的名称本身充满矛盾。一般来说，先天性畸形都是原发性畸形，不可能既是先天性又是继发性畸形。但我的定义并非空穴来风，这也恰好反映了这类畸形与众不同的特征。我共收治了 4 例这种畸形。他们都是在胎儿时期受到人为的伤害造成出生后胸壁的畸形，因此他们既是先天性疾病，又是继发性疾病。他们的发病与所有其他畸形发病的情况都不同。这 4 例患者均表现为前胸壁严重畸形，病变极其复杂，不仅涉及骨性结构，还累及皮肤和软组织。针对如此复杂的畸形，任何一种单一的手术方法都无法完成矫正。我采用的是综合手术方法，使用特殊的材料进行矫正，最终使手术获得成功。此类手术也是我完成的难度最大的手术之一。全球范围内没有人撰写过关于此类畸形的文章，更没有相关的手术报道。

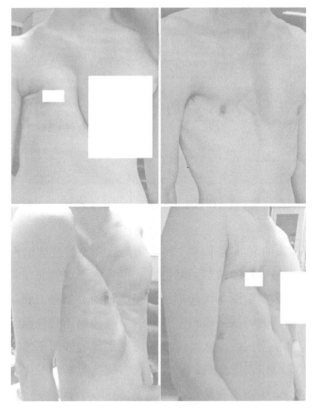

全球仅有的 4 例先天性继发性胸廓畸形手术

（13）胸廓畸形手术失败后复杂畸形的再手术。胸廓畸形手术失败后的再次手术一般都是具有挑战性的手术，由于风险高，难度大，很少有人敢于尝试这样的手术。在这些失败的手术中，其中一些极端的畸形极其复杂，文献中未见过相关手术的报道。我接手的再次手术患者全球最多，其中包含了不少极其严重的案例。这些案例绝对是这个领域最具挑战性的手术。我遇到的两个最严重的案例均为漏斗胸 Nuss 手术失败的病例。二者术前均为单纯的前胸壁凹陷畸形，而经历了 Nuss 手术后，凹陷不仅没有消除，反而多出了新畸形，成为更为严重的复杂畸形。这样的畸形不可能通过常规手术完成治疗，必须实施特殊的手术才能矫正成功。我对两个患者先后做了再次手术，畸形都得到矫正，获得了令人满意的效果。

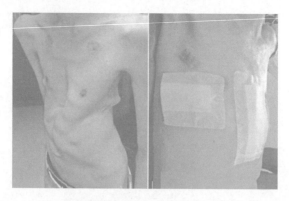

胸廓畸形手术失败后的再次手术

（14）最严重的漏斗胸手术。漏斗胸是最常见的胸廓畸形，也是到目前为止治疗手段最成熟的畸形。但是，其中一些严重的漏斗胸畸形手术极具挑战性。在众多严重漏斗胸畸形中，最严重的类型是 Haller 指数为负值的畸形。这类畸形的特征是前胸壁凹陷的最底部超越脊柱前沿，伸向脊柱的一侧，使胸廓极度扭曲。这类畸形无法用常规的任何手术完成矫正。由于极其罕见，文献中未见介绍。我曾完成多例此类畸形的手术，术中采用Wung 手术 + Wang 手术实施矫正，获得了很好的效果。

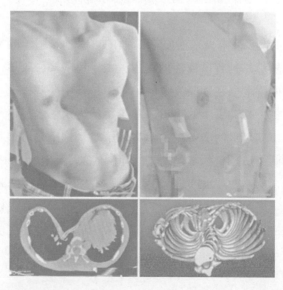

Haller 指数为负值的漏斗胸手术。这种漏斗胸是最严重的漏斗胸类型

274

（15）最严重的鸡胸手术。此患者之所以被认定为最严重的鸡胸，是因为到目前为止我没有找到过比这位患者更严重的鸡胸畸形的文献记载。患者为青年男性，以往曾因右侧自发性气胸在当地接受气胸手术，当时未对鸡胸做处理。由于畸形极其严重，采用一般的手术无法完成畸形矫正。我用 Wenlin 手术为患者实施治疗，效果令人满意。

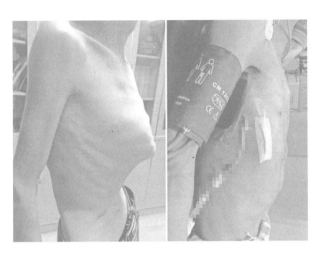

最严重的鸡胸手术之一

（16）巨大的胸壁肿瘤手术。胸壁肿瘤是较为常见的胸壁外科疾病。我曾遇到两例极其严重的胸壁肿瘤病例。第一例为 73 岁老人，肿瘤在 40 余年前就已经存在，但由于生长缓慢，患者一直用保守方法治疗。手术前两年肿瘤开始快速生长，不得不接受手术。我先为其实施了肿瘤切除，然后又对胸壁结构做了重建，获得了很好的效果。第二例患者来自遵义市第一人民医院，中年男性，发现肿瘤两年，发展迅速。肿瘤位于左侧前胸壁、上胸壁、侧胸壁和背部胸壁，肿瘤围绕腋窝，侵犯锁骨上窝、锁骨、第 1～3 肋骨。由于瘤体巨大，侵犯结构多，范围广，且周围有重要结构，手术难度极大。受当地专家邀请，我为患者实施了手术治疗。手术历时三个小时，肿瘤被彻底切除，缺损胸壁得到重建。

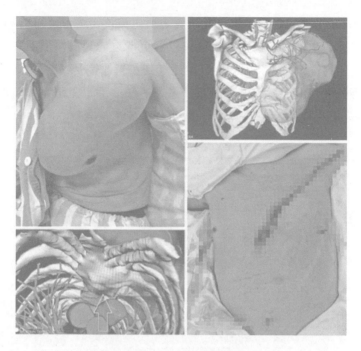

73 岁巨大胸壁肿瘤手术

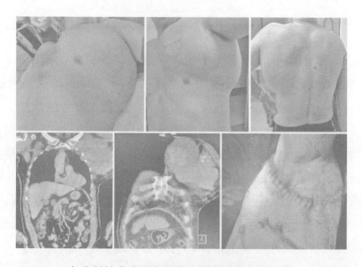

与贵州的专家同台完成的重度胸壁肿瘤手术

（17）使用 MatrixRIB 完成胸腔镜下的肋骨骨折固定的微创手术。肋骨骨折的固定手术是一种较为常见的手术，以往都通过开放手术完成固定。

近年来，一些医生开始使用胸腔镜实施肋骨骨折固定的微创手术。这样的技术受到很多医生关注。但是，在很长时间里，这种手术都要用一种特殊的记忆合金材料完成。这种材料有很多优点，但也有弊端。为了消除这些弊端，我对目前最流行的肋骨骨折固定材料 MatrixRIB 进行了深入研究，最后设计了一套胸腔镜下使用该材料实施肋骨骨折固定的技术。经过充分的准备后，我将这个技术用到了临床中。第一例患者有 3 条肋骨骨折，分别位于右侧的第10、11、12 肋，由于第10 肋骨折明显，我对这个骨折位置做了固定，术中使用的就是上述的技术，手术非常成功。这是全球范围内第一次使用 MatrixRIB 完成的胸腔镜下的肋骨骨折固定手术。它的意义在于，通过我的手术告诉世人，除了特定的手术材料外，很多其他材料也能用于胸腔镜下肋骨骨折固定的微创手术，这个手术无疑开启了多种材料用于这类手术的先河。正因为意义重大，消息传出之后，引起了极大轰动。

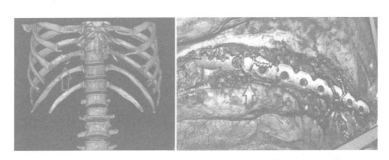

全球第一台使用 MatrixRIB 完成的胸腔镜下肋骨骨折固定的微创手术

上面列举了我完成的大量具有标志性意义的手术，我自己将其描述成这个行业的巅峰手术，可能有的朋友会不以为然，甚至以为我夸大了手术的难度。这样的观点不值得我做任何争辩。其实大家只要详细看了上面的手术情况就知道其真实的分量了。至于是不是巅峰手术，每个人都可以有自己的看法。有道是天外有天，我知道人世间一定有比我更厉害的高人，我也知道一定有人能做出比上述手术更厉害的手术。我并不妒忌任何人，相反，我倒希望看到这些人的手术。这样，我不仅能从他们身上学到更好的技术，也能将他们当成我的知音。胸壁外科是个新专业，我创建了这个专业，我也真心希望不断有高手加入这个大家庭之中，让这个专业不断强大，不断成熟，不断有更好的技术涌现。

我的那些发明

在我的学生时代里，父亲给我买的仅有的两本课外书是《爱迪生的故事》和《爱因斯坦的故事》。这两本书对我影响非常大，尤其是《爱迪生的故事》，从小这位外国人就成了我的偶像，也对我的学习和工作产生了极大的影响。

我小时候不是那种非常好动的孩子，我喜欢安静，喜欢想各种稀奇古怪的事情。这种习惯与多数孩子都不同，这让我有很多与众不同的想法。读大学期间，我其实从来都不想只是学习书本上的东西，我想自由地学习各种我想了解的内容。后来考上了硕士研究生，本以为可以想一些或者做一些自己想做的事情，但条件有限，几乎不可能。到读博士研究生的时候，我有了更多的机会，于是真正的创新工作才开始。获得博士学位后，我开始疯狂地拿专利证书，一口气拿了数十项技术专利，以至于广州市发明家协会主动给我颁发了理事证书。有了这个证书，虽然不知道能不能被称为发明家，但很显然，我做的工作越来越像我的偶像做过的那些工作了。尽管工作的性质完全不同，如果认真审视我做过的那些创新性的设计或者发明，会发现同样有意义。这样的意义来自我对这些东西的了解。如果有人真正了解了这些东西的本质，一定会感同身受。

总的来说，我这些年发明的东西可以归纳为五类：第一类是概念，第二类是手术，第三类是手术材料，第四类是手术器械，第五类是原理。这些东西之所以被我统称为发明，是因为它们都具备了发明应有的一切要素。

我完成的第一类发明是关于概念的发明。在写这本书之前，我完成了两本书的写作，一本是《胸壁外科学》，另一本是《胸壁外科的极简法则》。这两本书中对胸壁外科的概念、原理、规则、技术方法等内容都做了详细的论述。对胸壁外科不太了解的朋友可能会以为这样一个专业并不新奇，只是一个普普通通的临床专业罢了。但是，如果大家真正看了那两本书，了解了胸壁外科真正的创建历史，就知道这个专业涉及的内容是什么了。首先，胸壁外科这个概念是我率先提出的，全球第一个独立的胸壁外科是我创立的，第一个胸壁外科专业委员会、第一个全国性的胸壁外科专业组织也都是由我发起的。仅看胸壁外科这个概念，如果说是我发明的，估计没有人会提出异议。而除了这个大的概念外，这个专业中很多具体的概念也都是我提出的，比如预塑形、延期塑形、破坏性塑形、机械外力塑形、模板塑形、创可贴手术、干净手术、Bleedingless 手术、恶性漏斗胸、锐角畸形、Wenlin 胸、鞍状胸、扁鸡胸、沟状胸、侧胸壁凹陷畸形、数字材料等概念。由于以往没有任何人提出这样的概念，而这些概念又都有具体的实际意义，因此都可以说是真正的发明，且都是我完成的发明。胸壁外科是一个庞大的理论体系，整个体系的构建需要很多基石，如上概念相当于这个体系中的基石。为了使这个体系更完美、更牢固、更可信，我为其设计了丰富的内容，其中处处都可以看到创新的影子。

我的第二类发明是关于手术的发明。早在读博期间，我就发明了一种专门用于心脏双瓣置换手术的路径：横断升主动脉经过左心房顶完成双瓣置换。具体操作时，先横断升主动脉，切开左心房顶，先显露二尖瓣并完成瓣膜置换，然后再经主动脉切口完成主动脉瓣置换，这样的路径有明确的好处。相关的文章很早就在国外发表，受到了大量关注。2009 年到 2012 年间，我当时还是一个心脏外科医生，其间虽然主要做心脏手术，但也做过不少大血管手术，其中上腔静脉相关的手术做得尤其成熟。这类手术都涉及上纵隔肿瘤，术中需要先切除肿瘤，然后再根据具体情况对上腔静脉相关的血管做重建。这是一个需要创新的手术。我做过数十台这样的手术，其间设计过很多新颖的手术方式，这些设计全部为我独创，那是我最得意的发明。非常遗憾的是，我后来转了专业，为了更专心做胸壁外科工作，那些创新被我有意略去，我不希望别人了解我任何胸壁外科之外的成绩，因此从来没有向任何人提及。

转了专业后，我所有的工作都集中在胸壁外科手术中，这为我提供了完全不同的工作土壤，也让我有机会做更多其他术式的发明。这些年当中，我先后发明了多种手术方式，这些方式总结起来包括如下内容：

（1）Wung 手术。这个手术可以当作改良的 Nuss 手术。但是，手术的所有操作细节与后者几乎完全不同，因此更应该说是一个全新的手术。在这些操作细节中，有一个操作是我真正的得意之作，那便是放置钢丝和固定钢板的操作。这个操作非常灵活，也极其简单，可以用在很多畸形的手术中。正因为有了这个设计，很多其他胸廓畸形的手术治疗都发生了翻天覆地的变化。这个技术也一直被我当作我所有技术中最核心的技术。我曾在全国数百家医院展示过这样的技术，所有看了这个技术的同行都会赞叹不已，且很快开始学习这个技术。大家对这个操作技术的态度可以说明其真正的价值。

（2）Wang 手术。这个手术本来是针对低龄漏斗胸患儿设计的手术，但在后来的使用过程中，我发现可以用在几乎所有凹陷类畸形的矫正操作中。这使得该技术有了更广的用途。Wang 手术出现之前，全球的医生都在用 Nuss 手术，尽管该手术有很多难以克服的缺陷，但由于没有其他方法可以选择，因此不得不使用。Wang 手术彻底改变了漏斗胸治疗的传统理念，彻底消除了手术的风险，大大简化了手术。该手术的科学性与实用性也得到了国家权威的认可，目前已经入选《手术操作代码国家临床版3.0》，并被正式编码。这是我完成的最重要也是最著名的手术发明。很多人正是因为这个手术才知道了我的工作。

（3）Wenlin 手术。这个手术是专门用于鸡胸治疗的手术，是迄今为止最简单、最安全，也是最有效的微创手术。我对大量患者使用了该手术，获得了非常理想的效果。和其他手术一样，我也曾在国内大量医院展示过该手术，很多同行看过后给予极高的评价，随后很快学会并熟练掌握了该技术，这直接促进了我国鸡胸治疗水平的提高，使鸡胸的治疗状况发生了很大的改观。我还将该手术成功用于包括桶状胸在内的其他多种前凸类畸形手术中，均获得了巨大成功。截至目前，国际上只有我的手术团队成功开展过桶状胸的微创手术。这个手术的成功，恰好得益于 Wenlin 手术。

（4）Willine 手术。这种手术瞄准一种特殊的复合型畸形而设计，同时具有 Wenlin 手术和 Wung 手术的功能。由于两种功能通过同一条钢板完成，因此不仅设计精巧，而且大大提高了手术效率，成了一种非常实用的畸形矫正手术。该术除了用于一些特殊的复合型畸形外，还适用于 Poland 综合征的手术，手术效果非常理想。

（5）窒息性胸廓发育不良（Jeune 综合征）手术。手术中包括两种基本的操作，首先是 Wenlin 手术，其次是 Wang 手术。两种操作使用特殊的材料完成，可以获得近乎完美的手术效果。目前我使用该手术已经治疗了国际上最多的病例。我的经验表明，这种手术是目前国际上最先进的手术技术之一。

（6）扁鸡胸手术。这种畸形本身实际上是一种复合型畸形，既有凸起，也有凹陷，需要同时解决两个问题。我设计的手术只需要一条钢板，用钢板的整体完成 Wenlin 手术的操作，中间则实施 Wang 手术。由于两个操作通过一条钢板完成，因此手术既高效又实用，是一种设计非常巧妙的手术。

（7）肋弓畸形手术。肋弓畸形包括肋弓的前凸与凹陷，是一种常见的畸形。很多漏斗胸患者都会有合并肋弓畸形的问题。但是，由于一直没有很好的治疗方法，很多做了漏斗胸手术的患者不得不继续为肋弓畸形而烦恼。在工作中我很早就发现了这个问题，因此做了很巧妙的设计。具体方法有三种：第一种是不做皮肤切口完成的操作，我将其称为无痕手术；第二种是在直视下完成的操作；第三种类似于 Wenlin 手术，经两侧胸壁切口完成操作。三种方法都为我独创，都可以获得令人非常满意的塑形效果。

（8）Wenlin 胸手术。这种畸形同样是复合型畸形，但畸形特征鲜明，使用一般的手术无法完成治疗。针对这种畸形我先后设计了三种手术，三种手术可以针对不同的患者发挥作用。其中第三种手术是完全的微创手术，可以用于低龄的 Wenlin 胸患儿，是一种非常理想的手术技术。

（9）Tesla 手术。这种手术是针对新生儿的漏斗胸设计的一种非常特殊的手术，不需要做任何切口，手术绝对微创，是真正的无痕手术。这种手术是治疗漏斗胸的终极手术。

（10）直背综合征胸壁重建手术。直背综合征从本质上讲应该是一种脊柱外科的疾病。但是，由于脊柱形状很难改变，因此当纵隔结构受压时，最现实的治疗方式是通过改变前胸壁的形状来完成治疗。我设计了一整套完美的手术技术，曾完成了全球的第一台和第二台手术，获得了令人非常满意的效果。这种手术目前被公认为治疗这种疾病的标准术式。

（11）继发性胸壁塌陷胸壁重建手术。这种疾病的患者主要有两方面的病变，其一是胸腔内的病变，其二是胸壁的畸形。以往的做法是仅对胸腔内病变做清除，不做胸壁畸形矫正。我的方法与其他医生不同，不仅清除了胸腔内的病变，还对畸形做矫正。这种治疗的理念由我率先提出，手术方法由我独创，目前已经得到同行的一致认可。

（12）使用 MatrixRIB 在胸腔镜下完成的肋骨骨折固定手术。胸腔镜下肋骨骨折固定手术是近年来的一个流行式型，但以往使用的材料较为局限。我将肋骨骨折常用的材料 MatrixRIB 用于胸腔镜下的手术，对手术的操作细节做了详细的设计，这个手术是该材料第一次用于胸腔镜下操作，手术结果公布后，引起极大的轰动。

除了以上多种手术外，在实际操作中，我还发明过很多具体的操作技术，比如导引器过纵隔的操作技术、钢板导引管导引钢板的技术、放置钢丝导引线的技术等，都是绝对的原创技术。最让我骄傲的是钢板的固定技术，这项技术将所有胸廓畸形手术中最烦琐、难度最大的操作彻底简化，使胸廓畸形的手术发生了根本性的变化。这个技术在国际上公布后引起广泛关注，被同行命名为 Wang Technique，很多同行开始使用这个技术实施手术。如今这个技术在国内流传更广，大量医生已经将这个技术当成了常规技术。

我完成的第三类发明是针对手术材料的发明。这些发明全都拿到了国家专利，涉及手术的方方面面。我的第一个发明是关于心脏手术瓣膜置换缝线的发明，当时我还是心脏外科医生。这种缝线具有很多优点。具体操作时，这种缝线可以兼顾连续缝合和间断缝合的优点，同时又可以消除二者的缺点，不仅能够大大加快缝合速度，还可以避免多种并发症的发生。这是我最早的发明，也是我最得意的发明之一。开始做胸壁外科工作后，我设计的重点转向各种相关的手术材料，其中最多的是各种手术的钢板，它们具有鲜明的技术特征，同样让我倍感骄傲。在所有这些发明中，最重要的发明是针对 Wang 手术设计的钢板。由于该手术只有一个切口，而切口位于凹陷正中，要想经过此切口将一个完整的钢板放入其中非常困难。

为了简化手术，使手术变得切实可行，经过反复思考，我最终设计出了Wang 手术的专用钢板。将该钢板用在手术之后，手术的各种优点才真正得到体现。

除了以上的种种发明外，我还针对手术操作发明了不少器械，有用于心脏手术的，也有用于胸壁外科手术的。最近我发明的一个操作器械是专门用于成人重度漏斗胸的，可以在术中协助术者轻松完成预塑形。手术器械的发明，不仅使手术操作更便利，而且可以使手术的风险和难度大大降低，使很多不可能的手术成为可能。

最后一类发明是一些原理方面的发明。原理是一种很特殊的东西，严格说来不应该叫发明，而应该叫发现。但是发现原理的过程同样是原创的过程，因此这里也将其当作发明的内容之一。在从事胸壁外科工作后，我发现了多个重要的原理。第一个原理是前胸壁凹陷畸形与脊柱侧弯的关系原理。这个原理准确解释了包括漏斗胸患者在内的凹陷畸形导致脊柱侧弯的准确机制，为漏斗胸患者的早期治疗提供了依据。第二个原理是关于Nuss 手术杠杆原理的发现。Nuss 手术问世后，全世界的医生都在使用该技术，但即便是 Nuss 医生本人都没有对其原理做精确的阐述。所有人的理解都较为模糊，即所谓的翻转。这种模糊的理解直接导致了大量手术的失败。经过反复研究与推理后，我利用运动与力学分解的方法对整个手术进行了深层次的分析，最终发现该手术的基本原理是杠杆原理。该原理一旦明确后，Nuss 手术的所有操作要点一目了然，手术的失败几乎可以完全避免。我发现的第三个原理是鸡胸形成的基本原理。这个原理可以很好地解释佝偻病患者形成鸡胸的过程。此外，我还对一些继发性畸形的原理进行了深入研究，最终同样得到了很好的解释。原理的发现虽然与发明不同，但绝对不是简单的自圆其说，我发现的这些原理都有客观的事实依据，因此这样的发现不仅可信，而且非常科学。由于我并没有借鉴别人的研究，因此都是绝对的原创工作。

临床外科工作是一种实践性非常强的工作，正因为这种特殊的性质，所以要求医生必须善于思考。一般的观点认为，好的外科医生都心灵手巧，手巧指的是动手能力强，而心灵则指的是思考能力强。而对我而言，自从成为真正的外科医生那天起，我就开始了思考的历程。早期的我不是一个很成熟的医生，很多手术不会做，也不敢做，此时我会想方设法让自己能够胜任那些手术，让自己有胆量做那些手术。随着自身的不断成长，当逐渐掌握了一些手术技术后，我依然会思考，会对手术的优点和缺陷进行评价。如果发现了明确的缺陷，我会想办法克服这些缺陷，于是便有了各种设计与发明。思考为我带来了巨大的实惠，不仅让我轻松驾驭各种手术，还发明了很多新手术方式。而且，思考使我最终创立了崭新的临床专业，让我的外科生涯更充实、更丰满，从而有了更大的收获。

另类的思维

手术的另外一个名字是开刀，大家都知道，开刀的实质其实就是手艺。像其他所有的手艺一样，要想把刀开好，必须心灵手巧。手巧指的是动手的能力，要求医生能够非常熟练地完成各种操作；心灵指的则是思考的能力，要求医生必须善于动脑子，经常有各种奇思妙想，使手上的操作更简单、更安全、更快捷，有更好的效果。开刀是一种非常特殊的工作，在此过程中会遇到各种各样的问题，医生要安全顺利地完成操作，需要不断思考，不断解决各种问题，最终使手术得以完成。

我是个外科医生，我开了很多年的刀，我不敢说我自己心灵手巧，但我可以很自信地说，我喜欢动脑子。在过去的工作中，我完成过很多手术的设计，提出了很多新的概念，发现了很多新原理，这其实都是动脑子的结果。

我喜欢动脑子，也对动脑子的方法做过研究。我认为一般的思维方式应该包括三种，即正向思维、逆向思维以及发散思维。说通俗一些，就是正着想、反着想、瞎想。三种思维模式的出发点不同，思考的方向不同，思考的方法不同，获得的最终效果也会存在很大的差异。但不能否认的是，三种思维方式都有用，都必要，可以在不同场合下满足不同的需要。正是因为用了这三种思维方式，才使我取得如今的成绩。

第一种思维方式是正向思维。这是最简单的一种思维模式。这种思维指的是按照一般的思维习惯或者惯性向下思考，以寻求解决问题的方法。对于简单的问题来说，这种思维可以较容易地获得答案。打个比方，面积较局限的漏斗胸需要一条钢板做矫形。当需要对面积巨大的漏斗胸实施手术时，自然会想到用两条甚至三条钢板做矫形。这样的思维就是最常见的正向思维，也是最为简单的思维方式。多数情况下正向思维都较为简单，但在一些特殊情况下，不动脑子不可能有结果。举个例子，比如我设计的最核心的放置钢丝技术，虽然是正向思维的结果，却花费了我巨大的心血。这技术最初来自一台鸡胸手术，当时我才开始设计这种手术方式，那是 Wenlin 手术的雏形。我的方法是在前胸壁和侧胸壁做四个切口，经过四个切口分别将钢板固定于肋骨。这个种做法有很大的困难，困难主要来自钢丝的放置。最初我的做法是先将钢板放置完毕后，直接用带针的钢丝跨肋骨和钢板做缝合。这种做法看似简单，实际操作起来却极其困难。主要有两个难点：其一是针的弧度不合适，很难绕过肋骨和钢板。一般现成的钢丝所带的针都有固定弧度，这样的弧度无法满足手术的需要，而如果临时改变弧度再放置的话，由于切口内已经有钢板存在，依然会非常困难。其二是缝合的过程中可能损伤胸腔内的结构。用针直接绕过肋骨后放置钢丝时，针尖无法有效避开肺组织，因此很容易造成肺组织损伤。为了使钢丝放置满意，我也参考了其他人设计的方法，最终结果都不理想。这成了手术最大的障碍。如何才能有效解决这个问题呢？我当时的思维方式就是正向思维。具体的思路是，既然带针的钢丝直接缝合不行，为什么非要针呢？不用针而直接用钢丝环绕过去不可以吗？因为钢丝本身是有硬度的，如果将钢丝弯曲成一定的弧度，当然有可能完成这个操作。很快我进行了尝试，最终确实完成了操作，但难度很大，虽然比带针钢丝容易一些，但不是一个简单操作。我分析这种做法存在的问题，原因是钢丝过细，且头端太尖。原因找到了，再继续正向思维，此时解决问题的方法已经非常简单。我的做法是将钢丝尖端回折，一方面尖端不容易再刺破肺组织，另一方面等于是双股钢丝，硬度大大增加，方向也更容易把控。再做尝试时，效果果然不同。我的手术方式大大改进，这无疑是正向思维起了作用。但是，这样的方法依然有难度。我继续思考，既然钢丝的尖端有个回形的成角，有没有可能用一条线将其牵引过去呢？我很快有了解决的办法。我先用直角钳跨过肋骨，钳尖夹住一条丝线，将丝线牵引到肋骨的另外一侧，从而完成丝线环绕肋骨的操作，再用丝线捆绑住钢丝尖端的回形成角，牵拉丝线，钢丝被非常轻松地拉到肋骨的对侧，从而完成了以前极其困难的操作。操作至此，我的构思获得巨大成功，可以说已经很好地解决了最大的难题。这个操作虽然简单且容易实施，但整个操作依然稍显烦琐。于是我继续沿着思维的惯性向前努力思考，很快我发现，既然可以将钢丝尖端折成双股，为何不将钢丝整体都折成双股呢？如此一来，不仅操作更简单，而且可以用双股钢丝进行固定，固定的强度加强了，固定的效果一定会更理想。这种想法合情合理，操作起来也没有难度，我很快付诸实施，我的手术方式又向前进了一步。而我的思考依然没有停止，很快我又发现了更简单的方法。这次是针对丝线做的改进。之前使用的丝线是单股，牵拉钢丝之前需要将钢丝捆绑打结。后来我的想法是，如果丝线也折成双股，丝线的中部刚好挂住钢丝中间的回形成角，捆绑打结的操作不就可以彻底避免了吗？思维至此，一项最值得我骄傲的技术终于诞生了。这项技术虽然是在鸡胸手术中摸索出来的，但很快用到了漏斗胸以及其他所有畸形手术中，获得了令人满意的效果。而正是因为这项技术的使用，使所有用了该技术的矫形手术都发生了翻天覆地的变化。在过去的多年中，很多专家看了这个技术后无不交口称赞，这个技术得到大家的高度认可。如今这项技术已经被广泛传播，成了一个非常成熟的固定技术。由这个技术经历的整个思维历程来看，我始终顺着思维的惯性向前推进，一个问题一个问题挨个解决，最终成就了一项新的技术。在此过程中，我使用的全都是正向思维的方法。从每一个解决问题的思路看，似乎难度并不大。但是，总的结果令人惊讶。由此可以看出，正向思维虽然简单，却同样可以探索出令人震撼的结果来。

我还使用正向思维对 Nuss 手术工作原理展开了研究。Nuss 手术的技术细节公布后，全球范围内的医生都在使用。大家之所以很乐意接受这个手术，是因为其"操作简单"。一旦大家都认为一个操作很简单，一些想当然的观念就会出现。比如对其原理的认识，几乎所有的人都会说"不就是拿钢板撑顶吗"，这种貌似最合理的解释却直接导致了很多手术的失败。此时如果做了深刻的反思就会发现，这种关于原理的解释并不合理。那么这种"简单"的背后究竟隐藏着怎样的原理呢？我开始做研究。按照一般正向思维的习惯，我首先要为这个操作找到一个物理模型。从整个操作过程看，手术过程是一个三维的动态运动，这个运动分析起来非常困难，没有理想的物理模型可以直接与之匹配。于是我继续正向思维，将运动做分解，从单一的维度做研究。我选取的是整个操作的冠状面。从这个面上的运动轨迹看，操作可以看作是一个弧形结构的上下运动，但依然看不出明显的规律。我再将其做分解，只看操作者一侧的运动轨迹，这个轨迹同样陌生，也没有明显规律。我没有放弃，继续思考，此时我将翻转的扳手也纳入视野，结果很快看到了一种似曾相识的操作，那便是杠杆的工作过程。但这个现实的轨迹显然并不是标准的杠杆。我不得不再顺着正向思维的惯性考虑下去，这次我将钢板的弧形轨迹做了标准化处理，也就是说将其"拉直"。如此处理之后，标准的杠杆工作模型便建立起来了。这让我激动不已，这是一个极其重大的发现，我知道这个发现的意义。于是我终于理直气壮地宣布，我发现了 Nuss 手术真正的工作原理，其实际的原理就是杠杆原理。这个发现的真正意义在于，它可以把 Nuss 手术所有的要点都描绘得清清楚楚。只要懂得了这个原理，Nuss 手术就几乎没有失败的可能。在之前的工作中，我发现过很多重要的原理，而 Nuss 手术原理的发现是最重要的发现之一。我的发现公布后，引起了很多人关注，于是大家开始纷纷把杠杆原理挂在嘴边，但非常可悲的是，他们只顾着嘴上念念有词地说是杠杆原理，却根本没有真正理解它，更不知道如何将手术操作与杠杆原理结合起来，于是他们的操作一错再错，手术依然会遭遇失败。这个残酷的事实表明，在我已经阐明了这个原理的基础上，很多医生连顺着我的思维惯性做最起码的正向思维思考的意愿都没有，这样的外科医生怎可能把手术做好呢？

第二种思维方式是逆向思维。这是一种不同寻常的思维方法。有位名人曾经说过：你沿着一条道路向前走，如果前面没有路了，回头就是路。回头其实说的就是逆向思维。在我平时的工作中，逆向思维的例子非常多。最典型的就是 Wenlin 手术的设计。鸡胸是常见的前凸型胸廓畸形，这种畸形与漏斗胸的畸形完全相对或者相反。漏斗胸的 Nuss 手术非常成熟，它的原理虽然复杂，但普遍被认为是单纯的撑顶，也就是从凹陷的底部将凹陷撑起来。按照逆向思维的方法，当大家考虑鸡胸的手术方式时，很容易想到相反的方法，也就是压迫凸起的方法。这种方法就是逆向思维的结果。事实证明，这种方法是完全可行的。很快国外有人将其用在临床，并取得不错的成绩。但是，这些人显然是受逆向思维影响过于严重了，以至于连手术名称都称为"反 Nuss 手术"。如果仅仅是名称倒不是大问题，关键是使用的材料和方法也完全借鉴了 Nuss 手术，这便成了大问题。这种手术最大的弊端就是全盘使用了 Nuss 手术固有的钢板和技术，最终使手术操作不仅难度大，而且效果不佳。这成了该手术始终无法大面积推广的根本原因。在接触了这种方法后，我首先看到了逆向思维的合理性，也看到了其中不合理的因素，然后对其进行了大刀阔斧的改进，最终设计出如今广为流行的 Wenlin 手术。从本质上讲，Wenlin 手术并不是完全相反的 Nuss 手术，但很显然，这个手术完全是逆向思维的结果。另一个关于逆向思维的典型案例是 Wang 手术的设计。该手术完全是针对 Nuss 手术的弊端设计出来的。Nuss 手术的缺陷大家都知道，我在最初接触这种手术时也一直想消除这种弊端。和很多其他外科医生一样，我做了不少的改良，这些改良

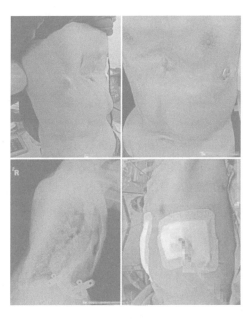

Nuss 手术失败的案例。患者原发病为漏斗胸，在某院接受 Nuss 手术，由于术者不了解手术的基本原理，操作中只是将钢板放入纵隔便结束了手术。术后钢板明显移位，撑顶部位位于前上腹壁，与胸壁凹陷畸形无任何关系。术后移位的钢板还将皮肤刺破，导致破口感染。我们为患者实施了再次手术，术中将钢板取出，然后以 Wang 手术完成矫形，获得令人满意的效果

依然是正向思维的结果，因为手术的基本原理和操作没有改变。但是，正因为基本原理不变，使得手术最大的弊端无法被消除，这个弊端是放置钢板需要经过心脏表面，这成了这个手术最致命的硬伤。全世界的医生都在为消除这个硬伤而努力，而最终的事实非常清楚，只要做 Nuss 手术就一定有这样的问题。很显然，此时如果再用正向思维的方法去解决问题已经没有可能。前面没有路了，必须回头了，于是逆向思维派上了用场。既然一切问题的根源都来自心脏表面放置的钢板，那如果把钢板放到其他地方，会不会有解决问题的方案呢？很快，钢板被自然而然地移到了骨性结构的外表面，Wang 手术正式登场，漏斗胸的手术治疗进入了新时代。由此可见，Wang 手术的问世完全是逆向思维发挥作用的典范。

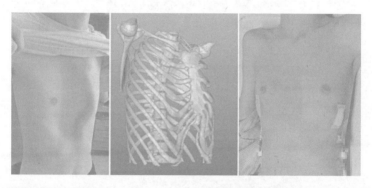

不对称胸廓畸形的 Willine 手术。此患者为青年男性，胸壁左右严重不对称。我们采用两条钢板畸形塑形，钢板右侧位于凹陷底部，左侧位于凸起表面。同一条钢板完成两种使命，相当于两种不同的手术。此操作不仅可以节约钢板，提高塑形的效率，而且可以获得非常令人满意的效果

第三种思维方式是发散思维，通俗的说法是瞎想或者乱想。这种思维方式并没有固定的模式，既不是正向，也不是逆向，基本上都是不按套路的思维方式。表面上看，这样的思维方式很混乱，但其实发散思维是一种灵光一现。当你的积累足够丰富并不断思考，灵感会让两种看起来不相干的东西搭建起联系，形成新事物。很多优秀的创意和灵感恰好来自这种特殊的思维方式。

在分析胸廓畸形手术性质时，我对所有手术的特征进行了深刻的反思，最终想到一种非常特殊的手术方式，我将其命名为模板塑形。这个概念的提出，几乎是孤零零地出现的，没有参照任何其他现有的手术理念，也就是说，既不是正向思维的结果，也不是逆向思维的结果，完全是发散思维后得出的结论。为什么会有这样的概念呢？这应该来自对我设计的两款手术的对比和总结。这两款手术就是上面提到的 Wenlin 手术和 Wang 手术。表面上看，两种手术一个是针对鸡胸的手术，另一个是针对漏斗胸的手术，二者的操作方法没有任何可比性，也没有任何联系，应该是完全孤立的两种手术。但是经过深入分析后发现，二者可能是性质完全相同的一类手术。如果没有一个纽带将二者联系起来，二者确实不会有任何关系，但如果找到纽带，二者便有了联系。这个纽带并不是凭空出现的，需要去想象，去发掘。这是一个发散思维的过程。最终我想到了铸造机器零件的模具，想到了印刷机的模板，并由此联想到了 Wenlin 手术和 Wang 手术的钢板。表面上看，这两种手术中的钢板只是用来施加外力而已，施加外力似乎是其唯一的使命。但是，如果把目光提升到更高的维度，并联想到上述的模具或者模板，会发现钢板其实有更重要的使命，那便是靠自己的形状塑形。这是两种手术的钢板都具有而且也是最根本的功能。施加外力不一定有好的结果，但是，依靠其形状对胸壁畸形塑形一定有好结果，其实际意义是，不仅能将两种手术从原理上统一起来，更重要的是可以指导手术的具体实施，使手术获得更佳的结果。按照一般的方法，只要将凸起压平或者将凹陷提起就相当于完成了手术，但认识了模板塑形的原理后，最重要的要求是使胸壁所有的结构都贴紧钢板。这才是手术的关键。只要能认识到这个关键，不管是哪一种畸形，只要使用这种方法进行塑形，都可以获得满意的结果。

由 Wenlin 手术和 Wang 手术关系的思考可以看出，发散思维是一种非常灵活的思维模式，可以将思维的着力点停留在任何位置，并通过任何可能的联系思考问题。这样的思维模式虽然没有固定的模式，却往往更容易找到问题的答案。在众多的胸廓畸形手术中，我曾发明一种非常特殊的手术方式，即 Williine 手术。前文我已经做过介绍，这种手术实际上包含了两种手术，即 Wung 手术和 Wenlin 手术，可以看作是通过一条钢板同时完成的两个操作。Williine 手术设计之初，我只是将其当作一个孤立的手术进行设计的。而将其看作 Wung 手术和 Wenlin 手术的组合，是从一个完全不同的视角审视的结果，也是发散思维的结果。用这样的结果解释手术操作，无疑对手术的本质属性有更深刻的认识，同时也更有利于手术要点的把握。但是，这还不是我思考的终点。在后来的工作中我发现，如果换一个新的视角重新审视这个手术，又可以将其看成一个单纯的 Wung 手术。这依然是发散思维后发现的结果。当 Willine 手术回归于 Wung 手术后，手术的本质属性又增添了新的内容，使这个手术得到了全方位的认识。这样的认识意义重大，可以使我从更多的方面把握手术要点，最终使手术效果大幅度改善。

从正向思维到逆向思维再到发散思维，三种思维模式在我的工作中一直发挥着作用，正是因为我不断地进行各种思考，进行深刻反思，才使思路更宽阔，看问题的角度更独特，才使我攻克了一个又一个技术难题，取得了可喜的成绩。我一直说我是个手术匠，但可以十分骄傲地说，我是一个喜欢思考、喜欢动脑子的手术匠。我的思维比较另类，而正因为这种另类，才让我有了另类的作为，成了一个合格的手术匠。

挖　人

我的手术做得越来越多，越来越出名，很多人开始重视我的技术。很多专家都会邀请我去做手术、专程过来看我的手术，或者通过各种渠道向我咨询手术技术。但到后来，有人开始惦记我的人，想直接把我挖走。

最开始打我主意的是民营医院，他们是最早敏锐地发现我技术的人。民营医院与公立医院不同，他们是最现实的玩家，眼里只有技术。很早的时候一些医院便开始与我接触，非常诚恳地邀请我加盟。先是来自广州本地的，接下来是深圳的，到了后来，来自全国各地的民营医院也开始向我发出邀请。民营医院开出的条件都极其诱人，各方面的收益不是公立医院可以比拟的。但是，利益对我来说并不会有太大的吸引力，我需要考虑更多其他的东西。首先是医院的口碑问题。不得不承认，在当今的医疗大环境中，民营医院的口碑肯定比不上公立医院。口碑有问题，就一定会影响将来工作的开展。我不能只看眼前的利益，我必须做长远考虑。其次是我个人的品牌问题。我早期唯一的工作目标就是把科室的业务搞上去，让科室有一条出路。到了后来，当我打造了一个很好的品牌后，我深深感受到它的来之不易，因此非常注重品牌的维护。在公立医院，只要我继续努力工作，这个品牌必然会越来越好，而一旦到了民营医院，这个品牌必然受到影响，那将使我多年的全部心血付诸东流。那样的代价太大，我无法接受。最后是不确定因素。在当今的大环境中，民营医院有太多不确定性。如果我不顾一切地把自己的事业全托付给民营医院，我自己都不放心，所以不管他们开出的条件多么诱人，我都没有动过心。

对民营医院的种种顾虑让我非常果断地推掉了各种邀请。到了后来，一些民营医院会从另外的角度做工作，希望我与他们合作，要么开科室，要么直接开专科医院。这显然更不可能。多年以来，我之所以做出了一定的成绩，最根本的原因是我的全力以赴，是我的用心。如果我不能专心致志地做这项工作，绝对不可能取得任何成绩。如果我把精力分出一部分用于其他医院的工作中，我自己科室的工作肯定会受到巨大影响。那等于是自己挖自己的墙脚，砸自己的牌子，所以我很理智地拒绝了，因而不可能做出那样的糊涂事。

民营医院的邀请未打动我，主要的原因还有一条，我对自己的医院和科室有了感情，我不忍心离开这里。这么多年来，我自己虽然受过很多的委屈，遇到过很多的磨难，但我的科室是我用自己的心血一步步打造成的，我爱我的科室，这是一个非常团结的集体，是一个大家庭，这里的每一个人都是我的家人，我怎可能离他们而去。

当我把一个个民营医院的邀请拒绝了之后，我继续埋头做我的手术，做我的工作，让我的手术更加完美，更加先进。我的技术不断进步，不断超越别人，明眼人当然知道其中的价值。也许是因为我的技术实在太稀缺，所以邀请依旧如雪片飞至，我不得不分心面对。

接下来的邀请让我几乎无法拒绝。这次不再是民营医院，也不是一般的小医院，而来自南方医院，那是我心目中非常优秀的医院。我终于无法像之前那样淡定了。

南方医院的邀请来自我的老师蔡开灿教授。有一天他突然给我电话，直接告诉我想让我到他们医院工作，专门做胸壁方面的手术。蔡教授的电话让我一时间不知所措，激动、惊讶、感慨皆有，五味杂陈。我做梦都想不到，我的一生中竟然会接到这样的邀请。

我曾在南方医院学习六年，那是我人生中非常重要的一站。我对那里有极其深厚的感情，我热爱甚至崇拜那个医院。我毕业之后工作的医院也是很大的医院，我并没有觉得当时的医院与南方医院有太大的差别。但到了我现在的医院后，由于医院口碑明显不及以前的医院，我第一次意识到医院口碑的意义。而在广州的各家医院中，南方医院绝对是民众心中最好的医院之一。到那样的医院工作是很多人心中的梦想。如今这个医院向我发出邀请，我真的有些心动了。

很快，蔡教授给医院领导汇报，李院长和朱书记亲自见了我。领导对我的情况已经了解，见面之后主要想听听我的打算和要求。我自己的主意并没有完全定下来，我想先考虑一下。交谈过程中，领导突然提了一个很有意思的问题："王主任，看了您的简历，您在2004年就晋升了副主任医师，您自己是博士后学历，有不少的文章，也有科研项目，还有一大堆的专利，再加上您的技术这么出名。这让我有个疑问，您的硬件这么出众，为什么到现在还是个副主任医师呢？"领导的问题问得非常直率，我理解他们的疑虑。其实这样的问题并不是他

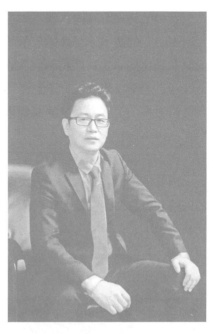

恩师蔡开灿教授

们才有，在之前的那些年中，我曾遇到过很多次这样的疑问。当时交谈是2017年，等于我拿到了副高职称后的13年里始终没有晋升，如果放在一般的医生身上，大家可能不会有太多的遐想。但对于我来说，就如领导列举的那些事实那样，我有如此好的条件，为什么没有晋升呢？我认真地告诉领导，就跟以往做过的无数次解释一样："在我的医院做事情与在南方医院这样的著名医院做事情会有很大的差别。我的医院没有名气，所以我要想把事情做好、做成功，花费的精力可能是你们医院的医生花费精力的十倍、几十倍。如今你们之所以想让我过来工作，看中的不是我的职称，不是我的文章，不是我的专利，而只是我的技术而已，是因为我的技术很出色。但你们想过没有，全国有那么多大医院，那么多著名的胸外科，有那么多优秀的胸外科医生，我之所以能超过他们，如果不花费巨大的心血努力工作，可能有这样的结果吗？我想告诉你们的答案是，这么多年我太

专心做我的工作了，根本没有时间也没有精力顾及自己的职称。话说回来，如果我每天花大把时间和精力写 SCI、搞所谓的科研，做各种各样有名无实的东西的话，即便我已经是主任医师、教授，你们会让我坐在你们面前做我的工作让我加入你们医院吗？"

我说的话发自肺腑，我不知道两位领导是不是真的相信，但信不信都无所谓，我的技术才是我的价值所在，因此他们非常真诚地告诉我，只要我愿意，他们非常欢迎我到他们的医院工作。

我已经不年轻，也有了自己的事业，变换单位不是一件小事情，我必须谨慎对待。但南方医院的邀请来得太突然了，我需要考虑很多现实的问题，不得不做权衡。

南方医院魅力无穷，对任何一个年轻医生来说都是理想的归宿。我当然知道其诱惑力，我喜欢南方医院，那是我的母校，但我同样热爱我自己的医院和科室。情义让我无法取舍，我摇摆不定，虽是幸福的烦恼，同样让我心神不宁。但是，这个烦恼并没有因为我无法做出决定而消失，我很快迎来了新的烦恼，烦恼更加幸福，那是另外一份邀请，来自广州医科大学第一附属医院。

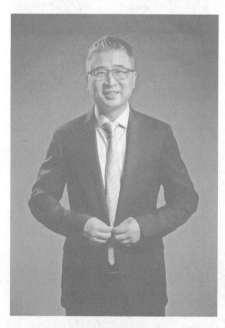

恩师何建行教授

很多人知道广医一院，因为那里有著名的呼吸病专家钟南山院士。而对于中国的胸外科医生来说，大家也会知道另外一个出色的医生，那就是何建行教授。何教授在中国胸外科上的功绩前文已述。这里重点介绍一下他们的胸外科。广州本地人都知道，广医一院的胸外科是最厉害的专业科室。而在全国范围看，这个科室更是当代胸外科技术的摇篮，国内有很多医院开展的胸外科技术都是在这里学得的。我的科室从心脏外科转为胸外科后，大部分年轻医生都在他们那里进修过。说句心里话，在我的心目中，何教授的科室是中国胸外科界顶级的科室，是我们科室学习的目标，何教授本人也是我最崇拜的偶像，我从来不敢想象自己会被何教授看中，到他的科室工作。在之前的几年中，我虽然被何教授请去做过不少的手术，但我并不敢有任何非分之想，我很有自知之明。在何教授面前，我永远只是个学生。

但是，何教授的邀请突然到来了，就如做梦一般，我不敢相信眼前的事实。于是，我面前突然出现了三个选择：一个是南方医院，一个是广医一院，一个是我自己的医院。我迷失了自我，但那分明是我一生中最幸福的时刻。

那段时间里，对于可能调动的消息只有我自己知道，因为存在很多不确定性，在没有做出最终的决定之前，我没有向任何人提起。到了后来，两个医院都希望我能带团队加盟他们的医院，我开始考虑我的团队成员时，不得不征求了其他人的意见，最后确定了两个人选，他们俩这些年与我一路打拼过来，是非常优秀的中坚力量，我想把他们二人一起带过去。我把想法告诉了他们，他们让我拿主意，并表示不管到哪里都跟着我走。

当时的消息只有我们三个人知道，其他人都不清楚。我之所以不想让别人知道这消息，是怕引起科室人员思想不稳定。我是科室主任，这些年来带领大家，好不容易把科室的品牌建立起来，一旦大家知道我要走，肯定会造成很不好的影响。后来，消息还是被人知道了。有人开始问我是不是要走。当时我自己都没有做出最后的决定，当然会否认。再后来，否认已经没有用，因为两个医院的商调函先后到了医院的人事部门，不光医院的员工知道了这个消息，我们医院的田军章院长也知道了这个消息。田院长第一时间见了我，非常坦诚地告诉我，他希望我留下来，不要走，继续在医院打拼，为这个医院做贡献。

田院长毕业于第三军医大学，是我的校友，是我的师兄。他是一位让我非常敬重的领导。他从医院发展的角度出发，分析了我的学科将来发展的方向、优势，以及医院可能提供的种种政策支持。他的话非常实在，让我很感动。那些日子里，我本来一直非常烦恼，而田院长的话让我豁然开朗，最后下定决心，留下来继续工作。

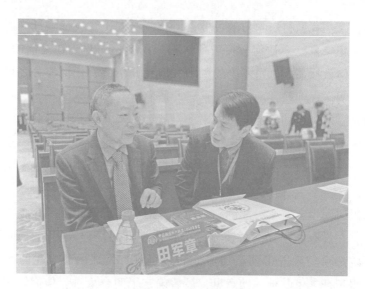

我与田军章院长一起讨论

　　下定决心以后，我很快回绝了蔡教授和何教授，这件事情表面上算是结束了。但是，后续的影响仍在持续。蔡教授和何教授是广州胸外科界举足轻重的权威，在广东以及全国的学术圈里都有极高的声望。我不答应他们，无疑会让他们感到失望，我不知道该如何收场。

　　为了安排我过去南方医院，蔡教授做了很多的工作。他先是说服领导，然后通过人事部门、医务部门等行政机关协调相关事宜，甚至还对将来的科室空间、人员安排等问题做了详细的规划，他为我做了太多的事情，结果却一无所获，我真的不好意思面对这位待我如此情深义重的老师。

　　何教授也做了很多的工作。当时他是医院的院长，为了安排好相关事宜，他专门指派副院长与我接洽，人事处、医务处和护理部的负责人也与我联系多次。最终没有过去，我同样感到非常对不起何教授。

　　在我的一生中，我遇到过很多贵人。他们之所以是贵人，是因为他们从来都在真心真意地帮助我，没有计较过得失。

　　从这次调动的事件中可以看出，我遇到的这三位都是我的贵人。首先是田军章院长。作为医院领导，如果稍微有一点自己的情绪或者私心，肯定会立马放人，让我离去。他挽留我，一方面是为了医院的发展，而从另外一个方面讲，也是为我个人的发展考虑。我不能说到了另外两家医院发展就一定不会很好。但是，我能肯定的是，留下来会发展一定会更好，因为我能感觉到，田院长是下了决心要帮我的。在过去的那些年当中，我的科室之所以能做出一定的成绩，除了个人的努力外，其实都离不开田院长默默的关心与支持。人要有感恩之心，我不能忘本。而在后来的工作中，太多的事情都让我感动，一次次的感动都让我牢记，田院长一直是我的贵人。

另外两个贵人就是蔡教授和何教授。他们之所以想邀请我去他们医院工作，我的技术是一个方面，但如果不是对我的人品有所欣赏，他们不会有那么大的决心。所以遇到他们，我等于遇到了伯乐，那是我人生中最幸福的事情，他们同样是我一生中最大的贵人。我之所以将他们两位也当作我的贵人，是因为他们不仅欣赏、帮助我，更重要的是尊重我的决定，并发自内心地体谅我，这才是最让我感激的事情。

当最终的决定做出后，我真的很担心。但很快我发现，这两位让我敬重的老师远比我想象得更值得我敬重，因为他们理解我的选择，不仅没有表现出任何不快，反而一如既往地支持我，甚至以更大力度帮助我。这让我铭感五内。

每天第一个上班的医生

只要不出差，每天早上我都会很早上班，一般 6 点半之前到医院，风雨无阻。正常上班时间是 8 点钟，我们医院一些科室会提前十分钟上班，我科室的正常上班时间也是这个时间。我 6 点多就到科室，等于足足提前了一个半小时。

外科医生的工作性质特殊，早上上班后有很多工作要做，尤其对于一线的年轻医生来说，要做的事情相当繁杂。第一件要做的事情是交班，接着要陪着上级医生查房，随后要开医嘱、开检查、换药、拆线、办理出院入院手续等，所有这些工作都费时费力，没办法在很短时间内完成。如果要做完这些工作，一个小时恐怕都不够。遇到患者数量多的情况，时间就更加紧张了。但大家不能放慢速度做这样的工作，因为接下来要马上去手术室做手术。很多医院对外科医生进入手术室的时间都有要求，一般是 8 点半到 9 点钟，可以想象大家的工作会多么紧张。所以对于年轻医生来说，要想尽可能把工作做完，唯一的方法就是提前上班。对于科室的领导来说，没有人会特意要求提前上班，但几乎所有的外科医生都会养成提早上班的习惯，这也算得上基本职业素养。没有人要求，但大家都会自觉做到。

我也是从下级医生做起的，所以很早就养成提早上班的习惯。在当下级医生时，为了把所有的工作都提前做完，让上级医生放心，我总会提前到科室，尽可能把该做的工作做完，为上班后的手术腾出时间。这样的习惯从实习的时候就开始养成了，一路走下来，直到当了科室主任，依然没有更改。

下级医生上班一般不会过于提前，上班太早也没有必要，毕竟大家做的工作有限，只要稍微提前就足够。但我是非常刻苦的人，我当下级医生时，总会比其他医生更早上班。我并不是为了与别人比勤奋，而是想给自己更多的时间，把事情做得更好。我这样的习惯保持了很多年。后来我自己成了上级医生，按理说，我终于可以掐着时间上班了，但提前上班的习惯却再也改不了，于是不管在哪个医院，不管是工作中还是学习，我几乎都会保持这种习惯。也许是有这种习惯的医生太少，又或者是比我更加勤奋的医生太少的缘故吧，以至于不管在哪个医院，我都是科室第一个上班的人。到现在的单位后，我当了科室主任，依然保持着老习惯，依然每天第一个到科室上班。2013 年之后，我的工作发生了很大的变故，各方面压力陡增，我要面对来自各方面的挑战，我有太多的事情要亲力亲为，我的工作习惯也变得更加离谱。我把上班的时间再次提前，直到 6 点半才安心。以前我一直是科室上班最早的医生，这么提前之后，我成了全院上班最早的医生。我每天都如此勤奋，数年如一日，不论刮风下雨，都会在 6 点半前准时上班。

作为一个外科主任，我如此勤奋，这样的行为当然是值得颂扬的。如果换了别人，也许会自己为自己宣扬，恨不得让全院所有的员工都知道。我的想法却怪异得很，我不想任何人知道，更不希望任何人来关注我。我只想默默地把我的工作做好，仅此而已。

很长的时间里，我一直活在一种特殊的责任感中，责任来自我的专业，来自我的科室，我想把我的专业做好，想让自己的科室有地位，想让我科室的员工走出去的时候有尊严，甚至超越别人。这几乎是我作为科室主任唯一的追求。而到了 2013 年之后，当我经历了一系列意想不到的打击后，我身上又多出了压力。这样的压力促使我不得不加倍努力，为了个人的荣誉，为了科室的荣誉，为了医院的荣誉，我不得不玩命工作。在我的心目中，如果说有什么事情能让我在意，唯有我的技术。如果技术拿不出手，一直落后于其他同行，不管我多努力都不值得一提，我会把那些努力当成耻辱。也许我太看重我的责任了，又或者我给自己的压力太大了，所以从骨子里不希望任何人关注我，更不需要赞扬。傻乎乎的努力只能让人同情甚至嘲笑，不会赢得任何的尊重。所以我不想因为努力去感动任何人，我只想把技术做好，做到超越别人。那是我唯一的追求，是我最大的幸福。

但是，在一个拥有两千多名员工的大型公立医院中工作，要想不被人关注是不大可能的。

首先发现的人是医院门口的保安。早几年，每天晚上都是同样一个固定的保安大哥上夜班。他一般会在早上八点交班，所以每天早上我上班的时候他都能看到我。开始的时候他并没有留意我，但他很快发现了我上班的规律，于是我们便成了老熟人。每天早上我在固定时间来到医院门口，他都会从窗户里伸出头来向我打招呼。他成了最先知道我很早上班的人。到了后来，疫情来了，进医院需要检查健康码、行程码，测量体温，晚上值班的保安增加了人手，以前那位保安轮换了，我依然很早上班，每天接受他们的检查，时间长了也成了熟人。

知道我最早上班的还有另外一群人，我无法躲开他们，他们是我科室的人。每天早上走进科室时，我都会看到科室上夜班的护士。科室每一个护士都要上夜班，很快全科人都知道了这件事。科室同事知道我上班早我并没有太在意，也从来不会拿自己的行为去管束科室的员工。我只要求大家能按时上班尽量不要迟到就行。

我提前上班的事情总是做得小心翼翼，不想让人知道，更不希望有人表扬我。但有一段时间我忽然多出了另外一种顾虑。我在想，我每天如此早地提前上班，会不会让人感觉有些夸张啊？但很快我就将这个顾虑抛之脑后了，我每天有忙不完的工作要做，实在是顾不上别人对我的看法了，于是便只顾早早上班拼命工作了。

我家离单位比较远，要想每天6点半前到医院，我要在5点多出门，5点前起床。这个时间起床是一件很艰难的事情，尤其当我把如此早起当作一种习惯时更不容易。但之所以是习惯，主要看自己有没有决心和毅力去养成。如果心中总是装着必须完成的目标，养成习惯并不困难。一旦养成了习惯，做起来反而会很容易了。

养成早起的习惯来自我另外一种根深蒂固的习惯，那便是守时。从我记事起，我就对时间有一种天然的敬畏。孩提读书时我胆子很小，害怕迟到，害怕因为迟到而受到老师批评和惩罚。这样的敬畏之心一直保持着就演化成守时的习惯，我绝对不会让别人为等我而花费时间。正因为有了这样的观念，我会更加严格要求自己，做很多事情都宁愿提前，以防止迟到。比如各种会议，我几乎每一次会议都会提前到会场，行政会议、学术会议，等等，样样如此，我总是呈现出积极参会的状态。再比如手术，在我自己当下级医生的时候，我一定是最早进手术室的那一个，做各种准备，然后等上级医生指示接下来的工作。等我自己当了科室主任后，这种习惯无法改掉了，于是我依然很早进手术室，有时甚至比下级医生更早。这样的做法每每会给下级医生很大压力。但我理解他们的工作，我知道他们有很多工作需要做，因此并不会计较他们比我进手术室晚。每次进入手术室，我不会觉得有的工作只能等下级医生来做，我会做各种各样的事情，消毒、铺巾这种最基本的工作我也常做。这样的习惯也被带到在其他医院开刀的场合。每次当地的同行都劝我先在外面休息，等下级医生准备好再进手术室，但我都婉拒了。我会很早进手术室，同样会一起消毒、铺巾，这样的行为让很多同行倍感惊讶，觉得我不像个专家，至少一点专家的架子都没有。我不在乎这样的评价，因为我从来不觉得自己应该有什么架子。我只是有一种守时的习惯罢了，我不想让任何人等我，不管在自己的医院还是在别人的医院。

我的守时还体现在其他方面。我经常出差，要赶路，每次我都会提前差不多三个小时前往机场或者车站，我宁愿在那里等也不愿错过时间。我的做法每每让一些同行以为我是一个过于小心的人。这样的说法并没有问题，我确实非常小心，这是对时间的小心，是对时间的敬畏。

守时是个好习惯，没有人会觉得守时是一种罪过，但有必要6点半就到医院上班吗？有人会对我这样的行为表示不解。我其实并不需要任何人来理解我，因为我自己最清楚，我必须很早上班，我有很多重要的事情要做。

每天早上到办公室之后，我会打开电脑，首先登录我的微博、头条、个人网站，我要看网友给我的留言，要看患者和家属咨询的问题，要对这些问题一一作答。我还要看我的微信，同样要回答患者和家属的各种问题。我的患者来自不同的地区，有国内的，有国外的，很多患者是通过各种线上的途径与我联系的，他们需要我的帮助，我必须花时间与他们进行交流，解决他们的问题，甚至安排手术。这是相当费时费力的事情，我不能把这样的事情放在上班之后，那会严重影响我的其他工作。

与患者的交流完成后，我要做另外一件事情，那便是对我的公众号"胸廓畸形手术专家"进行管理。我要处理留言，回复咨询，撰写新文章，我必须每天更新其中的内容。管理公众号是我尤其重视的工作。这样的工作不一定能在上班前完成。但是，如果能在这段时间做好的话，会让我省出时间做更多其他事。

除了上述的工作外，我还会处理一些其他的事情，比如撰写专业文章和书籍等，这些工作同样会在早上交班前进行。这段时间虽然不是太长，但我是在别人还在睡觉的时间里做这些工作的。当我比别人花了更多的时间在我的专业上之后，我有更多机会将别人超越。这个道理我比任何人都懂，因此我从来不敢偷懒，也不会放弃，我会坚持每天早早上班，这也许就是笨鸟先飞的道理吧。而如果我恰好又不是一只笨鸟的话，最后的结果必然是一飞冲天。

每一个人的成功都不会像捡到天上掉下的馅饼那般容易。这个道理大家都懂。有很多著名的例子，比如球星科比，他有句名言："你知道洛杉矶凌晨四点的样子吗？"科比之所以说出这句话，是因为他的勤奋几乎到了夸张的程度，他会在凌晨四点就起床去训练。

科比在 NBA 中的地位大家都知道，但很多人并不知道他的勤奋。他的勤奋几乎是常人无法企及的。按理说，他完全可以靠自己的名声名气享受自己的职业和生活，没有必要如此刻苦努力，可相反，他的努力出乎所有人的意料。他本来就不是一只笨鸟，却依然要先飞，他不脱颖而出又该谁脱颖而出呢？

每天早晨当我披星戴月出门去上班的时候，广州的夜色还没有褪去，街上几乎没有行人。此时我经常会想到科比，想到他那句名言，然后脑海中会涌现出一句类似的话语："你知道广州凌晨 5 点的样子吗？"广州的凌晨是个美妙的时刻，珠江还在梦中，珠江两岸的这个城市也在梦中，这里绝大多数的人依然在做着各种各样的美梦，而我已经开始去工作了。我不是一只笨鸟，却飞得比很多鸟都更早、更勤奋。我怕失败，怕自己不成功。

公众号"胸廓畸形手术专家"

刚开始瞄准漏斗胸进行攻关的时候，研究这种疾病的相关问题是我工作的重要内容，其中最重要的目的便是让患者及其家人知道，我的科室可以做这种手术。如何让大家知道呢？这就牵扯到宣传的问题。以往宣传的手段比较单一，主要靠传统媒体。传统媒体有不错的作用，但到了2013年就显得有些落伍，因为一种新的媒体形式出现了，大家给它起了个名字叫自媒体。之所以有这样的名字，应该是为了突出其"自"的属性。也就是说，这个媒体完全属于自己，不依赖于任何其他人，可以当作自己办的一本杂志、一个电台，任何人都可以当自媒体的主人，可以根据自己的意愿和需要做宣传。与传统媒体相比，自媒体的出现无疑彻底颠覆了信息传播的理念，任何人都可以通过自媒体为自己做宣传，打造自己的品牌。这无疑为很多创业者提供了一个极其珍贵的宣传工具。

从心脏外科转到胸外科，我当时的工作的实质相当于创业，我是在做我的第二次创业。这是我最需要宣传的时候，而恰好在这个关键的时刻，自媒体时代到来了。我赶上了好时候，于是一发不可收拾。

自媒体的形式多种多样，最早广泛传播的自媒体平台之一是微信的公众号，当所有的人都离不开微信的时候，通过微信推送的东西能让更多人看到。于是我的公众号诞生了。

公众号其实相当于以前的博客，只不过是将内容通过微信推送罢了，这相当于移动端的博客。对于博客我并不陌生，在很早之前，我也花过不少的时间写博客，而且有很多的粉丝。如今由博客转到公众号上来，我擅长的事情没有变，于是"胸廓畸形手术专家"这个公众号便正式上线了。

公众号出现后，很多人做过这方面的工作，大家都看到了其中的机会，于是一哄而上，公众号一时间成了最炙手可热的自媒体。但真正运营得好的公众号并不多，这与很多的技术因素有关。我曾经是写博客的高手，我非常清楚其中的技巧，因此从一开始就知道应该怎样去运营公众号。

首先，一定要有一个专业的名字。我做公众号的主要目的是宣传我的技术，我的技术的核心是胸廓畸形手术。考虑到是我个人的公众号，因此我很自然地想到了"胸廓畸形手术专家"这个名字。经过时间和实践的检验，我发现它几乎是唯一合适的名字。公众号的名字可以更改，如果不适合可以再做变更。而我这个公众号自上线后就没有改变过名字，这因为这个名字是最合适的选择。

其次，一定要有固定不变的主题。主题的问题其实就是内容问题。客观地讲，任何一种自媒体运营的成败最终都要看内容。内容涉及很多方面，既有形式的，也有纯内容的。内容必须围绕一个固定主题展开，这个主题又要与公众号的定位紧密联系。比如我的内容，既然定位是胸廓畸形手术，那么所有的内容就一定要紧紧围绕这么一个固定的主题，不能有任何偏移。这是自媒体成功的关键。再就是形式，形式上要求赏心悦目，看起来一定要舒适。我的公众号偏重于科普，相对较为严肃，因此不适合过于花哨，所以我的推文一般都非常简洁，这种形式更能凸显内容的重要性。我所有的推文都由我自己编辑完成。由于时间有限，我也没法在形式上花太多时间，所以我会把最简洁的文字呈现给大家，因为我知道我的读者想看的是我的内容，而不是呈现内容的形式，因此不会刻意去设计样式。

我最开始撰写的文章主要集中于漏斗胸，随着工作开展的增加，后来又逐渐推广到鸡胸与其他胸廓畸形的内容。早期我的读者都是一般的患者和他们的家人，因此推送的几乎全是科普方面的文章，不会过于专业。在我自己科普之前，我知道很多写科普人士的做法，他们很少自己做原创的科普，最常见的做法是在网上转载甚至直接抄袭。这样的文章随处可见，大家之所以这样对待科普，是因为来自一种根深蒂固的观念，即科普的东西不过如此，抄抄转转即可以完成任务。这反映出整个社会对科普的极其狭隘的认知。

对于科普，我的观点是，科普不仅不能随意，反而要比专业的文章更严谨。专业文章的读者是专业人士，有任何问题或者缺陷都会被轻易发现，所以专业的文章即便有问题，大不了不被专业人士认可，一般不至于害人。但科普文章不同。科普文章的读者是一般的民众，他们没有基本的医学知识，普遍没有辨别专业医学知识是非的能力。一旦受到误导，他们很难转变观念，最终导致严重后果，因此科普文章更应该严谨。这是我对科普文章最基本的观点。很显然，我的观点与其他人的观点可能完全不同。而正因为不同，才使我从一开始就把相关工作做得非常严谨，这对我临床工作的开展也起到了非常重大的帮助。

为了把科普工作做好，我对文章做了如下的规定：首先，文章必须是原创。抄袭本身就是一种极不严肃的事情，用这样的态度做科普，先不说万一抄袭的文章就有错误，由此给患者带来危害，还侵害了他人的知识产权，单对做科普的作者自己来说就是一种巨大的伤害。做科普的目的无非是想增加读者对自己的信任。如果总是用抄来的东西呈现给大家，读者会怎样看这样的抄袭者呢？这显然与做科普的初衷相悖。既然如此，为什么还要做科普呢？人们之所以热衷于抄袭，最主要的原因是不重视。临床科室最多见的情形是，科室领导想要做宣传、做科普时，会将这样的工作交给年轻医生。这些医生会把这样的工作当作领导交给的"工作"而不是自己的"事情"去完成，敷衍了事，于是便直接在网上抄一篇过来完成"工作"，领导一般不会对这样的"工作"表示不满。但很显然，这种"工作"只是应付差事而已，不仅起不到好的作用，反而会坏了科室的形象。我非常清楚这种做法的危害，也知道下级医生普遍的工作态度与能力，因此我宁愿把这样的工作当作我个人的"事情"去做，而不想把这样的工作当作"工作"交代给任何人。所有内容都由我自己原创。在科普这个严肃的问题上，我极其反感抄袭的行为，但过了几年后我突然发现，我的文章竟成了别人抄袭的对象，而且被抄袭得格外严重。刚发现时我有些不开心，但后来一想，这有什么呢？写科普本来就是为了让更多的人知道，别人把我的理念抄袭后传播出去，不正是我的目的吗？我的文章都是原创，只要他们抄袭得完全，那倒是对我自己另外一种形式的宣传。何乐而不为呢？

其次，文章的观点必须科学严谨，不能信口开河。科普最忌讳的就是不科学，胡说八道。我是个读书人，也算是个科学工作者，我知道应该用怎样的态度和形式去表述我的观点。为了达到这样的目的，我会要求我所有的观点都必须有出处、有依据。没有依据的观点我绝对不会表述。这是我对自己文章最基本的要求。在日常生活中，民众经常会遇到一些所谓的专家，他们往往会用一种毋庸置疑的语气来表达观点，动辄用数字说话。如果他们引用的数字都有依据、有出处，且来源科学，他们的观点是可以令人信服的，但最可怕的是有人会胡乱编造数字，那是具有欺骗性的。我知道这种行为的危害，所以会严格约束自己，决不会随心所欲地乱写。

再次，文章内容必须专注于主题，最好不要涉及主题之外的东西。为了使公众号的主题鲜明，获得更好的宣传效应，我撰写的所有内容都紧紧围绕着胸廓畸形这个主题。除了这个内容，任何其他内容都不会在推文中出现。这样的做法源于我对宣传方式的理解。在我开始做漏斗胸手术之前，我并不是一个全然的新手，也曾做过不少有难度的手术。比如上纵隔肿瘤切除合并上腔静脉血管移植的同期手术，我做过很多台。很多胸外科医生都知道这种手术，此手术几乎相当于胸外科手术中难度最大的手术。我曾经专门查过文献，我的手术不管是数量还是质量方面都是首屈一指的，国内没有哪个专家比我做得更出色。当然，还有很多其他的手术也如此。按理说，要宣传的话，这些技术也都是绝好的宣传素材，但我绝对不让这些内容出现在我的公众号文章中。既然是宣传，我就要让所有读者知道，我是做胸廓畸形的专家，如果内容过于分散，话题就会分散，就会导致适得其反的作用。在我做公众号之后，广州另外一家医院的一个同行也学着我做公众号，他非常勤奋，文章也都是原创，但文章涉及太多方面，各种疾病都想宣传，以此告诉读者他很专业，可以胜任各种手术，结果这个同行很快成了一个网红医生，而并不是让患者信服的专家。这个对比其实可以说明一个道理，那便是所有出名的医生都是专精一种病的治疗而出名的，不可能是因为"万金油"出的名。包治百病的医生只有传说中的华佗。这个道理不仅是宣传的技巧，也是医生成名的必由之路。正是因为意识到了这个问题，我才学会了取舍，才知道努力的方向。我宁愿让大家认为我王文林除了漏斗胸手术之外什么都不会做，也不会为了炫耀自己的技术而写其他方面的文章做宣传。在这些年当中，我舍去了很多的东西，比如我的心脏外科技术，比如我在其他方面的成绩，但得到了大家在胸廓畸形领域的认可，这是我最大的收获。而这些收获的最大秘诀就是宣传内容的垂直。

然后，文章的思想必须得到正确表述，不能有语句和语法错误。内容除了要表述正确的思想和理念外，必须在表述形式上有讲究。前面我提到了形式的问题，主要指的是编辑的形式。这里说的形式是表述方面的形式。如果文章中连最基本的语法都存在问题，就会使文章的质量大打折扣，这是最低级的错误，反映出作者的态度。当读者认为作者写文章的态度存在问题时，文章的影响就会走向负面。

最后，文章必须真诚，能够真正对患者有帮助，不要有太强的功利性。做科普的目的是吸引患者，其实大家都懂。但是，不能仅仅为了这样的目的而做科普，如果目的性太强，就会影响自己做科普的心态，写出的东西就会有问题。短期内，这样的做法也许会有一定的效果。但如果长期这样做，必然会影响自己的可信度。我一贯的观点是，科普工作必须用一种非常真诚的态度去完成，甚至不能有任何功利性的目的。越是没有功利性目的，越能使自己的文字具有更大程度的可信度，更能树立自己在患者心目中的形象。

以上是我对我的文章做出的最基本要求。我的观点也许与其他做科普的人士观点有很大的不同。正因为不同，才使我的文章有了更强的科学性、可读性、可信性，才使我在患者人群中有了非同一般的口碑。

在刚开始做公众号的很长一段时间里，我做的主要工作只有科普。科普进行一段时间后，吸引了不少粉丝，早期我的粉丝主要是患者和家属，后来竟然有很多的同行也加入其中。这让我感到意外，但在与大家的交流过程中我发现，很多同行做的工作其实主要是一般的胸外科工作，以往没有接触过胸廓畸形的治疗。他们之所以关注我，是想了解这方面的内容，非常希望我能分享一些专业方面的内容。应这些朋友的要求，我逐渐开始撰写相对专业的文章，有时也会分享纯技术的内容。不管是科普还是专业的文章，由于我始终用一种非常严肃的态度撰写这些内容，因此不管在患者还是在同行中，我都有了一个非常专业的形象。通过不懈的努力，我很快成了大家心目中一个专业的胸廓畸形手术医生。

表面上看，做公众号只是不断地推送一些独立的文章而已，并不是了不得的事情。但是，如果长期坚持下去并设定了非常远大的目标，这个工作就成了一个巨大的工程。在建设这个工程的过程中，必然会遇到很多的困难。我遇到的最大困难是关于话题的问题，这是我不得不花很多心思去解决的大问题。

不管是科普还是专业文章，我写的内容涉及的面都非常窄，全都是关于胸廓畸形的内容。但胸廓畸形就那么几种，相关话题也就那么几个。反复推送了相关文章后，未免会出现无话题可写的困境。我每天推送文章，需要写大量的话题，这对我提出了一个巨大的挑战。不过这并没有把我难倒，相反，倒给我提供了一个难得的学习和研究的机会。为了把文章写好，我查阅大量文献，对很多深层次的问题进行思考。正因为这样，才使我的文章从来不缺乏话题，始终能围绕胸廓畸形的主题不断写下去。而这样做还有一个更重要的好处，那便是让我有机会获得更多重要的知识。

我公众号的第一篇文章推送于 2013 年 9 月 8 日，从这一天开始后，推送文章成了我每天都必须完成的工作。到今天这个公众号已经持续更新了将近 10 年的时间。在这漫长的 10 年中，我每天都有推送文章，风雨无阻。即便是节假日，我都会推送适当的内容。公众号成了我生活中最重要的一部分，推送文章成了我这些年当中养成的最重要的习惯。这些年当中，我经常会非常忙，很多时候都在全国各地飞来飞去，按说这样的忙碌不利于我写公众号。但我有解决问题的方法。起初我会用笔记本写，后来直接用手机写。我会利用每一个空闲的时间完成这样的工作，比如在路上，在车站，在机场，在飞机上，我随时会拿出手机完成当天的内容。这样的坚持在很多人眼里会觉得极度困难且不可思议，但对我来说，习惯成自然，我不觉得困难，更不会觉得麻烦。

经过多年的辛勤经营后，我敢说，今天的"胸廓畸形手术专家"已经成了这个领域中唯一一个专业的科普平台，也成了很多同行进行交流的技术平台。我完成的很多技术创新都在这里首先发布，我完成的很多高难度的手术都会在这里展现。我用心血和汗水浇灌了这个园地，如今也算是硕果累累，给我带来口碑，让我拥有了属于自己的品牌。

15 年的副主任医师

从当实习医生开始，我就知道了医院里的各种等级。生活在充满等级的现实中，我并没有对医院的等级体系表示任何的异议。相反，我倒觉得很正常。做个假设，如果没有了等级，我这个实习医生与主任医师都被一视同仁，我自己都会觉得不好意思，当然也会觉得十分不合适，所以根据技术分出三六九等来，我觉得很有必要。但是，到了某一天，当我知道很多人并不是靠技术的实力而获得技术上高级别的职称时，我会感到疑惑，并对职称的必要性表示深刻的怀疑。

我大学毕业工作后，像所有的医生一样当了住院医师。我是在中山大学第一附属医院做的博士后，按照博士后工作的规定，我可以在此期间正常晋升高级职称。中山大学对职称管理相当严格，晋升条件同样苛刻，但严苛的条件一点都不可怕。只要有标准和尺度，能单纯与医生特定的硬件和能力挂钩，而不是看能力之外的东西，才能相对客观地体现出晋升的公平。我去过很多单位，我的感受是，中山大学职称评定应该是最客观、最公正的。很幸运，在我遇到难度最大的职称晋升门槛时，我来到了中山大学。我最喜欢的就是靠实力说话，于是我完成了副主任医师的晋升。我曾经不止一次为这次晋升而感到庆幸。

我是 2004 年晋升的副主任医师，当时的年龄是 37 岁，与很多天才少年相比，我这样的年纪算是较为落后了。但与更多人相比，尤其我的那些时运不济的前辈和师兄们相比，我算早的，早得几乎让我觉得不好意思。在他们面前我显得格外年轻，甚至不得不处处收敛，怕伤了他们的自尊心，惹来不必要的麻烦。

我每次晋升职称都受益于我读书的经历，这让我避免了其他人难以忍受的那些煎熬。没有切身经历，我并不能真正感受到其中的艰辛。既然不太艰辛，我便十分不看重职称的价值，尤其对于外科医生这种职业来说，我始终坚信，职称只是一个面子工程而已，最重要的是手艺。如果医生手艺不行，手术都做不利索，即便早早有了高级职称又有什么用呢？不但得不到大家的尊重，反而会成为笑话。

从副主任医师到主任医师的最低年限要求是 3 年。很多对职称格外在意的医生会紧跟年限的步伐，一到 3 年时间就立马参评并顺利晋升主任医师。这样的人总让人无限羡慕并嫉妒。而直到 2009 年之前，我从来没有想过晋升主任医师的事情。因为对于没有职位的普通医生来说，晋升主任医师完全没有可能。既然没有可能，我也就省了心思，反而不用操心了。那几年我几乎已经满足于我的副主任医师了。

从 2009 年起，我到了现在的单位，那一年我评上副主任医师已满 5 年，早已有资格参与主任医师的评定。从硬件方面讲，我已经满足晋升的条件。当时和我一起被任命为科室主任的其他几位副主任医师都在这一年光荣地晋升为主任医师，但我没有。不是我没有评上，而是我根本顾不上参加评审。这期间，我经常会看到其他科室比我年轻得多又比我晚晋升副主任医师的医生们纷纷成了主任医师，我会无限感慨，但没有一丝一毫的羡慕。我的观念显然影响了我自己职称晋升的进度。好在我毫不在意，并没有把这问题当成真正的问题。我甚至还想，如果一辈子都当个副主任医师，我也心满意足。但是，我自己不考虑不等于这样的事情真的没有必要，因为这个问题有时已经不再是我个人的问题，而成了影响科室发展的大问题。

记得有一年，医院要求科室申报一个特殊的教学基地。这个基地被医院领导看得很重要，要求我的科室一定要申请成功。但申报条件对基地负责人的职称有要求，必须是主任医师。我只是个副主任医师，这严重影响了我们的申报工作，最后不得不让其他科室的主任来负责才申请成功。当职称影响了我科室的工作时，我第一次意识到了问题的严重性。到了后来，在主办一次非常重要的学术会议时，我再次感到了职称对我工作的影响。那是一次全广东省的专业会议，我是大会主席，但只是个副主任医师，台下就座的却基本上都是主任医师。尽管大家都在学我的技术，我的职称却不如人。这感觉十分不好，我甚至头一次因为技术之外的东西没有了底气。

到了后来，又出现了另外一件十分尴尬的事情。我科室的一位医生，比我小五岁，硕士学历，2009年才提的副主任医师，却很快晋升了主任医师，而我这个博士后的主任还是副主任医师。他给我带来了太大的压力，让我没法再因为职称的事情而淡定了。

但是，当我真正想要为此而做些努力的时候，我发现评职称并不是一件容易的事情。从硬件来说，不管是文章还是课题我都绝对没问题，最让人受不了的是烦琐的申报程序和接下来的诸多事宜。那段时间是我最忙的时候，我每天都在全心全意地做手术，实在抽不出时间去做那样的工作。于是我又一次放弃了，继续当我的副主任医师。这种情况一直持续到2017年底，南方医院要挖我过去。他们的院长和书记在对我的技术表示过赞美后，开始毫不客气地对我的副主任医师职称提出疑问。他们实在搞不懂，要学历有学历、要硬件有硬件、要资历有资历的我为什么在当了漫长的13年的副主任医师后，依然是一个副主任医师。

他们的疑问并不稀奇，其实之前很多人也对我的职称表示过疑问。每到这时，我总会非常真诚地说："这些年来，我只顾工作了，实在没有时间考虑自己职称的事情。"说这话的时候我也会感到莫名心虚，尽管我说的都是事实，却总担心别人会把我说的大实话当成假话，说我在装。我不会说假话骗人，可惜实话很多时候更容易招人怀疑，因此说完这些话之后我还经常会有一种顾虑：会不会有人把我的职称问题与某些见不得人的错误联系到一起呢？我为此担心不已，怕被别人误解。但后来我释然了。脑袋长在别人身上，我无法阻止别人去揣测，只要我把自己的工作做好，只要我有了好的技术，即便别人把我真的想成一个五毒俱全的坏医生，那又何妨呢？身正不怕影子斜，酒深不怕巷子香。

到了2018年，我需要做更多的事情，比如成立胸壁外科、胸壁外科专业委员会、中国胸壁外科联盟等组织，还要主持召开很多全国性的会议，我无法继续忽视我的职称了。如果依然只是个副主任医师，恐怕会严重影响工作的开展。

长期以来，我一直很不在乎那些虚的东西，我只看重手术，只看重手艺，只看重自身的技术提升，但现实不断教育我，使我最终不得不成为一个十分现实的人。到了这样的时候，我终于认识到，如果我还不把职称的问题解决好，受影响的不仅是我个人、我的科室，还包括很多其他重要的东西。很显然，我的职称问题已经不再是我个人的问题。为了更加远大的目标，我必须做出"牺牲"，尽快解决职称问题。

于是，在当了15年的副主任医师之后，我终于在2019年开始着手申请主任医师了。幸好，经过不懈努力，我终于变换了身份，成为一名主任医师。

15年的副主任医师本身并不奇怪，也不少见，我知道很多人晋升了副主任医师后便直接"躺平"，一直干到退休都依然是副主任医师，所以这一切都极其正常。但是，对于我这个在大家眼里很是上进的人来说，倒成了一件让人匪夷所思的事情，多数人都会觉得不可思议。大家普遍的想法是：这么优秀的外科医生，手术做得这么棒，还是博士后，还是科室主任，有文章，不缺科研成果，一切条件都齐全了，因何不是主任医师呢？从大家的疑问来看，都是对我工作的肯定。如果我很差，技术不行，人品还不好，即便我当了一百多年的副主任医师，大家可能也不会觉得奇怪。所以我首先得感谢那些关心我职称的人。但是，人存在于社会中，必然要按照固有的游戏规则做事情。职称评定虽有弊端，但不能否认的是，其作用也是不能忽视的，因此我不想对这样的做法表示不满。我之所以15年没有被评上，完全是我个人的原因。这种事情不值得提倡。相反，在现实中，我非常清楚职称的重要性，因此我经常会提醒科室的同事们，如果有可能，一定要尽早解决好职称的问题。

被遗忘了的博士后

在很小的时候，我父亲很喜欢讲一些有关读书的事情，并说拥有博士学位是多么至高无上的荣誉，这对我影响很大。我小时候有很多梦想，对未来充满憧憬，尽管我不知道博士具体含义是什么，但我很想成为一名博士。我父亲在我心目中就是个神，他说的话我都会深信不疑。

初中毕业的时候我有两个选择，一个是上中专，一个是上高中。上中专可以直接拥有城市户口，以后不用再种地，那对每一位乡下学子和他们的家庭来说都有极大的诱惑力。但我并没有为眼前的诱惑动心，我父亲更不为之所动。于是我毫不犹豫报考了一中，一中是我们当地的省重点中学，是最出名的高中。我考一中的事情让我父亲感到欣慰，他认为我做了一件正确的事情。当时我是班上的"学霸"，也是全班唯一报考一中的学生。我有更远大的志向，我要上重点中学，要考大学，考研究生，当博士，我要完成我父亲的心愿。后来如愿以偿，我真的上了一中，然后又上了大学，接着不断深造，直到拿了博士学位依然不满足，最后又进了博士后流动站。我没有让我父亲失望，我完成了父亲的心愿，我成了他的骄傲，我也为自己感到骄傲。

我读博士的时候，当年第一军医大学的博士生总共有25名。这与现在的一些大学动辄招收数百名博士生的做法有很大差别。单从招生数量上看，当时的难度很大，算是十分紧俏，所以能拿到博士学位是件很了不起的事情。但我本人并没有过分看重这样的东西，尤其当我有了博士后经历之后，更是觉得那东西没有太大的价值。人就是这样，当还没拥有某种东西的时候会很渴望得到，而一旦拥有了就不会太看重。我对博士和博士后的身份就是这样的看法。正因为我不看重，所以便不会拿这东西当资本去炫耀。

在我以前的单位里，很多人会因为我是博士后而高看我，会认为我很了不起，但我自己从来没有过。我对外科医生应该"炫耀"的东西有自己的理解，我总认为只有自己的手艺才是有价值的东西，才可以拿出来"炫耀"。如果一个外科医生读了博士、当了博士后依然没有好手艺的话，反而是个笑话了。

出了博士后流动站之后，我已经是副主任医师。如果放到其他专业，这样的资历应该都是独当一面的老手了。但是，对于心脏外科医生来说，这样的资历并没有太大的意义。我一直没完没了地读书，尽管都在临床，我的技术却和别人有很大的差距。这让我深感压力，所以我最渴望的是尽快把手术做好，博士后的头衔于我的手术提升毫无助力。这样的想法逐渐成了习惯，以至于即便后来技术不断成熟，我依然只看重技术，从来不会为博士后的身份沾沾自喜。很多时候，我甚至羞于让人知道我做过博士后。我不觉得那样的经历很光荣。到了现在的单位后，我几乎一直在创业，我需要脚踏实地开展工作。当我最需要用实力征服别人时，我更加注重技术，而不会想到其他的东西。

在第一次创业期间，科室工作一片空白，要想把业务做上去，除了自己的努力外，还需要对外做宣传。按照一般的宣传思路，科室主任的身份与头衔是非常宝贵的资源，一定要拿出来当宣传的素材。甚至很多没有头衔的人还会假造一些头衔为自己加分。按理说我的头衔货真价实，不需要任何假造，更不需要人为地拔高，最应该有底气拿出来宣传。但是，我并没有那样做。我知道那样的宣传不一定有好的结果。

在最开始创业的时候，我的脑子一直很清醒，所以几乎从来不提我的博士后身份。不想靠特殊身份吸引患者，我就只有靠技术了。这无形中给自己带来了很大的压力。但没有压力就没有动力，当我把所有这些动力完全用于我对技术不懈的追求后，我很快取得了成绩，并获得了患者的信任。这样的信任显然超过了人们对博士后这种身份的信任，于是我便更容易获得成功了。

我不愿意提及我的博士后身份，还有另外一个原因，主要与我的专业有关。在我改行做胸壁外科工作之前，我是心脏外科医生。心脏外科是一个高风险、高难度的专业，一般的医生都要经过很多年培训才能成熟起来。相比之下其他专业要容易很多。正是因为这样的缘故，使心脏外科的博士和博士后们不得不承受更大的压力。这种压力完全来自技术，于是博士后之类的头衔真的会黯然失色。所以在心脏外科领域，极少有人会拿自己的学历说事，这也许是一种很光荣的传统。

我知道一个很著名的、相当重视科研的单位，心脏外科老主任退休后，从国外引进了一个留洋的博士后当主任。这位新主任有很多非常厉害的头衔，发表了很多了不得的文章，做了很多非同寻常的科研，最终以"××学者"的身份引进并接班当主任。按理说，如此了不起的人士肯定是一位很强大的外科医生，能很好地胜任科室主任的角色。但让人感到可笑的是，这家伙什么都行，唯独手术不行。据他科室的年轻医生说，他们的主任连主动脉插管都插不利索。不知道他这样的主任在科室是怎样开展工作的。

我也曾是心脏外科医生，所以我知道手术技术对这个专业的医生有多么重要。正因为如此，我不会在乎手术之外的任何名头，当然也包括我的博士后身份。时间长了甚至连我自己都会将其忘记。当我自己不记得我的身份时，我周围的人，我的同事和领导也会逐渐将我的博士后身份遗忘。大家只知道我工作很卖力，拼命做手术，拼命钻研技术，并不会将我与"博士后"联系起来。

我自己不看重头衔，这来自我所处的环境，也来自自身的压力，时间长了竟成了习惯，我对所有的名头都不在意。到了后来，我有了更多的头衔和身份时，我甚至会小心翼翼地隐藏那些身份，比如主任医师、中国胸壁外科联盟主席等身份，我不想凭借那样的身份给自己带来名誉，我希望靠技术服人。

我经常去开各种学术会议。大会筹办时，主办方会索取我的个人简历。每次我提供的简历都很简单，只有短短的几句话，且从来不会写上"博士后"这样的身份。有时主办方会提醒我："王主任，简历要不要多些内容?"言外之意，是希望我把所有大家公认的光鲜的头衔和身份都加进去。我的想法可能真的与众不同，我不会也不可能加那些头衔。每次开会发言，我希望通过我的技术为自己加分，得到同行的认可，而不是靠虚无缥缈的头衔忽悠人。谁都知道那些头衔含金量多少。当一位医生凭借自己的技术实力出现在大会主席台上时，任何粉饰都显得多余，好的技术才是他赢得赞誉的资本。

我在很多大医院任职过，我与很多博士和博士后打过交道，其中包括我的那些博士同学以及博士后同行。我很清楚大家的感受。大家实力不同，对身份的看法也不同。比如说，关于博士或者博士后的性质问题，我的看法是，学历不是目的，而只是一种经历而已，其真正的目的是让大家接受更好的教育，成为更优秀的专业人士，所以值得炫耀的最终应该是自己的成绩，而不是学历。就拿医生来说，如果将来成了好医生，学历教育就达到了目的，说明自己的博士学历或者博士后经历发挥了作用，应该进行嘉许。如果技术不行，看不好病，做不好手术，那只能给自己的博士或者博士后经历抹黑，而不值得去炫耀。我永远信奉实力的价值，头衔不等于实力，如果总希望通过头衔获得更多的尊重，反而会让大家反感。人应该有自知之明，更应该懂得谦虚，尤其当有了博士或者博士后的头衔后，更应该明白这样的道理。

我一直认为，博士后的身份不仅不应该被当作炫耀的资本，反而更应该当成一种压力或者动力不断去鞭策自己。只有当获取了更了不起的成绩时，才与博士后的身份相称。

自从有了博士后经历之后，我一直有很大的压力。在来到现在的单位前，压力来自我对自己技术实力的要求；等到了我现在的单位后，压力是来自我对科室实力的要求。我一直在这种压力下努力工作，只想尽快提高自己和科室的实力，这是我多年来唯一的追求。当我为了这样的目标拼命工作时，我无暇顾及其他的东西。从来不会想起我曾经的头衔与出身，那些东西与我眼下的处境无任何关系。我需要做的事情只有一件，那便是不顾一切地努力工作，让自己更有实力。

手上的老茧

在一般人的印象中，外科医生的手术应该都是极其精细的，不管哪个专业都是如此。做手术需要用各种利器如刀子、剪子、缝针等在人身上做操作，这些器具对人的伤害性是大家都知道的，无法想象这样的操作不够精细会造成什么后果，所以大家都认为做手术必须非常认真，需要格外用心才可以完成，手术的精细会表现在各种操作细节上。完成如此危险的操作时，外科医生不仅要保证患者不受额外的伤害，而且还必须保护好自己。但是，考虑到手术器械的伤害性，使用这些器械完全不发生意外是不大可能的，因此操作过程中医生对自己的损伤总是防不胜防。较为常见的损伤多来自一些意外，比如手套漏电、钢丝或者骨头断端刺破皮肤、缝针直接扎破皮肤等。手套漏电会对医护人员造成非常严重的损伤，漏电局部的皮肤会被电流直接击穿，导致局部皮肤和皮下组织即刻烧焦。这样的意外发生时，受伤局部不会出血，但会剧烈疼痛，需要很多天才可愈合。钢丝或者骨头断端刺破皮肤的情况也会发生，此时可能导致局部皮肤的划伤或者刺伤，也会非常疼痛。缝针直接刺破皮肤的情况较为常见，但受伤时同样非常疼。所有这些损伤都属于意外，一般情况下不会发生，尤其当操作者非常小心时，多数可以避免。但是，手术是一个复杂的系统工程，什么情况都可能发生。上述情况之所以说是意外，说明有时是无法避免的。比如主刀者与助手配合不佳的时候，就可能出现这样的危险，此时不一定是主刀医生的问题，也有可能与助手的操作有关。

外科医生天天和锋利的手术器械打交道，不可能从来都不受伤。我自己在手术中就多次遇到过这样的情况。最恐怖的一次受伤是手套漏电，受伤时就像是用粗大的锥子直接刺入手指，那种受伤过程的体验极其痛苦。好在漏电一般都非常突然，毫无预兆，不然会尤其恐怖。还有一种情况下受伤也很痛苦，用丝线打结的时候，如果用力过度，有时会使丝线隔着手套直接勒进手指的皮肤中。这种损伤当时可能不太疼痛，但手术过后会感觉非常疼，尤其在沾水时更会感觉钻心的疼。其他情况的损伤我也遇到过多次，比如缝针直接扎破手指的情况，总会在不经意间发生，一样疼痛难忍。

理论上说，只要足够用心，手术医生的损伤是可以避免的。但那只能是理论而已，实际操作时根本不可能避免。其实如果对每一个外科医生做调查，从来没有在手术台上受过伤的医生几乎不存在。大家之所以没有过于声张，恰好说明这种损伤发生概率相当高，大家不在乎罢了。如果医生受这么点伤就到处哭诉，反而会被人笑话。我当外科医生很多年，手上受伤无数，可谓伤痕累累。但我知道不少外科医生的手上不会有明显的伤痕，这就是对自己保护得很好的缘故吧。不过也有另外一种可能，那便是名义上是个外科医生，实际上却极少上手术台——这样的人士当然会拥有一双没有伤痕的手。

我的手上除了各种伤痕外，还有另外一种更为明显的痕迹，一层厚厚的老茧。当我第一次发现它的存在时，连我自己都感到惊讶。我做梦都想不到我的手上会因为手术磨出茧来。一般人的印象中，老茧并不容易出现，那是经常做粗活才可能有的。外科手术是极其精细的操作，磨出茧来几乎无法想象。我做的手术主要是胸壁的整形手术。大家对整形手术的印象是清楚的，那几乎全是很精细的手术，这样的手术绝对不可能是一般人印象中的粗活。那为什么我的手上会磨出茧来呢？其实并不奇怪。我的手术精细不假，但架不住没完没了地重复。当我每天都在大量重复相同的操作时，磨出茧来就无法避免了。这是必然的结果。

在我所有的手术中，几乎都要用到一些类似的操作，术中需要用钢丝对钢板和肋骨进行固定。这是一个需要用力才能完成的操作。操作过程中，首先要用钳子将钢丝的末端夹住，然后用力提起钢丝，最后拧紧钢丝。这样的操作并不复杂，但每台手术中都要重复数次。此类手术如果每天都要做很多台，日复一日地做，每天持续不断地重复，手上的老茧就一定会如期而至了。

第一次发现手上磨出茧来是在多年之前的一个暑假。假期一开始，来自全国各地的患者突然蜂拥到我的科室来做手术，我不得不加班加点开刀。由于手术量巨大，每天从早到晚都在手术室度过。手术一台接一台，每天都要做十几台，多的时候要做二三十台，而周末也从来没有停止过。手术是用双手做的工作，我的双手没完没了地做这些操作时，其结果就可想而知了。开始的时候我会感觉手指疼痛，接着局部会出现红肿，眼看要出现水泡时，第二天的手术又开始了，水泡还没来得及出现第二波损伤又开始，皮肤局部开始变干燥、变厚，很快出现薄茧，接着变为老茧。我的双手变得粗糙，像干粗活的双手。这变化让我感到惊讶，后来逐渐习惯了。但我非常清楚出现老茧的原因，如果没有那么多患者，不需要每天做那么多的手术，肯定不会长出老茧。我的老茧成了我的"勋章"。我没有为干了"粗活"而羞愧，反而因为有了老茧而窃喜。

我科室的手术有明显的季节性。早些年多数手术都集中在暑假，所以每当暑假来临时，我的手上就会磨出老茧。到了后来，平时的手术也多起来了，尤其到近些年，几乎所有的节假日和周末我的手术都排得满满的。我不仅要在自己的科室做手术，还要在全国各地大量医院做手术。我的双手几乎没有闲下来的时候，手上的老茧就再难消失了。我手上的茧其实传递了几个信息。

第一是我的手术量大，这也是最让我骄傲的事情。曾几何时，当我由一个心脏外科医生转行成为胸外科医生的时候，我没有口碑，没有名声，没有患者，没有漏斗胸或者其他畸形的患者相信我的技术。我的双手闲得发慌，就算我想把我的手磨破，磨出老茧，也没有机会让我磨。我无数次梦想着有患者来找我做手术，梦想着有很多患者。那是我职业生涯中最黑暗的时刻。而当我潜心钻研了多年之后，我有了让患者信服的技术，有了自己的品牌，有了看家的本领，我的患者从四面八方赶过来找我开刀，我梦想成真，终于超越了很多其他的同行，最后果真把老茧都磨了出来。这样的结果让我心满意足。

第二是我的技术好。从开始做漏斗胸手术以来，我最先是跟在别人屁股后学技术。到了后来，当我发现了别人的技术并不完美时，我开始琢磨自己的技术。经过不懈的努力，最后终于研究出了更加绝妙的技术。这些技术中核心的内容就是用钢丝固定钢板和肋骨的技术。这个技术不仅使手术彻底简化，而且使操作更安全，效果更让人满意。正因为此技术有以往所有技术都不具备的优点，因此很快成了最受欢迎的技术。如今该技术几乎被用在所有类型的胸廓畸形手术中，成了一种通用的基本技巧。在这个技术中，最基本的操作动作是拧钢丝，这是该技术中一个标志性的操作。一般来说，拧钢丝是不至于把手拧出茧的。但是，如果天天拧，每台手术都要拧，拧出茧就不是没有可能的了。此时的茧倒成了这个绝妙操作的标志。我去过数百家医院，大量同行看过我的操作，凡是看过的同行无不认可这个技术。我因为天天重复这个著名的标志性操作而弄得手上都有了老茧。我的心情大家可想而知啊。我不会感觉丢人，更不会觉得委屈，相反倒会感觉欣慰。

第三是关于外科医生本职工作的认知。随着外部医疗环境不断变化，医院里也发生了很多观念方面的改变。比如，如今的公立医院里大家更看重论文、基金、奖励等东西。这些东西与开刀无关，全是书本、理论或者其他方面的事物，因此被看作是有文化的表现。我是个读书人，读了很多年的书，自诩有资格被看作文化人。我知道如何去写文章、做科研、拿基金、拿奖项。如果我把所有的精力都放在这些事情上，我可能不会输给我的同行们，但我走的路子显然与大家的路子不同。我没有去做那些事情，相反，我做的全都是如今的医生不大想做的工作。我在开刀，没完没了地开，仅此而已。我的工作在很多人眼里不会比那些写文章、拿基金的事情高贵。如果有人因为我的工作而将我说成是手术匠，我甚至会成为典型反面，成为最让领导和同事们感觉可惜的一类人。但是，我自己有不同的看法。我看重的东西恰恰相反，我坚信作为外科医生，我必须好好开刀，必须把手术做好，这才是我该做的工作。幸好，我从来没有把发表论文看得过于神圣，我更看重手术，并把自己的双手毫不客气地磨出了老茧。我用一双粗糙的手向世人证明，我是一个老老实实开刀的外科大夫。我没有用我的双手去撰写种种论文，去获取任何虚无缥缈的名声。这是我感觉最体面的事情。我做了外科医生应该做的工作，并用这样的工作为自己赢得了尊严和荣誉。我让自己更像一个合格的外科医生。

第四是对外科医生工作性质的认知。我在前面说了，对绝大多数人来说，手上的老茧一般都是干粗活的标志，大家的印象中似乎只有鞋匠、木匠、石匠的手上才可能有老茧。外科医生干的活要精细得多，所以一般人不会想到外科医生的手上会被磨出茧来。但是，我的手上却真的被磨出茧来了，于是我也立马成了他们中的一员，我干的工作也成了粗活。这样的评判合情合理，符合逻辑，没有任何问题。我非常认同这样的观点。其实粗活细活从来没有本质的区别。我的理解是，大家做的都是手艺。鞋匠木匠们做的工作是手艺，外科医生做的工作同样是手艺。既然都是手艺，就不存在粗活细活的差异，也没有高低贵贱之分。但对任何一个手艺人来说，要想赢得人的尊敬，必须有好的手艺。外科医生是手艺人，更应该把手艺练好。如果一个人做了几十年的外科医生双手依然娇嫩白胖的话，我不会说他手术做得不好，但绝对不是手艺人。当我抚摸着我手上那层厚厚的老茧时，幸福的感觉油然而生，我觉得我自己是一个真正的手艺人，十分受用。

把手术当作手艺并不是诋毁手术。我听说最早的外科医生就是剃头师傅。在大家还是剃头师傅的年代里，所有的人都是手艺人，大家并没有觉得当手艺人有何不妥；变成专门为人开刀的医生后，如果说自己不再是手艺人，显然说不过去。既然是手艺，就与任何其他行当的手艺人做的工作没有本质不同。你不能说当画家时的齐白石是艺术家，而当木匠时的齐白石就是个师傅。其实艺术家不过是另一种手艺人罢了。所以把外科医生当成手艺人，不是对这种职业的诋毁，而恰好是对这种职业最好的尊重。

我当了这么多年的外科医生，从来不觉得这个职业是一种高高在上的职业。三百六十行都需要人干，大家分工不同，都值得尊敬。我的观点会受到很多人的批判，但我依然要坚持这样的观点。坚持这种观点的好处是，至少可以让大家放下架子，脚踏实地地把手艺练好，好好开刀，而不是总想着研究基因、干细胞之类的东西。那样的东西是多大的学问啊，外科医生虽然也读过不少的书，但我始终认为不适合做那种大学问，大家最适合做的是自己的本职工作，那便是做手术。如果某位医生也因为做手术使自己的双手都磨出老茧了，那真的应该恭喜一下：你从此便不用羡慕那些研究基因、干细胞的高手了，因为，你自己才是真正的高手。

第一个胸壁外科成立

经过几年的努力后，我的科室逐渐形成了鲜明的特色，主要收治的都是胸廓畸形患者。科室的工作发生了翻天覆地的变化，不但不需要再为患者发愁，反而经常一床难求。而到了寒假和暑假，还不得不向全院多个科室借床，只有这样才能满足患者住院的需求。患者多了，科室更有名气了，后来逐渐发展成了全国知名的胸廓畸形矫正中心。这等于是向亚专业方向跨出了一大步。但是，这样的亚专业似乎过于局限，仅限于胸廓畸形这一个病种，还不足以成为一个真正的亚专业。一次偶然的机会，何建行教授与我交谈，他告诉我说："其实可以关注一下继发性胸廓畸形，这种患者很多，如果能针对这部分患者实施治疗的话，会有更多的手术。"在那之前，我的工作全部集中于原发性胸廓畸形，继发性畸形虽然也遇到过，但由于太少见，且手术难度更大，我一直没有开展相关工作。没过多久，我受邀到川西地区的康定做手术。到了医院后发现当地有大量继发性胸廓畸形的患者。由此再联想到何教授的提醒，一方面感慨何教授的远见，另一方面也看到了新的发展机遇。我很快着手开展相应的工作，对这种疾病的治疗进行全方位研究，不久便摸索出一整套成熟的治疗方法。

我收治患者的病种增加了，这对我的工作无疑产生了很大的拓展作用。再后来，何建行教授又一次告诉我："其实可以把胸壁上的疾病都放在一起，成立一个科室，那样的话更有利于专业的发展。"何教授说这番话的时候，似乎已经有了挖我过去的想法。我当时没有意识到这样的意思，但他的话给了我很深的启发。之前我一直在想亚专业的事情，如果有朝一日科室发展势头真的很厉害的话，何教授的建议无疑是我们工作的方向。我开始做更大胆的设想，为科室的将来做谋划。

很快，何建行教授和蔡开灿教授的工作邀请到来了，一个很现实的问题摆在我面前。如果真的去了他们的医院，我应该成立一个怎样的科室呢？这将涉及两个具体的问题：首先是科室的名称问题，其次是科室收容的病种问题。这两个问题实实在在地摆在我面前，我必须马上考虑。

第一个问题很快有了答案，即胸壁外科。为了使这个名称具有原创性，我对其可能的出处做了考量。我查了所有可以查到的文献，国内的、国外的都查遍了，没有任何记载。这结果让我很满意，这等于是我自己发明了这个词汇。如果真成立了这个科室，并最终成了一个新的专业，我不知道该怎样定义我的地位。当时我只顾着构思我将来的科室，没功夫计较这个现实而又功利的问题。

科室有名称了，接下来要考虑的是一个很现实的技术问题，即科室收治病种的问题。收治病种直接关系到临床工作的开展，因此首先要考虑实用性问题，另外还要考虑科学性问题。两个问题都必须严谨。为了把这个事情做得尽可能完美，我参照了不同外科专业收容范围的规定，最终把五种基本的疾病纳入其中，这就是后来经常提到的五种基本胸壁外科疾病：肿瘤、感染、创伤、缺损及畸形。在这五种疾病中，畸形是我最拿手的工作，可以当成科室主打的病种；创伤并没有太大的难度，我们以前也一直在做这方面的工作；肿瘤的工作我们较少开展，但相信也不成问题；感染和缺损都是较为少见的病种，我们以往没有太多的经验，不过这并不影响科室工作的开展。我当时的想法是，只要能将科室的架构搭建起来，所有疾病的治疗都不成问题。

名称确定了，收容范围有了，胸壁外科的筹划已经基本成熟，接下来就是瓜熟蒂落了。当时这个工作是为南方医院或者广州医科大学第一附属医院做的谋划，因为两个医院都在挖我，我当时是为到他们医院工作而做的计划。但是，命中注定这个计划无法在他们两家医院落地，我们的田军章院长留住了我，于是第一个胸壁外科并没有在他们两个医院成立，而诞生于我自己的医院。

成立胸壁外科的事情受到医院领导的高度重视，相关部门加紧工作，很快各种事宜都准备完毕。2018年5月9日，全球第一家胸壁外科挂牌成立。古老的胸外科终于迎来了第一个亚专业，临床外科中多了一个新成员。我创造了历史。

科室成立当天，医院举行了隆重的挂牌仪式，全院的领导都出席了，田军章院长亲自揭牌，大量媒体朋友做了报道，产生了巨大反响。

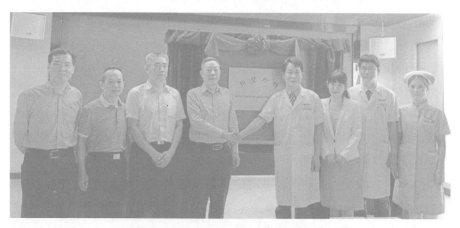

2018年5月9日，全球第一家胸壁外科挂牌成立

长期以来，在多数人的眼中，我们医院并不是广州一线的大医院。但是，很多人提起我们医院时又会有一个共同的感觉，那便是我们医院的发展迅速。田军章院长是一个很有远见的人，医院在很多方面提前布局，弯道超车，取得了很好的成绩。比如医院的应急医疗建设、网络医院建设等，都是全国知名的。医院这些成绩的取得，都与田军章院长本人的人格魅力分不开。而此次胸壁外科挂牌成立的消息公布后，业界人士对田院长的目光和胆识更加钦佩。同样地，何建行教授和蔡开灿教授的眼光与远见也让人赞叹。有道是英雄所见略同，在关于胸壁外科建设的看法上，所有有远见的专业人士都达成了共识。而很可惜的是，具体做这个事情的人只有我一个，我分身乏术，于是便只能继续在广东省第二人民医院开展这个工作了。科室成立那天，我自己非常开心，但心中又甚为愧疚，因为觉得很对不起何建行教授和蔡开灿教授，对不起我的两位贵人。

胸壁外科成立了，共 40 张病床，我任科室主任，医生护士加起来有20 多人。由于科室人员全部来自以前的心胸外科，为了从一开始就走向正轨，我对科室的收容做了严格的规定：第一，绝对不允许收治胸外科的疾病。这些疾病主要指的是胸腔内的各种疾病，比如肺、食道、纵隔的疾病等；第二，凡是累及胸壁的疾病，需要胸壁外科收治；第三，开放性胸壁外伤需要收治于胸壁外科；第四，胸壁疾病合并胸腔内疾病时，需要收治于胸壁外科。由这规定可以看出，在处理传统的胸外科与胸壁外科的关系时，我是严重倾向于胸壁外科的。这并不是因为我自己的偏心，而是考虑到科室成立之初业务开展的需要。政策向胸壁外科倾斜必然会影响胸外科的工作，这无疑会产生很大的矛盾，但在我这里不会有矛盾，因为我身兼二职——我同时还是心胸外科的主任。在成立胸壁外科时，我本想辞去心胸外科的职务，但田军章院长不同意，他希望我能把两个专业都带好，而不是从此之后便只靠一条腿走路。我非常佩服田院长的远见，正因为我依然是心胸外科的主任，才使最初分科时没有发生任何收容方面的矛盾。这为科室接下来的发展奠定了扎实的基础。

胸壁外科成立了，科室的临床工作立即有了新起色。收治的病种更统一，疾病的治疗更专业，科室的名气也更大。我带领科室走出了扎实的第一步。

临床工作开展逐渐成熟后，我一直在思考另外一个问题，那便是相关理论的问题。我已经成立了一个独立的科室，花了如此多的心血做这个工作，我不想只限于做一些基本的临床工作，我想让我的理念得到认可，想把这个科室做成一个新专业，这成了我接下来想做的大事。

把胸壁外科做成一个新专业，从理论上来说，需要构建一整套理论体系。这无疑是一件无比巨大的系统工程，其中的难度比做一般的临床工作更困难。但是，我已经没有退路了。我必须迎难而上，为这个科室和专业构建理论上的基石。

我做的第一个工作是回顾胸外科发展的历史，总结以往胸外科工作的经验，指出当前工作的弊端。这些弊端是我强调的重点，因为胸壁外科的创立就是瞄准这些弊端而开始的，这是胸壁外科概念诞生的历史背景。我做的第二个工作是分析胸外科发展的方向。胸外科本来是一个大的有机整体，既包括胸腔内的工作，也包括胸腔外的工作。但近年的发展出现了严重问题，这些问题已经严重阻碍了学科的发展。而这个问题的解决方法，就是对胸壁外科工作的重视。这将是学科发展的必然方向。我做的第三个工作是对胸壁外科的概念和内涵进行论述。这个工作尤其重要，这将是理论工作中最重要的内容，将直接影响学科的定位与发展。我做的第四个工作是对胸壁外科的临床工作做理论上的约定。胸壁外科会首先出现于传统的胸外科中，要使这个概念具有可操作性，必须首先对最现实的临床工作做指导。既要保持技术上的继承与联系，又要果断地对二者工作做区分，这是胸壁外科顺利开展工作的基础。我做的第五个工作是相关理论的阐述。这个工作需要从宏观的角度对这个新专业的有关理论进行介绍，不仅涉及疾病的分类、性质等基本概念，还包括手术的理念、目的、性质等最基本的内容。这是整个理论体系中最重要的成分。上述的五个理论方面的工作是非常复杂的系统工程，具有极大的挑战性，但经过我的不懈努力后，胸壁外科庞大的理论体系逐渐建立起来。这些理论不仅对临床工作的开展起到了重要的指导作用，也使胸壁外科这个概念逐渐丰满起来，看起来更像一个独立的临床专业了。

胸壁外科成立了，这是中国的第一家，也是全世界的第一家。我成了这个科室的缔造者，成了第一个吃螃蟹的人，但成立这个科室只是我的第一步。既然成立了，我更希望把这个科室做好，做成更大的品牌，做成一个伟大的事业。毫无疑问，这是一件很光荣的事情。但是，我感到更多的是压力和责任，并没有功夫沾沾自喜，去享受所谓的荣誉。

对于我做的工作，很多有识之士表示了认可与支持。但是，很多人并不看好我做的工作，甚至等着看笑话。他们不看好这件事的原因主要与我的医院和我本人的地位或者名声有关。首先，他们认为我没有足够的号召力，不可能把这件事情做好。在这些人心目中，我的医院不是那种一呼百应的大医院，我本人也不是那种一呼百应的大专家。正因为如此，他们不但不相信我能完成这个工作，反而会认为我在哗众取宠。其次，他们会认为我不可能有足够的患者，无法支撑一个完整临床科室去开展正常工作。他们怀着十分急切的心情等着看笑话，那个只属于我一个人的笑话。

胸壁外科是一门新生学科。任何新生事物的出现都不会一帆风顺，胸壁外科注定也不会一帆风顺。但是，新生事物最大的优势就是有极其强大的生命力。在最困难的时候，我一直坚信，胸壁外科不管遇到怎样的坎坷，怎样的风雨，都不可能失败，更不会消失。即便我从此之后再也不做这个工作，也会有更多的其他人去完成这个工作。这已经不是我个人的事情，而是一个伟大的事业，它属于更多的人，属于所有热爱这个事业的同行们。正因为如此，对于胸壁外科的明天，我一直都非常乐观，没有一丝一毫的怀疑。

中国胸壁外科联盟成立

胸壁外科成立后，在全国同行中产生了巨大反响。很多同行看到了胸壁外科发展的潜力，纷纷要求加入到这个伟大的事业中来。为了更好地促进同行间的交流，我们迫切需要寻找一个专业的交流平台。而在传统的胸外科圈子里，是没有这样的交流平台的，因为那里的话语权掌握在只做胸腔镜手术的大人物手中，他们不可能让一些"小人物"有发言机会。残酷的现实说明，要想有一个真正的平台，唯有靠自己的力量搭建一个新平台。搭建平台对于掌握话语权的人来说是极其容易的事情，但对于本来就没有任何话语权的"小人物"来说，难度可想而知。

当时的我已经被推到了前面，我这个真正的"小人物"已经没有选择，只有硬着头皮去迎接挑战。我尝试着接触一些学会或者组织，但最终都因为我的名气太小而遭到拒绝。到了后来，我无意中了解到广东省胸部疾病学会这个组织，该组织的理事长是何建行教授。我一下子看到了希望。我把想法告诉了何教授，他欣然同意。2018 年 10 月 27日，中国第一家胸壁外科的专业组织，广东省胸部疾病学会胸壁外科专业委员会诞生了。专委会成立后，在宣传和推广胸壁外科理念和技术方面做了大量工作，这些工作很快向更广的范围传播，产生了巨大的影响。到了后来，国内越来越多的专家希望参与到胸壁外科的工作中来。但是，由于专委会是一个广东省内的组织，无形中限制了其他省份同行的参与。于是，一个更为艰巨的任务摆在我面前，那便是全国性学术组织的事宜。

广东省的学术组织已经让我费了九牛二虎之力，如果要再成立全国性的学术组织，其难度可想而知有多大。而在我一筹莫展的时候，一位大学同学告诉我他可以找到一个合适的平台，而且非常肯定地告诉我说，依照他对我的了解，做这个事情绝对不成问题。

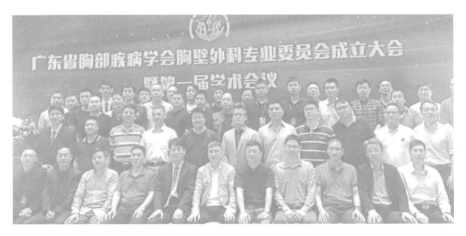

中国医疗行业第一个胸壁外科专业委员会成立

同学的消息让我喜出望外，我怀着美好的憧憬等待他的消息。他很快联系了××××学会，并要到了其秘书长的联系方式，然后让我与他联系。其间，他已经通过相关的渠道向秘书长介绍了我的工作和基本情况，并鼓励我说："直接与他联系吧，把你的构想和要求直接向他说明，这件事情肯定没问题，放心做就是了。"听了这话我非常兴奋，于是很快与秘书长取得了联系。秘书长很专业，也很客气，大致了解了我的情况后，让我拟一份详细的计划发给他。他发来了制式的表格，我一丝不苟地填写。我相信我的计划和硬件都足以打动任何人。我怀着满满的自信，本以为这件事情没有任何问题了，但让我感到意外的是，我的计划发过去之后便石沉大海，杳无音讯了。我感觉情况不妙，于是托我的同学打听情况，同学很快告诉我，说不急，还在研究。我听了这消息后便相信了，而且很安心，我当时的想法是，这个学会如此谨慎，看来是一个很不错的组织，我这是找对了组织啊。但是，又过了很长一段时间后依然没有任何消息，这时我真急了，直接拨通秘书长的电话向他询问。他依然很专业、很客气地告诉我说："王医生，非常抱歉，您的申请最终没有通过。我们拒绝您的原因主要有两条：一个是关于您本人的，另一个是关于您的医院的。一般来说，我们选择全国的主任委员都需要是博士生导师，但您不是，这是作为主任委员的基本门槛，没有这个资格就真的没办法进入。第二个问题，我们一般要求主任委员的单位一定是所在省份的前三名，或者全国的前十名，这也是一个基本的入围门槛，达不到这个要求也不能给予考虑。很显然，不管是您本人还是您的单位都达不到要求，所以您的申请无法通过。"

这位秘书长的话非常坦率，而且非常真诚地向我表示出无奈，我不觉得他是在为难我，而从他说的这两条理由来看，有理有据，确实都是硬道理，我没有办法改变。但是，我依然不死心，我想给他做个解释。我告诉他，胸壁外科是个新的概念，是一个全新的专业，而这个概念是由我提出的，第一个独立的科室也是我的医院创立的。全国没有哪一个顶级医院会做这样的工作，更没有哪位博士生导师会做这样的事情。所以如果要严格按照他们学会的要求，几乎不可能找到合适的人来牵头做这样的事情。而这个工作非常有意义，因为一旦成立，将是第一家全国性的学术组织。这将注定写入胸壁外科历史。如果他们的学会做了这样的工作，对他们学会也会有非同一般的意义。

我太想做成这件事情了，我向这位秘书长说了很多，讲了很多道理，但还是没有打动这位秘书长。他最后依然很客气地告诉我说："王医生，真的很抱歉，学会有学会的规矩，我只能按规矩办事，实在太对不起了。您可以找别的学会再试试，祝您好运！"

我们的谈话就这样结束了。我感到失落，感到委屈，甚至感到气愤。但那又有什么用呢？其实这么多年来我早应该认清楚残酷的现实，医生的出身一直在左右其命运。如果医生出身不行，做任何事情都不容易。在过去的那些年当中，我一步步艰难地走过来，早看清了这种无奈的现实，我没有办法改变。如果我不想让别人看不起，唯一的做法就是让自己更加强大，用实力去为自己争取荣誉。所以那天的谈话过后，我在愤怒之余重新燃起了斗志，我当时立下誓言，一定要继续努力，用我的实力去为自己争气。

这件事情过后，我暂时放下了筹建全国性组织的念头，我全身心都投入到了临床工作中。除了我自己科室的手术外，我开始在国内大面积进行帮扶，传播我的技术。2018年底至2019年末，我先后受邀到国内130多家医院协助手术。我不知道该怎样形容我的努力，但努力的好处之一就是能够让人感动。这一年，我不仅感动了自己，感动了我的同行，还把一位非常特殊的人感动了。他不是别人，正是何建行教授。他一直关注着我的工作，对我的工作表示认可。他知道我为学术组织的事情受了很大的委屈后，很快托人告诉我，他可以用他的平台为我成立全国的组织。听到这个消息时，我激动得泪流满面，却说不出一句话。

经过与学会协商，我很快着手筹建我们的组织。组织的名称最终确定为"中国胸壁外科联盟"。为了更好地开展工作，联盟设立东北、华北、华中、华东、华南、西北、西南、京津冀八个地区联盟，每个联盟下再设立相关省市的联盟。为了把联盟建设好，我与国内很多专家进行了沟通，最终将会议的所有议题都准备完毕。

2019年11月2日，这一天成了胸壁外科历史上一个非常特别的日子，中国第一家全国性的胸壁外科专业组织——中国胸壁外科联盟成立。这一天，来自全国各地的300余位专家参加了会议，共同见证了胸壁外科发展历程中的里程碑时刻。在大会中，何建行教授和蔡开灿教授被选举为联盟的名誉主席，我本人出任联盟主席，来自全国各地的多位著名专家当选为执行主席、副主席、地区联盟主席、常委等职位。中国胸壁外科联盟从此诞生了。

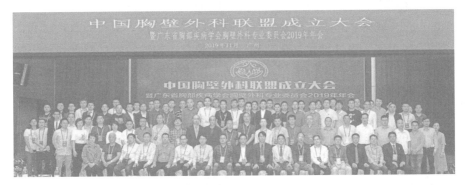

中国胸壁外科联盟成立

从第一个胸壁外科挂牌成立开始，到第一个胸壁外科专业委员会成立，再到中国联盟的成立，中间经历了太多的艰辛与坎坷，但总共也不过一年多的时间。在如此短暂的时间内完成这么多的工作，简直就是奇迹。这期间遇到的困难我无法形容，但最终的结果令我非常满意，而且并没有拖延很长的时间。如今回过头来看当时的这些工作，不能不为那时的效率感到惊讶。

　　自从第二次创业开始后，我做的每一项工作都不容易，举步维艰应该是最恰当的描述。很多时候我几乎绝望得想放弃，但非常幸运的是，所有的困难最终都被我一个个战胜了。这让我无限感慨，我常常想，究竟是什么原因让我在重重的困境中一步步走来的呢？仔细回想这些经历，可以找到很多的原因。以下这些可能是我成功的至关重要的因素：

　　（1）机遇问题。机遇是关乎成功的重要因素。在机遇面前每个人的机会是相同的，但最终能把握住机会的是我而不是别人，其根本原因是我发现了机会，并牢牢地把握住了机会。相比其他人，我是幸运的。如常言道，机遇是留给有准备的人的。命运让我在关键的时候改变了自己的专业，选择了一个自己完全不擅长的新专业。我不仅没有放弃，反而更加努力，我终于等到了机会，于是最终成功了。

　　（2）贵人相助。在我的职业生涯中，我遇到过很多的贵人，他们每每在最关键的时候出手帮助我，让我度过了一个又一个难关，协助我完成最重要的工作。这是我个人的造化，是我前世修来的福气。我以前遇到的贵人这里先不说，自从2013年开始做胸壁外科的相关工作后，我遇到了三位贵人，前面做过介绍，第一位是南方医院的蔡开灿教授，第二位是我们医院的田军章院长，第三位就是广医一院的何建行教授。蔡开灿教授是我的老师，多年来一直鼓励我、帮助我、呵护我，在关键的时候都向我伸出援手，让我一次次走向出困境，走向成功。田军章院长多年来一直默默地关心我、帮助我，为科室的发展做了很多工作。特别是在需要建立第一个胸壁外科的时候，他更是高瞻远瞩，积极推动，最终使胸壁外科的理念变成现实。何建行教授更是我的伯乐，他不仅关心我本人学术的进步和发展，更对中国胸壁外科事业倾注了巨大心血。他帮助我建立了第一个胸壁外科专业委员会，帮助我建立了第一个全国性的学术组织，他毫不犹豫地把我推到最前台，给了我机会，给了我荣誉，让我拥有了太多珍贵的东西。他是我尤其难忘的贵人。正是因为有了这些贵人的无私相助，我闯过了一道又一道难关，最终取得了辉煌的成绩。

（3）个人努力。任何人的成功都有外因，也有内因。外部力量的帮助格外重要，是成功的关键因素，但最终的决定因素来自内部。内因是个人的努力，是自己坚持不懈的奋斗。这些年当中，为了胸壁外科的发展，我倾注了太多的心血，做了太多的努力。这样的努力推动了我的命运，感动了我的那些贵人们，打动了很多同行，于是所有的因素都变成了最积极的因素，让我终于走向成功。

（4）胆识。从第一家胸壁外科挂牌开始，我做的工作都是开创性的工作，前无古人，没有任何经验可借鉴，没有任何规则可遵循。这样的工作并不一定能成功，相反，由于没有前人工作的参照，我很可能面临失败的结果。此时要求我必须有足够的勇气和胆识。离开了这些东西，我将不会也不敢动用医院和学会的资源做相关的事情，更不敢大胆踏出第一步，去创立新概念、新理论以及最后的新学科。但是，我平时做的工作为我带来了足够的勇气和胆识，使我不畏艰辛，不怕困难，不怕失败，最终取得了胜利。

（5）自信心。我做的所有工作都充满艰辛，尤其对于我这个出身平凡的医生来说，我需要付出比常人更多的努力才可能获得与别人相同的成果。这使我的工作必然会遇到更多的困难和挫折。如果我因为自己的出身而丧失自信，必然没有信心面对一切挑战。让我欣慰的是，多年的教育与经历让我有了足够的底气与自信，使我没有迷失自我，于是我不仅没有丧失自信，反而用实力为自己找到了更加强大的自信心。

（6）毅力。胸壁外科事业从无到有，从一个小概念到一个被全国同行逐渐接受的大专业，在这个过程中，需要克服无数的困难，解决无数难题。这需要静下心来，耐心细致地认真工作，把所有的问题都逐项给予解决。在此过程中，毅力非常重要。如果一看到困难就想放弃，或者不能持之以恒地努力，这件事情就绝对不可能做好。前文曾经说过一万小时定律，其中的关键就是毅力。非常幸运的是，我做事情从来不缺乏毅力。我在胸壁外科这件事情上花费的时间已经远远超过了一万个小时。用这样的毅力做事情，做不成都难。

（7）胸襟。胸壁外科是一个大范畴，但具体到我的医院时，首先是个科室。既然是个科室，就需要考虑科室的运营问题。这是最现实的大问题。按照通常运营科室的做法，一旦拥有了先进的理念和技术，是最忌讳被别的医院学去的。那样不仅培养了自己的竞争对手，而且直接抢了自己的业务。这个道理大家都懂。如果当时我眼里只有我自己的科室，肯定不会做任何关于技术和理念的传播，更不会热心组织各种专业组织去做宣传交流各种技术。恰恰相反，我不仅把我的理念毫不保留地传播了出去，还直接传播了最核心的技术。后来全国很多单位使用的技术都是我的技术。如果我只是紧紧盯着自己的科室开展工作，也许可以把科室的工作做得非常出色，但是，那将对不起我多年的付出。我不想让自己的眼光永远只局限于自己的小科室中。当我提出了胸壁外科的概念后，我知道我的工作已经不再是单纯的工作，而成了我的事业，那将是我一生都必须为之奋斗的大事业。正因为有了这样的胸怀，我才不得不做出更多的努力，做出其他同行没做到的事情。

如今很多年过去了，当我回首自己走过的那条充满艰辛与坎坷的道路时，我知道非常不易，但上述的这些因素非常明确，它们最终促成了我后来的成功。这让我倍感欣慰。尤其是中国胸壁外科联盟的成立，对于我本人的意义更不一般，这等于把我推到了胸壁外科领军人物的位置上。这成了至高无上的荣誉。但我来不及骄傲，我感到的依然是压力和责任。我非常清楚，从此我所有工作的性质都会发生质的改变，我的工作不再是为我个人，我必须为中国的胸壁外科事业而努力，那将是我终生奋斗的目标。

《胸壁外科学》 出版

在很多现实的工作不断得到推进后，胸壁外科理论方面的工作也有了很多的积累。为了把这些理论的东西传递给更多的人，我连续撰写了大量理论方面的文章，在网络上做了大面积的分享。这些分享非常全面地对胸壁外科相关的理论做了介绍。但是，由于分享的东西过于分散，且不系统，很难让大家全面地进行浏览。这对理论的推广极其不利。另外，考虑到读者的广泛性，我的很多文章是以科普的形式撰写的，这样的文章虽然可读性比较强，但专业性有所欠缺。专业性不强，就会影响这些工作的严谨性。因此还需要更多的工作来完成理论传播的使命。

胸壁外科是以一个崭新的临床专业的面目问世的。既然是一个临床专业，无论从哪个方面讲都需要有一整套科学严谨的理论，这是这个专业存在的基石。正是基于这样的考虑，很多专家向我提出建议，希望我能尽早撰写一部全面系统的胸壁外科的专著，以提供详尽的理论指导。其实我早有这样的念头，也有了初步的计划，但如何具体实施需要全方位做细致的考虑。

对于专业的外科医生来说，编撰专著并不是一件陌生的事情。很多医生都做过这样的工作。一般来说，撰写专著有两种最普遍的做法：第一种是最常见的做法。发起人自己当主编，为了销路、名誉等原因，再拉几个领导或者兄弟当副主编，接下来找一大堆同行进行编写。主编和副主编一般主要负责"打酱油"，拉人是他们主要的责任，真正干活的是那些编写的同行，他们负责多数章节的编写。主编、副主编也需要参与撰写，但多数情况下他们只是挂个名，或者干脆让其他人替自己写。这些"枪手"一般都是现成的，要么是自己的学生，要么是自己科室的年轻医生。这些人一般都有硕士或者博士研究生学历，写这么点东西几乎相当于写综述，不会有太大的难度。而从某种意义上说，写书甚至比写综述更简单，只要不出现太多语法错误，即便有些表述上的问题，也关系不大。主编、副主编做的工作相对简单，所做工作也不需要太多，重在参与，重在有痕迹，这便足以体现出主编、副主编工作的分量了。其他同行撰写的内容分量够大，但也几乎会采取相同的模式。他们同样可能把撰写工作交给学生或者下级医生。这是大家心照不宣的做法。由此可以看出，这种方式做出来的专著，表面上是一大堆著名专家的杰作，实际上却完全是学生或者年轻医生的作品。这种专著的价值让人不敢恭维。如果主编足够有名气，书可能会比较受欢迎。但这样的欢迎只是给主编面子而已，并不是内容真正受欢迎。这样的专著如果放到书店去卖，买书的人多半会是那些才入行的初学者或者草根医生而已。但凡稍微对专业知识有所了解的医生都不会买这样的书籍。此类专著其实是最没有技术含量的东西。正因为价值不高，且没有太多人购买，于是唯一的价值就是当作馈赠送人。送书最常见的场合是各种学术会议，主办方多会把会议主席或者重要人物的专著免费放入会议的资料袋中。表面上看十分慷慨，实际上相当于强行塞给你，有的医生并不会接受这样的馈赠，结果这样的书籍就与废纸或者垃圾无二了。第二种做法也较常见，专著由一个单位的人合作完成。科室主任或者学术带头人当主编，科室医生集体参与撰写，最终写成一个单位自己完成的专著。这种专著有可能相对严谨，由于所有的医生在一个单位工作，书籍中的理论有很好的连贯性，技术的描述也可能比较统一。另外考虑到这种单位一般都是技术优势比较明显的科室，这样的著作会有较好的可读性，至少可以反映出一个科室整体的技术水平，这对了解某些先进科室的手术理念和技术将有重要作用。但是，一些现实的问题依然存在，那便是撰写医生的水平问题。由于科室参与撰写的医生很多依然是年轻的医生或学生，因此其水平同样堪忧。多数情况下，这样的书籍是不可能有太高水平的。

长期在现实的医疗环境中工作，我对上述做法都非常熟悉，我知道其中的机巧。对于第一种做法来说，如果现实的同行中有真正的志同道合者，大家有共同的理想与信念，对整个理论体系有完整的认知，且有高度的使命感和责任感的话，大量作者共同完成一部高质量的专著是最理想的事情。这样的事情在过去老一代知识分子中很常见，如果当代的外科大腕们能有前辈的那种严谨治学精神，这样的做法当然是极有意义的。但是，即便有一群合适的作者，一个非常现实的问题限制了这种做法的实施，那便是胸壁外科这个专业的特性。由于这是一个全新的专业，以往没有其他人对这个专业的理论做过系统的论述，因此即便有热心于此事的，有使命感、有责任感的专家，大家也几乎无能为力。这期间我曾把撰写专著的想法与一些很著名的专家分享，专家们无不表现出极高的热情。但我自己非常清楚，即便大家不是为了名利而参与这个工作，其他人的能力也无法让我信服，于是第一种做法很快被我否掉，我不可能找其他专家来写这个专著，我实在是对其他人都没有信心。

　　把第一种做法否定后，我开始想第二种做法的可能，也就是让我自己科室的医生集体撰写。开始的时候我觉得完全可行。我的底气来自以下几个方面：①我的科室是第一个真正意义上的胸壁外科，科室的成员每天都在做胸壁外科的临床工作，因此比任何其他单位的同行都更了解胸壁外科的临床工作，更有资格写这本书。②我在平时的工作中会不断给大家分享胸壁外科的理念知识，我科室的医生是最了解这些理论的人士，大家在有关理论方面已经形成了共同的认识，因此更了解需要撰写的内容。③大家在同一个科室工作，可以很方便地统一写作的思维与理念，以共同的理论标准完成专著，不至于在同一部专著中出现原则的分歧和矛盾。以上是我科室医生集体撰写这本专著的优势。而除了这些优势外，这种做法还有其他的好处：第一，由多位医生执笔，可以大大提高撰写的效率，可以保证专著在最短时间内问世；第二，由一个科室完成这样一部纲领性专著，会更好地奠定科室在本专业的地位；第三，让科室医生共同参与进来撰写，一方面可以给大家提供一个难得的锻炼机会，另一方面也可以增加科室的凝聚力，让团队更加团结。

　　有了上述的诸多考虑后，我很快制订了撰写计划，然后召开动员会，把科室所有医生都召集起来，每个人都分配了任务，负责相关章节。就这样，庞大的撰写工作开始了。除了给大家分配任务外，我也给自己布置了任务。而在我开始撰写后，忽然发现了很严重的问题。由于这个书籍的所有概念和理论都是全新的，即便我已经在很多场合与大家分享了这些内容，但如果由不同的医生进行撰写，不管大家交流多么频繁，配合多么密切，都很难保证概念、理论的前后一致。如果大家撰写的是一个成熟的临床专业的专著，这个问题可能不会存在，而胸壁外科之前没有任何现成的东西可以参考，要想多人完成这个工作会出现很大的混乱。这是个残酷的现实，我不得不面对。事已至此该怎么做已然很清楚，此时如果真要写，就只有一个办法，那便是全部由我自己完成撰写工作。除此之外真的没有其他路子可走。

撰写专著对我而言并不算困难，在学生时代以及之前的工作中，我也参加过多次书籍的撰写，所以我并不害怕这样的工作。更何况，在很长的时间里，胸壁外科几乎所有的概念、理论都是由我一个人提出的。我是最合适也是最应该执笔完成此项工作的人。但是，我也有很多难处，最大的问题是我的时间和精力。打算写这个专著的时候刚好是疫情开始的时候，也是我最忙的时候。我几乎每天都在开刀，我的时间不是花在手术台上，就是花在去手术台的路上。在如此高强度的工作重压下，抽出时间完成专著的写作是一个巨大的挑战。我非常清楚这个工作的难度，但我没有别的选择。这个工作对我来说已经无关名利，而关乎我的职责，我的使命。我把这个概念引入到了临床中来，我成立了胸壁外科，全国太多的同行想看到这样的书，我不辛苦，谁辛苦？

我开始写了，写得非常辛苦。我几乎很少在办公室或者家中坐在电脑前写，绝大多数时间是在机场、飞机上、高铁上，或者在酒店。开始的时候会用笔记本写，到了后来，干脆用手机直接写。写这本书占用了我太多的时间和精力，也让我精疲力竭。要知道，除了这本书之外，我每天还要写很多其他的东西。我每天要写手术笔记，写公众号文章，还要写其他的东西。我在没完没了地开刀、马不停蹄地赶路之余，还要完成这么多的文字工作，可以想象我整个人会多么忙碌。幸好，我是个做事比较有条理的人。有了条理就会有效率，这一切并没有把我压倒。相反，倒让我觉得很充实。当我每完成一个章节时，浓浓的幸福感就会扑面而来，我知道我离成功完稿又近了一步。

《胸壁外科学》分六个部分。第一个部分是总论，后面五个部分分别对五种基本疾病做了论述。总论部分的撰写与一般的专业书籍撰写有很大的不同。我基本上没有按照通常的撰写模式或者思路去写，写得相对灵活。这一部分对于胸壁外科最基本的概念、原理、理论做了详细的论述。这些内容是这么多年我们提出的众多相关内容的总结，绝对原创，也是这本书中最重要也是最精华的部分。比如畸形的命名、分类、手术的性质等内容，都是我们在临床中经过长时间摸索总结出来的结果。这些内容很多都曾经公开发表过，要么在学术刊物上，要么在网络平台上。这些内容经过科学的总结归纳后，形成了一整套的理论体系。这些理论对胸壁外科的临床实践无疑具有极其重要的指导意义。

　　书籍的第二部分介绍的是胸壁畸形。这是《胸壁外科学》的重头戏。大家都知道，这些年我工作的重点内容恰好是畸形的临床工作。我从研究治疗漏斗胸一路走过来，不仅做了大量一般畸形的临床工作，还由此逐渐引申到其他病种的治疗中。所以这部分内容一方面显得重要，另一方面写起来也更加顺手，这部分内容也是最能体现我工作成就的内容。在一般的教科书中，畸形一般只有四种，即漏斗胸、鸡胸、扁平胸和桶状胸，除此之外几乎不介绍其他种类的畸形。而我在临床中遇到的畸形远远不止这几种，我遇到了各种各样的畸形。我不仅对这些畸形做了分类，命名，还对各式手术做了精心的设计，从而使这些畸形的治疗发生了翻天覆地的变化。我设计的很多著名的手术已经被同行接受，尤其是 Wenlin 手术和 Wang 手术，都是非常出名的手术，而 Wang 手术更是为大量同行熟知。在撰写这部分内容的过程中，我花了很多的心思，尽最大的可能把我的理念和技术介绍清楚。为了帮助大家理解术中的内容，我亲自设计了很多示意图，另外还从我的图片数据库中精选出大量手术图片。这使得这部分内容成为这本书中含金量最大的部分。

　　接下来是关于胸壁肿瘤的章节。胸壁肿瘤不是我工作的主要内容。我曾经想过邀请其他专家撰写。但我很快发现，国内并没有任何一个专家工作做得比我更好。正因为如此，我很快打消了这样的念头，依然由我自己撰写。做出这样的决定还有其他的考虑，依然是为了书中概念与原理前后的连贯性。如果让其他人撰写，很可能是从胸外科的角度去撰写相关内容。但是，我需要的是从胸壁外科的角度写，这是其他任何人都无法胜任的工作，所以必须由我自己完成。

胸壁缺损是一个很麻烦的章节，主要的原因是其概念的模糊。缺损可以独立存在，但很多情况下会存在于其他的胸壁疾病中。这使得此章节的撰写难度非常大。我必须小心翼翼地对这个概念做描述，既要保证概念的精确，还不能与其他疾病有瓜葛。这是一件很麻烦的事情。还好，这部分工作完成得并不算太困难，最终的结果令人相当满意。

下一个章节是大家都熟悉的创伤。像胸壁肿瘤一样，我本来也有心让其他医生写。但转念一想，这些年创伤方面几乎没有太多新的进展，与其让其他医生写综述，倒不如自己老老实实从胸壁外科的角度写些有价值的东西，这无疑比其他人的工作更有意义。

最后一个章节是胸壁感染的内容。不得不说，这部分工作我做得并不多。我知道国内有两位专家做得相当出色，一个是王文璋教授，另一个是高永顺教授。按理说由他们中的任何一位撰写这部分内容可能都更合适。但是，还是考虑到整部书理念的前后一致性，最后决定依然由我自己完成。

《胸壁外科学》从构思到完成大约经历了两年的时间。约有 100 万字，图片 300 张。对于我个人来说，这无疑是一本真正的巨著。我欣慰的还不止这些，其中最重要的是，我把这个专业最重要的一本专著完成了。我无法准确表述它真正的意义。

保持饥饿，保持愚蠢

经过挫折之后，不同的人会有不同的反应。有的人会接受命运安排，自甘堕落，自暴自弃；而另外的人则不信邪，他们会重整旗鼓，与命运进行抗争。这样的人是真正的强者，也多是最终能够取得辉煌成绩的胜利者。

这些年当中，我一直在经受挫折，有过无数次失败，无数次跌倒，我曾认为这是命运对我的特殊"眷顾"。但我不会、也不敢怨天尤人，因为我根本就输不起。当一个人连输的资本都没有的时候，他能做的就只有继续努力了。好在命运基本上还算公平。它为我关上了一扇心脏外科的窗，却又打开了一道通往胸壁外科的门，让我堂堂正正地从这道门走出来，踏上一条康庄大道，并很快走到了这个行业的最前头。

从2013年开始，如果仅仅看漏斗胸的手术，我应该是在很短的时间里就出了名，而到名声卓著时大约只花了短短3年的时间。经历过之前的挫折而终于有了这样的成绩时，我的心情可想而知，就是开心、骄傲。在这骄人的成绩面前，我可以选择停下脚步，让自己好好休息，品尝胜利的乐趣。但是，也许是因为多年来养成的习惯，或者是工作的惯性，真要停下来已经不再可能。这同样是因为多年来养成的另外一种习惯，就是头脑冷静。我并没有被眼前的成绩冲昏头脑。相反，我有了更强的危机感。我知道，如果不继续努力，我不仅会很快退步，而且还会被其他人超越。这样的危机感时刻提醒着我，成了我不断前进的力量源泉。

在一次全国性学术会议期间，我遇见了一位德高望重的专家，他对我的工作非常赞赏，在充分肯定了我的成绩之后，他语重心长地对我说："你做的工作很多人都觉得麻烦或者危险，因此他们不敢轻易去做。你能把这些工作做得如此出色，我知道你花费了巨大心血，做出了很多的努力。但是，要守住你现在的优势更不容易。有道是高处不胜寒。你没有任何成绩的时候，别人看都不看你一眼；如今你做成了全国第一，各地的专家都在盯着你的技术，所有的人都想学习，都在琢磨，都想超越你。所以你必须继续努力，否则你很快会成为你曾经超越过的那些人，也会被别人超越。"

这位专家非常真诚，他的话情真意切，让我甚为感动，我也非常认同他的观点。后来有一次与何建行教授聊天，他也曾说过类似的话。他告诉我："手术技术的门槛其实是非常低的，大家都是外科医生，都有很强的操作能力，不管你的手术技术有多难，都会被很多人学会，并最终可能被超越，所以人一定要始终保持一种进取精神，不仅要超越别人，更要超越自己。"我与何教授接触次数很多，每次和他交流时他几乎都会提到技术方面的创新问题。这让我深受感染。依照何教授的身份和地位，他完全可以像其他著名专家那样不谈技术而只是指点一下江山就可以了，可他非常务实，每次都在谈技术、谈实战，他始终保持一种积极向上的拼搏姿态。这是最难能可贵的品质，尤其让我感动。

关于危机意识的问题，有一个非常著名的言论：Stay hungry, Stay foolish。这话来自伟大的乔布斯。苹果公司的强大是世人皆知的，但大家同样也知道它面临的竞争。全世界有太多公司在虎视眈眈地看着它，做梦都想将其超越，甚至取而代之。如果乔布斯满足于他的成绩而不思进取，他的苹果估计早已是别人肚子里的苹果了，所以他的这句名言恰好成了苹果公司不断取得胜利的动力。

Stay hungry 可以理解为保持饥饿。饥饿是一种让人很不舒服的感觉，人饿了的时候才知道去觅食，这是一种天然的行动力量。创业没有成功的时候，那样的状态就相当于饥饿状态，人会保持旺盛的斗志，有强大的进取心，大家没有满足的资本，于是会不断努力，不断取得进步。经过不懈的努力后，就能取得各种成绩。此时不仅可能不再有现实的饥饿，反而会丰衣足食，过上小康生活。这样的境遇会让很多人失去斗志，从此开始享受生活，不再继续拼搏。这是很多人都会做出的事情。但是，对手们不会停止努力，他们还没有成功，还没有资格去品尝成功的果实，他们会更加努力地工作，于是这些人被对手超越就成了迟早会发生的大概率事件。

由此可见，保持饥饿对任何创业者来说都有很重要的现实意义。这样的意义体现在两个方面：其一，在创业未成功之时，要时刻保持饥饿状态，这是前进的动力；其二，在创业成功时，要维持饥饿感，这是继续前进的动力。

在我所处的这个领域中，最先做出成绩的一些人大多来自很出名的大医院。大家知道，这种医院的医生往往更容易获得成功。我不否认其个人的努力。在他们成功之前，他们一定也都有很强烈的上进心。那实际上也是所谓的饥饿感。而当他们成功后，这样的感觉可能很快消失。没有了饥饿感，他们开始知足，开始常乐，看着取得的成绩乐，乐到得意忘形时，被超越就不会太遥远了。

某些医院那些早早成功的人士之所以会失去饥饿感，有很多原因：第一个因素来自他们医院的名声。在那样的医院工作会有很多天然的便利，他们会更容易获得患者的信任，轻易获得很多病源，这无疑使他们拥有了更多成功的机遇。他们实际上不需要做太多的努力就会成功。他们医院的名声使他们的成功来得太容易了，成功得太容易就不太可能珍惜，所以他们不会在成功之后再有危机感。第二个因素来自他们的优越感。身处大医院的医生往往会有一种与生俱来的优越感。这种感觉是饥饿感的天敌。当大家根本不需要为科室和个人的生存与地位忧心忡忡的时候，没有人会让自己总保持着饥饿感，那样的感觉无异于杞人忧天，是吃饱了撑的。没有饥饿感是一种养尊处优的状态，相当于贵族气质。某些医院的医生其实就是医疗圈子里的贵族。他们不会有危机意识，因此不需要继续努力。第三个因素来自个人的素质。我从来不否认一些特殊医院招收医生的门槛，而且医院越是出名，门槛会越高。正因为如此，那里的医生普遍的素质要高于一般医院，这是我非常认可的事实。但是，另一个糟糕的事实不能不提及，那便是浑水摸鱼之人。医院出名了，各种优势和实惠显现出来了，会让所有人都想挤进去。在特殊背景下，难以避免一些人不是靠实际能力进去的情况。在大医院中，上位有时候并不需要太强大的技术实力。这种景象会如一种很极端的言论所言：即便逮一头猪去当主任，科室工作都不会很差。这种言论十分邪恶，却讽刺了这种异常的现实。所以当某些并没有太强实力的人当了主任后，即便不努力，仅仅凭借其职位就可能获得某些成绩。对于这种人来说，一般是不会有饥饿感的，当然更不需要有危机意识，所以他们会心安理得地享受轻易获得的一切成绩。这样的人管理着科室和科室的技术时，无疑是科室的悲哀，不被超越是不可能的。

外科医生一旦失去了饥饿感，会在很多具体工作中表现出来，最典型的例子就是对先进技术失去兴趣。在我这个圈子里，最早出名的医生都是一些靠国外传入的手术出的名。当时其他医生不做这样的手术，于是最先做这些手术的人自然就出了名。这个过程谈不上创业，因此他们从来就没有经历过饿肚子的感觉。没有饥饿感就没有危机感，他们会以最安逸的心态去面对技术问题。技术的改良是不需要做的，他们更不会做革新。当这些人凭借着最经典的来自国外的技术就可以把患者吸引过来时，他们根本不屑于做任何技术方面的追求，更不可能考虑开展新技术和新业务。这样的心态有时近乎蛮横，是一种赤裸裸的居高临下的傲慢。这种傲慢的根本原因恰好来自那种根深蒂固的优越感，让人感觉荒唐且悲哀。我接诊过很多手术失败的病例，其中不少就是这种专家的杰作。他们使用最落后的理念、最粗俗的方法，把一些本来很简单的手术做得惨不忍睹，由此可以让人看出他们对技术是何等的不屑。他们的优越感真的是太强烈了，所以根本不担心技术问题带来的恶果，即便手术失败了也不改变。

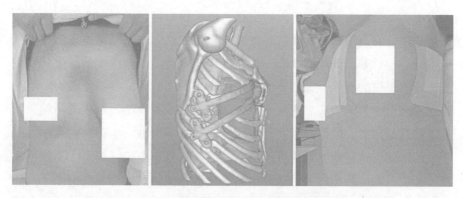

一位 Wenlin 胸合并 Poland 综合征的患者，在当地被诊断为"漏斗胸"而接受了Nuss 手术，手术失败。患者在我院接受再次手术，畸形得到良好的矫正

我自己的处境与上述这些医生的处境完全不同，我的单位不如他们，科室不如他们，我自己更不如他们。我没有任何骄傲的资本，即便取得了一些小成绩，我都会反复告诫自己，那不过是偶尔填饱了一回肚子罢了，如果我不努力，下一顿都没有着落。身处这样的环境中，我不努力不行。而当我真正打下了扎实的基础终于衣食无忧的时候，我首先会记起过去我饿着肚子的那些日子，然后会想到那些被我超越的人的感觉，他们是不是和当初的我一样又开始饿肚子了呢？这些联想时刻提醒着我，让我不得不牢记一个事实：如果我不继续努力，我必然会回到从前，再一次饿肚子。饥饿的感觉时刻萦绕着我，让我不敢有丝毫的松懈。我必须加倍努力，让自己不再被更强的对手超越，弄得没有饭吃。

　　由以上的分析可以看出，Stay hungry 是任何创业者都必须牢记的一条重要法宝。这些年以来我一直在创业，所以我最清楚这个法宝的珍贵。第一次创业时，我面对的是整个科室业务完全空白的不利局面。当时的饥饿感尤其强烈，这样的感觉转化为强大的动力时，科室的工作很快打开了局面，在心脏外科手术中取得了很多骄人的成绩。但我的头脑很清醒，非常清楚我的实力和处境，所以从来不敢有丝毫的松懈。第二次创业时，科室的处境与第一次不同，但可能更麻烦，因此危机感更强烈。正因为有这种强烈的危机感，使我重整行囊，再一次踏上创业之路，并最终取得了更好的成绩。总的来说，在我整个的创业过程中，始终保持饥饿感是我成功的一条重要经验。离开了这样的经验，不可能有今天的一切。

　　除了 Stay hungry 这条经验外，乔布斯谈到了另外一条经验，那便是Stay foolish。表面上看，这似乎与创业没有直接关系，但我个人的理解是，这应该是对思维方面做出的最一般的要求，是一个更高层面的法宝。这个法宝不仅关系到一些现实的技术问题，而更涉及创业的文化、理念甚至是情怀方面的大问题，因此从更为长远的发展来看，这无疑是一条更为重要的经验。

　　Stay foolish 的直接意思是保持愚蠢，这是一个十分别致的说法，本身似乎充满矛盾。曾有人说出一段充满哲理的话：世上只有两种人，一种是聪明的人，另一种是愚蠢的人。聪明的人会以为自己很愚蠢，需要不断学习，获取知识，让自己不太愚蠢；愚蠢的人却会觉得自己很聪明，不需要再学习，不需要再获取知识，于是他们便永远愚蠢。这段话的含义与乔布斯的意思基本相同，说的都是人的自我认知问题。有自知之明的哲人会知道自己的不足，因此总是不断努力获取更多的知识。他们会有一种持续不断获取知识的动力。这样的心态与 Stay hungry 的心态相似，但分明是更高层次的动力，是要让大家保持一种谦虚的心态，不断去获取智慧并完善自己的力量。通俗地说，Stay foolish 就是让自己装傻而不是自作聪明，是一种真正的大智若愚。

知识的海洋浩瀚无边，每个人的思维能力都非常有限，因此在知识面前任何人都要有谦虚的心态。这样的态度对于专家们来说更为重要。

在临床上从来不缺乏权威人士，权威之所以被当作权威，是因为都或多或少掌握了一定量的知识。这些知识让权威们位于专业的巅峰，让他们成了形形色色的领军人物。权威的地位会让人感觉舒坦，但受用的同时如果没有清醒的头脑就会在各种赞誉与掌声中迷失自我，以为自己永远都是这个行业中最有智慧的人，没有任何人能将自己超越。这是另外一种形式的优越感。优越感让人自信，但盲目的自信会导致自满，自满又会让人狂妄自大，目中无人。这无疑会限制人的思维，约束人的想象力，其最终的恶果是，会让权威们沦落成一群迂腐的、固执的学究。这样的人本身就不可能拥有最先进的知识，他们只能被淘汰。

Stay foolish 可以理解为保持知识层面上的饥饿感，这是一种虚怀若谷的心态，可以让人任何时候都不满足于现有的知识，不断努力学习，更新观念，让自己始终拥有最先进的知识，走在观念和理论的前列。

在过去这些年中，我一直在践行着乔布斯的这句话，不仅在保持饥饿，而且在 Stay foolish。我最早的成绩是在漏斗胸手术中取得的，当我花费了巨大的努力后，很快成了这个领域非常出名的医生。但仅仅漏斗胸一个疾病的治疗对我的科室来说真的算不了什么，我必须让自己继续"hungry"着，要有更大的胃口，我要拿下更多胸廓畸形的治疗。此时的我已经没有对手，我不是为了超越别人，而是在超越我自己。正因为我有了如此强大的"胃口"，我不仅以最快的速度取得了新的成绩，还把目光投向了更远处。这时我的胃口已经不再是简单的各种畸形了，而囊括了更多的胸壁外科疾病，于是便有了胸壁外科这个崭新专业。我终于饱了，非常饱，而且饱得让人眼红。但是，习惯了"hungry"的感觉，我怕吃饱的感觉稍纵即逝，所以不敢有丝毫的懈怠，我开始做更高、更远的打算。

在保持饥饿感的同时，我更是始终让自己处于一种"foolish"的状态。我发明过很多手术，发现过很多特殊的原理，很多人觉得我聪明，有着很高的智商，我其实并不觉得自己比别人聪明。如果说我和别人有所不同，那就是我会看到自己的不足，总希望通过努力改变这些不足。也就是说，我比别人更乐意维持一种"foolish"的心态。这是我不断获取新知识和智慧的真正动力。

举个例子，比如我对 Nuss 手术原理的研究，就是维持"foolish"这种心态的结果。早期所有的人都不会关注这个手术的原理，他们会满足于一种最浅显、最直接的解释。但很显然，这样的解释无法使手术获得更好的结果。我不满足于这种解释，是因为我看到很多同行将一个很简单的手术做坏并酿成了严重后果，我想知道其中真正的原因。这种不满足促使我花了很长的时间去调查，去研究，去思考。这是一个很艰辛的过程，其难度不亚于发明那些新手术。很幸运的是，最终成功了。我终于把这个手术的原理弄得清清楚楚，让我从中获得了巨大的实惠。但是，我并没有满足，我继续研究后发现，这个原理本身依然存在完善的空间，于是便有了后来更新的研究成果，这些成果使这个手术的原理得到补充并最终完善。在此过程中，没有任何人给我压力，甚至没有人让我感到有竞争力。如果说有动力让我做这种工作的话，那是来自我自己的求知欲，也就是我持有的那种"foolish"的心态。这样的心态让我在知识面前总是如饥似渴，总想获得更多的知识。

再举个例子，在对我自己发明的 Willine 手术原理的理解过程中，维持"foolish"的心态同样起到了极大的作用。最开始的时候这个手术是针对不对称型复合型畸形设计的，专门用在左右排列的复合型畸形矫正中。当时的设想是，在压迫凸起一侧胸壁时，凹陷一侧胸壁会更加凹陷，为了避免这样的弊端，需要同时对两种畸形做矫形。按照一般的做法，这种手术需要用两条钢板做两种不同的操作。但是，考虑到在一个平面上同时使用两条钢板会互相干扰，于是便设想将两条钢板合二为一，用一条钢板同时完成两种使命。这便是此手术的基本构思。手术设计完成后，我在很多畸形的治疗中用了这种手术，获得了不错的效果。后来我发现 Poland 综合征的畸形特征与这种复合型畸形类似，于是很快将 Willine 手术也用到了这种畸形中。当时对这种手术原理的理解是非常直观的，即一种复合型的手术，通过一条钢板同时完成压迫和撑顶两种操作。这样的理解没有任何问题，但在后来的应用中发现，这种看法等于是用一种孤立的眼光看待该手术，很难看到其深层的原理。于是我开始思考，很快有了新发现。新发现的结果是，Willine 手术其实就相当于 Wung 手术与 Wenlin 手术的组合。这个发现非常重要，因为可以直接将两种独立手术的操作要领用在 Willine 手术中，这使得手术的效果明显改善。对手术的原理做了如此解释后，我感到很自豪，但并没有满足，因为我知道，如果从另外的层面看这个手术，必然可以看出其他更有用的知识。于是我继续思考，果然有了新发现。我最新的发现是，Willine 手术其实就是一个改良的 Wung 手术。这个发现几乎颠覆了我以往所有关于手术方式的认知，也使我深受启发。当我顺着这样的思路去考虑其他手术之间的关系时，又发现了更多其他的奥秘。到了这样的时刻，我对整个畸形手术的认识上升到了前所未有的高度，几乎是一种一览众山小的感觉。这种感觉无疑是一种尤为可贵的境界。而这种境界的获得，完全来自我始终秉持的那种"foolish"的心态。

在漫长的临床工作中，除了大量具体的手术方式外，我还会关注一些更普遍的问题，比如胸廓畸形的整体治疗理念的问题。尽管我发明的很多技术都得到了同行们的认可，但我自己并不满足，因为我想看到的是胸廓畸形作为一个整体在接受治疗时需要注意的理念问题，而不是手术本身的技术问题。最开始时我的要求非常低，只要求这类疾病的手术能安全完成且有好的效果。这无疑是最低层面的要求。这样的要求其实并不简单，因为直到今天为止，绝大多数医生想达到的目标不过如此。但是，当我轻易实现了这个目标后，我有了新目标，我会把更多的因素考虑进去，比如患者就医的流程、体验、成本等因素，都是我考虑的内容。这些内容让我有了进一步思考的动力，于是有了创可贴手术、Bleedingless 手术、干净手术等新概念。这些概念的提出，无疑使整体的治疗理念发生了根本性的变化，整体的治疗水平也随之上了新台阶。当我的手术因为这些新理念的提出而遥遥领先于其他同行时，我依然没有满足，我依然在考虑新的问题。这次我将重点放到了更长远的治疗效果上。这成了我需要攀登的新高峰。我开始考虑不同手术之间深层的联系，并对不同手术相互作用的结果做了深入的研究，最后不仅发现了更一般性的原理，而且形成了相对完美的治疗理念。这些理念直接指导了我的临床实践，使手术效果发生了翻天覆地的变化。

今天，上述的理念逐渐被很多人接受，我的技术也受到很多人推崇，我本人同样受到很多人尊重。我付出了很多年的努力后，终于到了今天这个收获的日子时，我有理由让自己闲下来，推掉所有的工作，也想像其他很多的同行一样，聊聊人生，谈谈情怀，让自己好好享受一下成功后的喜悦。但是，我没有那样做，也不会。如果别人会的话，那大约是因为没有经历过我这么多年经历过的艰辛，所以他们不会再让自己努力。我时刻感受着那种刻骨的"hungry"，并让自己一直清晰地认识到自己的"foolish"。我知道，如果我不努力，不继续追求，我会被超越，会失去眼前的一切。所以即便到了今天，我依然每天早上六点半前到科室上班，依然每天坚持写公众号文章，依然随时在微信上与患者做交流，回答大家各种的问题。我依然会持续不断思考问题，不断获取新知识，接受新理念，不断搞创新。我让自己表现得像一个战士，不断奋勇向前，取得新的成绩。

有很多患者加了我的微信并看到我的回复后会很疑惑地问："请问您是王文林主任的助理吗?"极少有人会相信今天的我还在做这样的工作。他们心中的外科主任们、著名专家们是没有闲暇做这种助理们才做的事情的。但是我一直在做。过去一路做过来，到今天还在做。而可以肯定的是，到了多年后的某一天，如果微信这个工具还在，那么回复他们的也一定还是我王文林，不是别人。

过去的这些年中，我一直时刻感受着那种"hungry"和"foolish"的感觉。那是一种强烈的危机感，又或者叫紧迫感。在这种感觉中生活和工作，我有一种久违的体验，就如高三备考的日子，我每天都必须拼命，我怕考试不合格，失败得很难看。

我是一个手术匠

很长的时间里，有些人对某类外科医生会怀有一种偏见，认为他们只会开刀，没有理论知识，没有文化，甚至不懂得思考，他们几乎就是只会干粗活的粗人，于是给他们起了一个很不光彩的名字，即手术匠，也叫开刀匠。我第一次听到这样的名字是在大学时代，那正是我无限饥渴地获取知识的年代。当我听到某些外科医生只会开刀而不会思考时，这给我稚嫩的心灵留下深刻印象，心中也充满鄙夷。我相信，我的很多同学也会有这样的想法。而随着时间的推移，当我自己成了外科医生，并对这个职业有了深刻的了解后，我心中手术匠的形象逐渐发生了改变，不仅不再怀有偏见，还让我深深佩服。终于有一天，这种形象成了我自己苦苦追寻的目标。

外科医生的工作是开刀，这是任何人都否定不了的事实。他们是在人的身体上开刀，这种工作的难度及风险大家一定都知道。如果没有受过正规培训的话，估计没有人敢拿刀子给别人做手术，也不会有患者敢让这样的人给自己做手术。所以外科医生不可能是没有文化、没有理论的粗人，但为什么有人会将一些外科医生说成是"手术匠"呢？这有其深刻的原因。

手术匠的名称首先来自医疗圈内部，是一部分医生对另一部分医生的称谓。之所以有这样的称谓，原因有两个：一个是医生自身的原因，另一个是大环境的原因。医生自身的原因主要来自不同医生之间的对比。首先是内科医生与外科医生之间的对比，然后是外科医生之间的对比。大环境的原因则与医疗圈子里各种政策有关。

外科医生的工作比较粗放，水平的高低体现在开刀的水平上，这使得很多医生不大重视手术之外的东西，比如医疗文书的书写、某些琐碎的常规执行等问题，他们只注重实战。只要基本的做法不违背原则，外科医生们会普遍排斥纸上谈兵式的做法。他们的工作与内科医生的工作形成鲜明的对比。内科医生看重的并不是动手能力，而是逻辑思维、逻辑分析能力，大家每每讨论疾病时总能说得头头是道，引经据典，自圆其说，让人感觉十分有文化的样子。因为工作性质不同，很多内科医生普遍不太喜欢外科医生，于是他们成了第一批喊出"手术匠"的人。之所以用这样的词汇描述外科医生，是因为这些内科医生身上有一种浓烈的优越感，他们自以为看了更多的书，看了更多的文献，甚至自己还写了专著，他们才是理论联系实际的楷模，于是外科医生就成了他们鄙视的对象。光说不练的看不上光练不说的，成了这种景象的真实写照。

外科医生与内科医生工作性质不同，本来是应该相辅相成、互相补充的，但性质的不同会在某些场合转化为争斗，于是出现相互诋毁的事件在所难免。比如说，有的外科医生也看不起内科医生，也会用其他充满鄙夷的词汇称呼内科医生。不过，内科医生对外科医生的称呼更趋向于一种群体性的称呼，没有指向具体的人，因此伤害性并不大。真正具有杀伤力的称呼来自外科医生内部，当一部分外科医生认为另外一部分外科医生是"手术匠"之时，才是最要命的事情。

外科医生内部可以大致分为两类人：一类是注重动手能力的人，另一类则相反，他们更注重其他的能力。按理说，外科医生一切工作的重点都是手术，所以无论把自己描述得多么厉害的人，都应该首先把手术做好。这几乎是对外科医生最基本的要求。但是，由于外科医生各种能力参差不齐，于是形成了截然不同的两种医生。当二者井水不犯河水的时候，不会相互诋毁。但是，每天在同一个科室工作，二者相敬如宾是几乎不可能的，于是"手术匠"这样的称谓就必然涌现了。

"手术匠"这样的词汇在外科医生自己的群体中出现，说明一部分同行像内科医生一样也有一种非常强烈的优越感，他们也会认为自己看了更多的书，阅读了更多的文献，知道更多理论，于是就自以为是既有理论又会实践的全能人才，他们才配得上外科医生的称谓，他们会从骨子里鄙视另外一群人，认为他们"不学无术，只会开刀"，于是便只配当"手术匠"了。

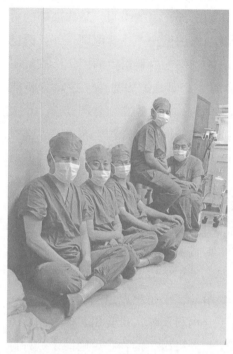

手术匠该有的样子。与日喀则市人民医院胸外科达瓦琼达主任团队在一起

任何行业内部都有鄙视链，在外科医生这个圈子里，一部分医生鄙视另外一部分医生在所难免。外科医生的圈子是个知识分子的圈子，知识分子聚到一起总会有不让人省心的事端出现。如果相互的鄙视不影响彼此的工作，鄙视一下倒增加了工作的乐趣，可以当作紧张工作的调味品。但开刀是人命关天的大事情，如果外科医生不能相互合作而只顾彼此鄙视的话，就很不利于工作的开展了。

外科医生都受过高等教育，即便那种最像"手术匠"的外科医生也不可能什么理论都不懂。这种现实，圈外的人不知道可以原谅，外科医生自己不懂就没有道理了。但是，一部人之所以坚持鄙视另外一部分人，除了自己确实喜欢看书学习外，还有一个更重要的因素，那便是大环境的问题。

关于大环境的问题在前文已经介绍了很多，对目前医院内部情况有所了解的人都知道。医生要想在如今的医院里立足，就必须按照各种规则行事。如果这些规则关系到医生的实际利益的话，必然会成为舆论导向，于是反过来又会逼迫医生不得不按照规则做事情。当然，任何医院都会有医生不愿意随波逐流。如果这些另类的家伙不是因为自身懒惰而是因为只想专心做好手术的话，他们便成了真正的手术匠。

由外科医生到手术匠，只因为有了个"匠"字，使这些人与一般的工匠联系在一起。这些工匠是剃头匠、鞋匠、石匠、木匠等手艺人，看着似乎都是粗人。发明这个词汇的人之所以用这样的词汇形容自己的同行，一方面是为了贬低同行的工作，另一方面还把对其他手艺人的鄙视也顺便彰显了出来。在他们的心目中，手术是高高在上的工作，是一般的手艺无论如何都无法比拟的。这无疑将其根深蒂固的优越感再一次淋漓尽致地体现了出来。

手术的精细程度毋庸置疑。如果再考虑其中的风险和难度，确实不是一般的手艺能比的。但从本质上讲，谁能说其他的手艺不需要精湛的技术呢？就拿剃头来说，且不说技术的难度，就拿其风险来说，几乎不亚于一般的手术。我早年就听过一些传闻，说剃头师傅不小心割破了人的颈动脉，最终弄出了人命。这样的手艺没有风险吗？当然有。剃头同样有难度。如果没有难度，每一个人都可以给自己剃头了，满街的理发师都会被饿死。我听说外科医生这个行业的祖师爷就是剃头师傅。这么说来，如果把外科医生与剃头师傅那样的普通手艺人完全割裂开来的话，显然有忘本的嫌疑了。

我是个外科医生，在这个圈子里待了多年之后，我对手术匠这个称谓有自己的理解。早年我不懂太深刻的道理，因此也会跟风对手术匠们有所鄙夷。当年我要晋升职称，也要考虑各种各样的进步，所以也会按照各种规则做事情。但是，当我来到了现在的单位接手了一个一片空白的科室时，残酷的现实让我觉醒，使我对手术匠有了全新的认识。正是基于这样的认识，才使我把所有的精力都投入到手术中，我自己也终于成了一个疯狂追逐手术的地地道道的手术匠。我只想有好的手艺，想把手术做好。

从本科、硕士、博士一路读到博士后，无论从哪个方面来讲，我都更像个读书人，我写过 SCI，写过专著，拿过不少基金，拥有数十项国家专利，如果说我是个知识分子或者文化人，没有人会反对。但是，如果了解了我的工作经历，大家会知道我是多么不情愿让自己成为所谓的知识分子或者文化人。这不是因为我太清高，也不是因为我很偏执，而是羞于与某些人为伍。我宁愿站到他们的对立面，让他们把我当成他们最看不起的手术匠中的一员，那样反倒让我更舒心。而事实上，从我每天做的各种工作看，如果我不是手术匠，谁能比我更像手术匠呢？

过去的这些年当中，我做的一切都在紧紧围绕手术而展开。我设计了很多种手术方法，发明了很多手术器械和材料，研究了很多与手术相关的原理，创建了一整套围绕手术的理论体系，而且还完成了大量高难度的手术。我如此痴迷于手术，把手术当成了我的生命，我是不是更像一个规规矩矩的手术匠？很多朋友都知道，我的双手因为开刀磨出老茧了。如果这样的外科医生都算不上手术匠的话，真是天理不容啊。